AF867128

G. Overbeck K. Möhlen
E. Brähler (Hrsg.)

Psychosomatik der Ulkuskrankheit

Psychodiagnostik, soziales Arrangement und Prognose beim Ulcus duodeni

Mit 19 Abbildungen

Springer-Verlag Berlin Heidelberg New York
London Paris Tokyo Hong Kong

Prof. Dr. Gerd Overbeck
Abteilung für Psychosomatik
Universitätsklinik, Haus 13b
Theodor-Stern-Kai 7, D-6000 Frankfurt 70

Dr. Klaus Möhlen
Psychoanalytische Praxis
Goethestraße 44, D-6300 Gießen

Prof. Dr. Elmar Brähler
Zentrum für Psychosomatische Medizin
Klinikum der Justus-Liebig-Universität
Abteilung Medizinische Psychologie
Friedrichstraße 36, D-6300 Gießen

CIP-Titelaufnahme der Deutschen Bibliothek
Psychosomatik der Ulkuskrankheit. Psychodiagnostik, soziales Arrangement und Prognose beim Ulcus duodeni / G. Overbeck ... (Hrsg.). –
Berlin; Heidelberg; New York; London; Paris; Tokyo;
Hong Kong: Springer, 1990

ISBN-13: 978-3-540-51914-0 e-ISBN-13: 978-3-642-75238-4
DOI: 10.1007/978-3-642-75238-4

NE: Overbeck, Gerd [Hrsg.]

Dieses Werk ist urheberrechtlich geschützt. Die dadurch begründeten Rechte, insbesondere die der Übersetzung, des Nachdrucks, des Vortrags, der Entnahme von Abbildungen und Tabellen, der Funksendung, der Mikroverfilmung oder der Vervielfältigung auf anderen Wegen und der Speicherung in Datenverarbeitungsanlagen, bleiben, auch bei nur auszugsweiser Verwertung, vorbehalten. Eine Vervielfältigung dieses Werkes oder von Teilen dieses Werkes ist auch im Einzelfall nur in den Grenzen der gesetzlichen Bestimmungen des Urheberrechtsgesetzes der Bundesrepublik Deutschland vom 9. September 1965 in der Fassung vom 24. Juni 1985 zulässig. Sie ist grundsätzlich vergütungspflichtig. Zuwiderhandlungen unterliegen den Strafbestimmungen des Urheberrechtsgesetzes.

© Springer-Verlag Berlin Heidelberg 1990

Die Wiedergabe von Gebrauchsnamen, Handelsnamen, Warenbezeichnungen usw. in diesem Werk berechtigt auch ohne besondere Kennzeichnung nicht zu der Annahme, daß solche Namen im Sinne der Warenzeichen- und Markenschutz-Gesetzgebung als frei zu betrachten wären und daher von jedermann benutzt werden dürften.

Produkthaftung: Für Angaben über Dosierungsanweisungen und Applikationsformen kann vom Verlag keine Gewähr übernommen werden. Derartige Angaben müssen vom jeweiligen Anwender im Einzelfall anhand anderer Literaturstellen auf ihre Richtigkeit überprüft werden.

Vorwort

Warum noch ein Buch zur Ulkuskrankheit? Diese Frage haben wir, die Autoren, uns längere Zeit selbst gestellt. Abgesehen von dem Legitimationszwang, unter dem heute alle Autoren angesichts der Flut von wissenschaftlichen Veröffentlichungen stehen, hatte dies auch einen besonderen Grund. Die Ulkuskrankheit zählt zu den am besten untersuchten psychosomatischen Krankheiten. Die wissenschaftlichen Arbeiten zum Ulcus duodeni sind Legion, berühmte Pioniere der Psychosomatik, wie Alexander, Wolff, Mitscherlich und Schwidder, um nur einige zu nennen, haben sich damit befaßt. Zu keiner anderen psychosomatischen Krankheit liegen so viele psychophysiologische Ergebnisse vor, seien es Direktbeobachtungen der Schleimhaut an Magenfisteln, Röntgenkymogramme, Magensafttitration unter Hypnose und psychotherapeutischen Behandlungen oder in jüngster Zeit Röntgenkontrollen unter gezielter, konflikterzeugender Explorationstechnik. Im Vergleich mit experimentellen Ergebnissen der Strainforschung, die Zander in jüngster Zeit dargestellt hat, würden wir unsere Untersuchungen, die etwa zur gleichen Zeit entstanden sind, eher als komplementäres sozialpsychologisches Ergänzungsstück verstehen. Doch auch auf diesem Gebiet gibt es seit der berühmten Studie von Weiner u. Mirsky an amerikanischen Rekruten bereits hervorragende Ergebnisse. Diese Studie berücksichtigte nicht nur in optimaler Weise die somatische, die psychische und die soziale Dimension, sondern lieferte gleichzeitig mit ihrem prospektiven Untersuchungsansatz einen ganz hervorragenden wissenschaftlichen Beitrag. Schließlich wurde von Engel auch an der Ulkuskrankheit das somatopsychisch-psychosomatische Konzept entwikkelt, das bis heute zu den qualifiziertesten Wissenschaftstheorien der Psychosomatik gehört und seinen Eingang auch in das Modell des Situationskreises von v. Uexküll u. Wesiack gefunden hat.

Wenn wir uns vor vielen Jahren dennoch an weitere Untersuchungen heranmachten, so hatte das verschiedene Gründe. Einer war, daß wir mit neuen Untersuchungsmethoden, wie z. B. dem damals neu entwickelten Gießen-Test, die bis dahin vorliegenden Ergebnisse überprüfen wollten. Bekanntlich fehlt es oft an solchen Validierungen. Auch tut es not, an verschiedenen Untersuchungspopulationen Erhebungen durchzuführen, um das Selektionsproblem klein zu halten. Der wichtigste Grund war freilich ein gewisser Zweifel an der Konfliktspezifität des Ulkuskranken, die damals immer noch herrschende Lehrmeinung in psychosomatischen Fachkreisen war, obwohl schon Alexander und Mitarbeiter eine Enttäuschung erlebt hatten, als sie aus bereinigten Untersuchungsberichten nur anhand der biographischen und psychosozialen Anamnese die Ulkuspersönlichkeit hatten diagnostizieren lassen wollen, und dabei Internisten und Psychoanalytiker gleich gut bzw. schlecht abschnitten. Wir fanden jedenfalls unter den Ulkuspatienten, die die psychosomatische Poliklinik aufsuchten bzw. dorthin geschickt worden waren, häufig nicht *den* Ulkuskranken mit seinen typischen und von uns erwarteten Konflikten. Da in der Psychoanalyse bekannt ist, daß bei gleichen Konflikten durchaus andere Abwehrformen eingesetzt und manifest werden können, beschlossen wir, auch wiederum im Hinblick auf die neueren Entwicklungen in der psychoanalytischen Theorie, bei unserer Untersuchung den Ichpsychologischen und objektpsychologischen Ansätzen Rechnung zu tragen. Dabei blieb das tragende Instrument das psychoanalytische Interview. Begleitend, aber darauf bezogen führten wir gleichzeitig empirische testpsychologische Erhebungen durch.

Da wir von einem erweiterten psychosozialen Krankheitsbegriff ausgingen, blieb die Individualdiagnostik des Ulkuskranken für uns unvollständig und unbefriedigend. Wir wollten mehr und Genaueres über die Wechselwirkung von Persönlichkeit und sozialer Situation erfahren, als es sich in Publikationen niederschlagen konnte, die entweder statistische Häufungen in bestimmten Berufsgruppen feststellten oder aber auf Einzelfallbeschreibungen beschränkt blieben. Beiträge hierzu sollten einerseits die Untersuchung der sozial definierten Situation des Wehrdienstes, andererseits die genauere berufliche Statusanalyse von erkrankten Ulkuspatienten bringen. Darüber hinaus gehört zum psychosozialen Kranheitsverständnis natürlich auch die Untersuchung des Paar- bzw. Familiensystems der betroffenen Patienten. Hierzu gab es bisher praktisch keine Untersuchungen an Ulkuskranken.

Die Arbeiten des 3. Kapitels schließlich sind aus einem integrierten psychosomatischen Denk- und Forschungsansatz heraus entstanden. In enger Kooperation mit Chirurgen und Internisten sind wir Fragen der Prognose und des Operationserfolgs bei chronisch Ulkuskranken nachgegangen. Die präoperative Erhebung von psychischen, sozialen und somatischen Befunden sowie die katamnestischen Untersuchungen sollten Aufschluß hinsichtlich bestimmter Prädiktoren für die postoperative Langzeitentwicklung bringen.

Mit den Ergebnissen aller obengenannten Arbeiten setzen wir uns am Schluß des Buches kritisch auseinander. Es sei vorweg gesagt, daß wir wohl heute manches anders machen würden, trotzdem glauben wir, daß wir, bei aller unterschiedlich denkbaren Vorgehensweise und Untersuchungsmethodik, doch die richtigen Fragen gestellt haben, wie sie für manche andere Krankheit auch relevant wären. Diese exemplarische Bedeutung unserer Untersuchungen auf dem Gebiet der Psychosomatik ist unserer Meinung nach der wichtigste Beitrag, den das vorliegende Buch leisten kann; die Zusammenfassung der bisher verstreuten Publikationen an einem Ort allein wäre für uns jedenfalls kein ausreichender Grund.

An dieser Stelle möchten wir der großen Zahl von Kollegen danken, die hier nicht namentlich durch Beiträge aufgeführt sind, ohne deren Untersuchungen und kräftige Mithilfe aber ein so umfassendes Projekt nicht durchzuführen gewesen wäre. Dieser Dank richtet sich v. a. an die Kollegen der Psychosomatischen Universitätsklinik Gießen, der Chirurgischen Universitätsklinik Marburg und des Funktionsbereichs Psychosomatik im Universitätsklinikum Frankfurt. Besonderer Dank gilt natürlich auch unseren Patienten, die sehr umfangreiche Untersuchungen geduldig mitmachten und auch nach mehreren

Jahren noch zu Nachuntersuchungen bereit waren. Last not least sei ganz herzlich Frau Menzel für die druckfertige Besorgung des Manuskripts gedankt.

Frankfurt 1990 Im Namen der Autoren

Gerd Overbeck

Inhaltsverzeichnis

Autorenverzeichnis

Beckmann, Dieter, Prof. Dr. phil.
Zentrum für Psychosomatische Medizin
des Klinikums der Justus-Liebig-Universität Gießen
Abteilung Medizinische Psychologie
Friedrichstraße 36, D-6300 Gießen

Biebl, Wilfried, Univ. Doz. Dr. med.
Universitätsklinik für Psychiatrie
Anichstraße 35, A-6020 Innsbruck

Biermann, Gerd, Prof. Dr. med.
Ärztliche Akademie für Psychotherapie
von Kindern und Jugendlichen,
Bäumlstraße 20, D-8034 Puchheim bei München

Brähler, Elmar, Prof. Dr. rer. biol. hum.
Zentrum für Psychosomatische Medizin
des Klinikums der Justus-Liebig-Universität Gießen
Abteilung Medizinische Psychologie
Friedrichstraße 36, D-6300 Gießen

Daniel, Angelika, Dr. rer. med.
Abteilung für Psychotherapie und Psychosomatik, Klinikum der Johann-Wolfgang-Goethe-Universität Frankfurt
Theodor-Stern-Kai 7, D-6000 Frankfurt am Main 71

Eckensberger, Dietlinde, Prof. Dr. phil.
Institut für Kleinkind-, Erwachsenen- und
Sozialpädagogik, FU Berlin
Arnimallee 12, D-1000 Berlin 32

Jordan, Jochen, Dr. rer. med.
Abteilung für Psychotherapie und Psychosomatik, Klinikum der Johann-Wolfgang-Goethe-Universität Frankfurt
Theodor-Stern-Kai 7, D-6000 Frankfurt am Main 71

Lorenz, Wilfried, Prof. Dr. med.
Institut für Theoretische Chirurgie
der Philipps-Universität Marburg, Klinikum Lahnberge
Baldingerstraße, D-3550 Marburg

Möhlen, Klaus, Dr. med.
Psychoanalytische Praxis
Goethestraße 44, D-6300 Gießen

Overbeck, Gerd, Prof. Dr. med.
Abteilung für Psychotherapie und Psychosomatik, Klinikum der Johann-Wolfgang-Goethe-Universität Frankfurt
Theodor-Stern-Kai 7, D-6000 Frankfurt am Main 71

Rohde, Henning, Prof. Dr. med.
Friesenplatz 17 a, D-5000 Köln

Schoenhals, Helen, Dr. med.
Psychoanalytische Praxis
Westendstraße 92, D-6000 Frankfurt 1

Troidl, Hans, Prof. Dr. med.
Direktor der Chirurgischen Klinik II
Städtische Krankenanstalt
Ostmerheimerstraße 200, D-5000 Köln 91

Wolff, Eike, Dipl.-Psych.
Psychoanalytische Praxis
Eckenheimer Landstraße 82, D-6000 Frankfurt am Main

I. Zur Psycho- und Sozialdiagnostik der Ulkustypen

Psychosomatische Modellvorstellungen zur Pathogenese der Ulkuskrankheit*

G. Overbeck, W. Biebl

Übersicht: Als Vorarbeit für eine interdisziplinäre Studie über chronisch Ulkuskranke wurden die verschiedenartigen psychosomatischen Erklärungsmodelle der Ulkusgenese miteinander verglichen und ihre Tauglichkeit überprüft. In der Literaturübersicht werden zunächst die ätiologisch relevanten Konflikte und emotionalen Zustände, dann die Ich-psychologischen Strukturmerkmale und schließlich die Objektbeziehungen, wie sie als typisch für Ulkuskranke beschrieben werden, dargestellt. Abschließend wird eine Typologie der Ulkuskranken entworfen, die für Fragen der klinischen Praxis nützlich sein könnte.

Die vorliegende Arbeit fußt auf der mehrjährigen Beschäftigung mit ulkuskranken Patienten und geht von der Beobachtung der großen Heterogenität dieser Patientengruppe aus, wie sie sich bereits in früheren empirischen Untersuchungen (Bayer 1971; Overbeck u. Beckmann 1972) andeutete und sich jetzt als Problem der prognostischen Beurteilung im Rahmen einer prospektiven Untersuchung an chronisch Ulkuskranken[1] stellt. Es sei vorweg gesagt, daß sich die anschließenden Überlegungen auf die Ulkuskrankheit etwa im Sinne Glatzels (1954) beschränken werden, also nicht das Ulkus als lokalen Gewebsdefekt an sich betreffen werden, der ja bekanntlich aus sehr verschiedenen pathophysiologischen Mechanismen heraus entstehen kann. Mit Ulkuskrankheit sind jene Entwicklungen von Magen- bzw. Duodenalgeschwüren gemeint, die im Zusammenhang bestimmter belastender Situationen bei bestimmten Menschen entstehen, die durch ihre Persönlichkeitsstruktur und Lebensgeschichte (psychosoziale und körperliche Entwicklung) zu dieser Form der Erlebnisverarbeitung mit zugeordneten körperlichen Störungen des Magen-Darm-Trakts besonders disponiert sind. Aber auch bei Begrenzung auf die psychosomatische Ulkuskrankheit im engeren Sinn bleibt nach unseren Beobachtungen das Patientengut der Ulkuskranken nach den verschiede-

* Erstmals erschienen in *Psyche,* Heft 6/1975.

[1] Durchgeführt gemeinsam mit der Chirurgischen Universitätsklinik Marburg.

nen später auszuführenden Gesichtspunkten sehr heterogen zusammengesetzt und bietet keinesfalls die Einheitlichkeit von Konflikten und Persönlichkeitsstrukturen, wie sie oft bei dieser Erkrankung als der am besten und paradigmatisch untersuchten psychosomatischen Krankheit unterstellt wird. Aus der Durchsicht der psychotherapeutischen und psychoanalytischen Literatur selbst ergeben sich ebenfalls Anhaltspunkte, die die obengenannte Beobachtung bestätigen. Obwohl nämlich die auslösenden Konfliktsituationen, der die Persönlichkeitsentwicklung prägende Grundkonflikt, Merkmale der Persönlichkeitsstruktur, soziale und biologische Variablen in Hunderten von Arbeiten untersucht, beschrieben und durch andere Untersuchungen jeweils verifiziert werden konnten, stehen doch insgesamt sehr divergente Auffassungen zur Entstehung der Ulkuskrankheit unverbunden nebeneinander. Zum Teil mögen sich die verschiedenen Ergebnisse je nach Wahl des Interessenschwerpunktes und des angewandten Forschungsinstruments als unterschiedliche Aspekte des gleichen Forschungsgegenstands ergänzen, zum Teil sind sie jedoch deutlich kontrovers. Letzteres mag zwar auch durch bestimmte Schulrichtungen beeinflußt sein, dürfte aber auch gerade damit zusammenhängen, daß die berichteten Ergebnisse an unterschiedlichen Klientelen gewonnen wurden und damit auch jeweils nur für eine bestimmte Gruppe der Ulkuskranken Gültigkeit beanspruchen können (vgl. hierzu auch die unterschiedlichen Angaben über die Schichtzugehörigkeit der Ulkuskranken bei Pflanz 1971). Gerade dieser Fragestellung nämlich, ob verschiedene Entstehungsmodi für bestimmte Gruppen von Ulkuskranken jeweils zutreffend sein können, während sie für andere nicht gelten, soll in dieser Arbeit nachgegangen werden. Dies wird anhand eines Überblicks über verschiedene gängige psychosomatische Konzepte der Ulkuskrankheit geschehen. Die folgende Darstellung wird sich allerdings weniger an der vollständigen Berücksichtigung aller psychosomatischen Theorien orientieren als an der besonderen Eignung der jeweiligen psychosomatischen Modelle, bestimmte beobachtbare Auffälligkeiten der Ulkuskranken wiederzugeben, so daß einige psychosomatische Konzepte, wie beispielsweise das der Daseinsanalyse oder der anthropologischen Medizin u. a., hier keine Berücksichtigung finden, weil sie – in unserer Sicht – nicht von so unmittelbarer und speziell klinischer Relevanz für die Ulkuskrankheit sind.

Pathogene Konflikte und emotionale Zustände in der Ulkuskrankheit

Zur Konfliktspezialität der Ulkuserkrankung liegt eine sehr umfangreiche Literatur vor (Tabelle 1). Soweit jedoch die psychoanalytische Untersuchungsmethode benutzt wurde, sind die Ergebnisse von Alexander zu größter Bedeutung gelangt und sollen daher auch hier den Ausgangspunkt darstellen. Alexander hat als erster (1934) auf die psychodynamischen Zusammenhänge bei Ulkuskranken hingewiesen; er schreibt:

> Bei Ulkuskranken besteht die Konfliktsituation darin, daß starke, oral empfangene Tendenzen verworfen werden, weil sie sich mit dem Streben des Ichs nach Unabhängigkeit und Aktivität nicht vertragen. Die bewußte Einstellung dieser Patienten ließe sich folgendermaßen ausdrücken: „Ich bin tüchtig, tätig, produktiv; ich gebe jedem, helfe anderen Menschen, nehme Verantwortung auf mich, sorge gerne für andere, bin gerne Führer und eine auf sich selbst gestellte, tätige oder sogar aggressive Persönlichkeit." Gleichzeitig finden wir im Unbewußten genau die entgegengesetzte Einstellung: ein überaus heftiges Verlangen nach Liebe und das Bedürfnis nach Abhängigkeit und Hilfe (Alexander 1935).

Diesen verdrängten oralen Abhängigkeitswünschen korrespondieren nun nach Alexander bestimmte körperliche Abläufe, die dem Zustand des „vegetativen Rückzugs" zuzurechnen sind. Nach Alexander wird in diesem Zustand eine der beiden grundlegenden biologischen Aufgaben (die andere ist die Vorbereitung auf Kampf oder Flucht), nämlich die der Restitution, des Aufbaus, der anabolischen Funktion, erfüllt, welche im wesentlichen durch die parasympathikotone Innervation gewährleistet wird (Alexander 1951). Der eigentlich krankmachende Mechanismus wird darin gesehen, daß es bei Patienten, bei denen die Befriedigung der passiven, regressiven Strebungen im emotionalen Willkürverhalten aus äußeren oder inneren Gründen verhindert wird, zu einer chronischen, keine Entlastung findenden emotionalen Spannung kommt, die mit einer andauernden Erregung des parasympathischen Zweiges des vegetativen Nervensystems einhergeht. Die chronische Irritation der vegetativ innervierten Organe führt schließlich an diesen Organen über die funktionelle Störung zur morphologisch faßbaren Läsion. Von diesem Grundmodell ausgehend, entwickelte Alexander für verschiedene psychosomatische Krankheiten die Theorie der krankheitsspezifischen psychodynamischen Konflikte, in der differenzierte psychologische Hypothesen differenzierten pathophysiologischen Abläufe zugeordnet werden. Die bei der Ulkuskrankheit auftretenden Magen-Darm-Symptome stehen danach zu der spezifischen Abhängigkeits-Unabhängigkeits-Problema-

Tabelle 1. Pathogene Konflikte und emotionale Zustände in der Ulkuskrankheit

Inhaltliche Beschreibung	Zugrundeliegendes psychosomatisches Modell	Autoren (u. a.)
Spezifisch oral gefärbter Abhängigkeits-Unabhängigkeits-Konflikt	Theorie der krankheitsspezifischen psychodynamischen Konflikte; das psycho-physiologische Korrelat	Alexander (1935) Mirsky et al. (1950) Weiner et al. (1957)
Ständige Bereitstellung zum Gefüttertwerden	Stimmungsfragment; Bereitstellungskrankheit	v. Uexküll (1963)
Störung des passiv-rezeptiven und aktiv einverleibenden Erlebens und Verhaltens	funktionelles Entwicklungsmodell; Koppelung von Antriebserlebnissen und Organbewegungen (Organsprache)	Erikson (1950) Schultz-Hencke (1951)
Konflikte der oralen Triebstufe; oraler Sadismus	Introjektion des prägenitalen destruktiven Objekts; Körpersymptome bei narzißtischen Neurosen	Klein (1955) Garma (1950)
Hyperazidität = Wünsche nach Geliebtwerden	Symbolbedeutung des organischen Symptoms; prägenitale Konversion	Groddeck (1917)
Wut und Ärger als unspezifische emotionelle Reaktion	regressive Innervation; Wiederholung infantiler physiologischer Antwortmuster	Szasz et al. (1947) Wolf u. Wolff (1944)
Verschiedene emotional-affektive Zustände	Lerntheorie; enterozeptive Konditionierung; psychosomatisches Fixierungssystem	Bykow (1953) Beres (1970) Marty (1958)
Unspezifische chronische Angst	physiologisches Korrelat des affektiven Zustands	Mahl (1950)
Unspezifische, körperliche und seelische Stressoren (Überbelastung, Überforderung)	neurohumorales Streßmodell; psychosomatische Krankheiten der (2.) Anpassungsphase	Selye (1953) Wolff (1953)
Objektverlust als spezifischer seelischer Stressor (Hoffnungslosigkeit)	(wie oben) u. a. psychosomatische Modelle	Engel (1962) A. Mitscherlich (1961)

tik dieser Patienten in der Beziehung eines psychophysiologischen Korrelats.

In ähnlicher Weise, wenn auch nicht explizit von konfliktpsychologischen Überlegungen ausgehend, wird die Beziehung zwischen vegetativen Symptomen und emotionalem Zustand auch von v. Uexküll (1963) gesehen, der in den vegetativen Symptomen einen perpetuierenden Rest eines intendierten psychophysischen Gesamtzustands, der Stimmung, sieht. Nach seiner Ansicht führt bei der Ulkuskrankheit die ständige Bereitstellung zum Gefüttertwerden über die damit verbundene permanente funktionelle Aktivitätssteigerung des Magens schließlich zur Ausbildung eines Geschwürs. Die Ulkuskrankheit entspricht nach v. Uexkülls Definition einer Bereitstellungskrankheit. Abgesehen von der Anlehnung an Cannons Modell der Notfallzustände (Cannon 1927), ist beiden Theorien weiterhin gemeinsam, daß sie nicht versuchen, die körperlichen Symptome auf der psychologischen Ebene abzuhandeln. v. Uexküll schreibt (1963, S. 197), daß ein Geschwür am Zwölffingerdarm im Gegensatz zu anderen motivationspsychologisch verstehbaren Körpersymptomen kein symbolisches Zeichen ist, mit dem sich der Patient an seine Mitmenschen wendet, daß die Krankheit höchstens sekundär dazu benutzt werden kann, um sich bei ihnen Mitleid, Rücksichtnahme oder Beachtung zu verschaffen.

Alexander seinerseits betont, daß psychologische Auffälligkeiten und physiologische Abläufe im Grunde nur die beiden den Forschungsmethoden der Psychologie und der Physiologie zugänglichen Seiten der gleichen Vorgänge sind. Für die vegetativen Neurosen und psychosomatischen Krankheiten weist er daher die Psychologisierung der Symptome selbst zurück und grenzt sie damit klar von den sog. Ausdruckskrankheiten ab, bei denen er den Körpersymptomen eine symbolisierende Funktion zuerkennt. Die Spezifität der vegetativen Symptome der Ulkuskrankheit beschränkt sich demnach bei v. Uexküll auf ihre Zugehörigkeit zu einer bestimmten Bereitstellung bzw. bei Alexander darauf, daß sie das zugeordnete pathophysiologische Korrelat eines bestimmten psychodynamischen Grundkonflikts darstellen.

Der spezifische Zusammenhang zwischen psychischem Geschehen und vegetativen körperlichen Störungen wird von anderer Seite aber auch unter kommunikationstheoretischen Gesichtspunkten vertreten. Dabei wird die Trennung in Ausdruckskrankheiten bzw. Konversionsneurosen auf der einen Seite und Bereitstellungskrankheiten bzw. vegetative Neurosen auf der anderen Seite nicht anerkannt, sondern auch den letzteren kommunikative Elemente zugeschrieben. Speidel (1972) kritisiert den „kategorial-dichotomen Charakter" der Modelle von Alexander und v. Uexküll und betont, daß der Kommunikationscharakter der vegetativen Reaktionsmuster gegenüber einer Konversionssymptomatik zwar undeutlicher und stärker fragmentiert ist, aber nicht fehlt. Um diesen Ansatz herum gruppieren sich einige psychoanalytische Theorien, die weniger an die physiologische Matrix angelehnt sind als die beiden bisher geschilderten Modelle und die die vegetative Symptomatik stärker auf der psychologischen Intentionalitätsebene abhandeln.

Noch relativ leibnah konzipiert ist beispielsweise das Konzept der Antriebslehre der neopsychoanalytischen Schule (Erikson 1950; Schultz-Hencke 1951). Bestimmte leibliche Vollzüge werden hier eng mit bestimmten Antriebserlebnissen (intentionale, kaptative, retentive, aggressive etc.) verknüpft. Dabei wird v.a. die Bedeutung der Koppelung von Erlebnissen mit bestimmten Organbewegungen in verschiedenen Entwicklungsphasen der frühen Kindheit ins Zentrum des Forschungsinteresses gestellt. Im Sinne eines psychophysischen Parallelismus bedingt eine ungestörte seelische Entwicklung eine normale körperliche Funktion und eine Hemmung bestimmter Antriebsbereiche eine entsprechende Störung körperlicher Abläufe. Die verschiedenen Formen des Umweltbezugs, die in den jeweiligen Phasen der Organreifung bestimmte Höhepunkte erfahren, sowie die in den Entwicklungsphasen gegebenen Möglichkeiten für eine Wechselwirkung mit der Umwelt wurden von Erikson (1950) genauer dargestellt. Der entscheidende Unterschied dieser entwicklungspsychologisch orientierten funktionellen Modelle der Psychosomatik gegenüber den Auffassungen von Alexander und v. Uexküll ist, daß bestimmte Organvollzüge in enger Verbindung mit Kindheitserfahrungen und seelischen Grundhaltungen gesehen werden und von daher krankhafte körperliche Abläufe die Bedeutung einer Organsprache bekommen. Das heißt, es werden auch den Störungen des vegetativen Innervationsbereichs durchaus eine kommunikative Funktion und der Aspekt des symbolhaften Ausdrucks zuerkannt. Für das Beispiel der Ulkuskrankheit bedeutet das etwa, daß die Störungen des Magen-Darm-Traktes als psychosomatische Organsprache aufzufassen sind, durch die sich Störungen in den Antriebsbereichen des rezeptiv und aktiv einverleibenden Erlebens und Verhaltens darstellen. Entsprechend schreibt Schwidder (1961) über die Ulkuskranken, daß diese Patienten im Bereich der Eß-, Besitz- und Liebeswünsche eine starke Ambivalenz zeigen, weitgehend genußunfähig sind und Konflikte des Besitz- und Geltungsstrebens nicht adäquat lösen können. Ferner, daß sie sich durch Sprengstücke verdrängter habgieriger Wünsche ständig in einem Zustand der Beunruhigung, der Ungeduld, des latenten Neids befinden und mit häufigen Enttäuschtheits- und Ärgerreaktionen auf ihre Umgebung antworten. Diese konflikthaften Bezüge aus dem engeren oralen Erlebnisbereich finden in den funktionellen Störungen des oberen Magen-Darm-Trakts ihren entwicklungspsychologisch bestimmten Organmodus.

Eine weitgehend psychologische Einschätzung des Leiblichen findet sich bei Melanie Klein (1955) und ihrer Schule. Unter Anwendung eines „libidotheoretischen Modells" (vgl. dazu Cremerius 1957) wird postuliert, daß es bei einem auf der oralen Triebstufe stattfindenden Konflikt in der Objektbeziehung zu einer Rücknahme von Objektlibido auf das eigene Ich komme, unter gleichzeitiger Introjektion des konflikthaft besetzten Objekts. Die Introjektion, die selbst einen Akt der oralsadistischen Zerstörung des Objekts darstellt, führe gleichzeitig zu einer Aufnahme des gehaßten Objekts in das eigene Körper-Ich. Auf diese Weise komme es im Laufe der konflikthaften Auseinandersetzung mit dem Objekt nicht nur zu einem fortschreitenden Rückzug der Objektlibido mit nachfolgender Besetzung des eigenen Körpers, sondern der gesamte Konflikt, der zwischen dem Patienten und seinem Realobjekt bestanden hat, werde internalisiert und mit dem introjizierten Objekt leiblich ausgetragen. Garma (1950) mißt daher unter Anerkennung des oralen Konflikts bei den Ulkuskranken besonders den Phantasien von einer introjizierten bösen Mutter, die auf dem Verdauungsweg schädigt und angreift, pathogene Bedeutung zu. Es ist also das prägenitale introjizierte Objekt, das sich destruktiv in den funktionellen und morphologischen Störungen des Magens äußert.

In der Reihe der Interpretationen von Körpersymptomen auf psychologischer Ebene steht schließlich auch der Versuch, das Konversionsmodell, das von der Mehrzahl der Psychoanalytiker auf Körperstörungen bei Übertragungsneurosen (Cremerius 1957) und den Bereich der Willkürmotorik und -sensorik beschränkt wird, auch auf die vegetativ-funktionellen Störungen anzuwenden. Unter der Annahme einer primären Erogenität aller Organe und der Möglichkeit der prägenitalen Konversion, können nach Groddeck (1917) auch die körperlichen Symptome der vegetativ gesteuerten Organe einen symbolischen Ausdruck infolge einer Organbesetzung durch das Es erlangen. Danach ist die gesteigerte Magensaftsekretion und Hyperazidität beim Gastroduodenalulkus der symbolische körperliche Ausdruck für den Wunsch des Patienten, geliebt zu werden.

Während sich die bisherigen Theorien überwiegend an den oralen Konflikten orientieren und auch die beobachteten aggressiven Regungen nur auf diesen Problemkreis beziehen (als oral-aggressive, oral-kaptative, oral-sadistische Tendenzen) wird von anderen den aggressiven Impulsen eine weiterreichende und selbständigere Funktion in der Pathogenese der Ulkuskrankheit zuerkannt. So schreiben Szasz et al. (1947) die vagale Hypersekretion beim ulcus duodeni weniger einer spezifischen Konfliktsituation zu als dem affektiven Zustand der Wut und des Ärgers. Szasz betont die enge Beziehung zwischen Zustand und Unlust, der Wut, des Schreiens („displeasure“, „anger“, „rage“, „hostility“, „crying“) beim Säugling und dem Gefüttertwerden. Von daher leitet er ab, daß es auch beim Erwachsenen in dem emotionalen Zustand der Wut und des Ärgers auf dem Wege einer „regressiven Innervation“ des Vagus zu einer Hypersekretion kommen kann. Am Beispiel eines als Kind fettsüchtigen Ulkuspatienten verweist Szasz auf die Vorbedingung solcher physiologischen Verhaltensweisen: die Kindheitserfahrung des Patienten, der bei kleinsten Regungen von Unlust von seiner Mutter ständig gefüttert wurde. Die „regressive Innervation“ bei Ulkuskranken – und in verschiedenem Ausmaß auch bei „Normalen“ – wird als „recapitulation of an infantile pattern of physiologic responses to certain emotional stimuli, mediated by nervous pathways“ (Szasz et al. 1947, S. 335) verstanden und läßt unschwer die Beziehung zu lerntheoretischen Ansätzen erkennen.

Das lerntheoretische Konzept geht davon aus, daß bestimmte Affekte mit einer erhöhten HCl-Pepsin-Gastrin-Sekretion einhergehen und damit in besonderer Weise zur Ulkusentstehung beitragen können. Tierexperimentelle Untersuchungen und Direktbeobachtungen an Patienten mit Magenfisteln weisen dabei ebenfalls besonders auf die Bedeutung des affektiven Zustands der Wut hin (Wolf u. Wolff 1944; Engel et al. 1956). Die Bedingung der Krankheitsentstehung durch Konditionierung wäre in der ständigen Wiederholung dieses affektiven Zustandes durch bestimmte emotionale Stimuli zu sehen, wobei die an diesen affektiven Zustand primär oder sekundär gebundenen vegetativen Reaktionsmuster über die funktionelle Störung schließlich auch zur lokalen Gewebsschädigung führen können. Die psychosomatische Störung wird auch von anderer Seite (Rasran 1961; Beres 1970) unter dem Gesichtspunkt der „enterozeptiven Konditionierung“ betrachtet bzw. im Zusammenhang früher psychosomatischer Fixierungssysteme gesehen (Marty 1958; Stephanos 1975).

In der Reihe der Theorien, die nicht von einem spezifischen komplexen Konflikt in der Ulkuspathogenese ausgehen, sondern kausale Zuordnungen nur zu bestimmten affektiven Zuständen treffen – wobei die Lerntheorie die größten Möglichkeiten für eine Generalisierung bietet – steht auch die Theorie von Mahl. In einer Kontroverse mit Alexander hebt Mahl (1950) besonders die Bedeutung der Angst hervor. In Tierexperimenten wie auch in Untersuchungen an menschlichen Probanden fand Mahl eine positive Korrelation zwischen einem Anstieg der Salzsäuresekretion des Magens und dem affektiven Zustand der Angst. Dabei geht er davon aus, daß es nicht wesentlich sei, was die Quelle der Angst ist, ob der auslösende Reiz ein äußerer oder innerer ist und ob das Geschehen bewußt oder unbewußt abläuft. Die Widersprüche, die sich zu anderen experimentellen Befunden bei der Angst ergeben (Cannon 1927) begründet Mahl damit, daß sich seine Befunde auf die chronische Angst beziehen. Da letztere unter Streßbedingungen gemessen wurde (nämlich während der Examenszeit der Probanden), läßt dieser Ansatz eine gewisse Beziehung zu dem neurohumoralen Streßmodell (Selye 1953; Wolff 1953) erkennen. In diesem Modell wird dann allerdings jegliche spezifische Beziehung zwischen bestimmten auslösenden Reizen oder bestimmten emotionalen Zuständen zu bestimmten pathophysiologischen Vorgängen aufgegeben. Auslösende Reize (Stressoren) können praktisch alle denkbaren körperlichen und seelischen Faktoren sein; der Zustand des Streß ist ein allgemeiner Zustand der Belastung, Anspannung und Überforderung. Die körperlich ablaufenden Vorgänge sind als unspezifische Reaktionen anzusehen, die nur den Regeln eines bestimmten Phasenablaufs innerhalb eines allgemeinen Adaptionssyndroms unterworfen sind. Das Gastroduodenalulkus stellt danach neben anderen psychosomatischen Krankheiten (wie Hypertonie, Bronchialasthma, Tuberkulose) nur eine der möglichen Krankheiten dar, die in die 2. Phase des Streß, die sog. Anpassungsphase, fallen, wobei allerdings die Frage der Organwahl noch offen bleibt. So bestechend dieses Modell nach pathophysiologischen Gesichtspunkten auch ist, so haftet ihm doch ein Mangel an, der auch von Bräutigam u. Christian (1973, S. 59) kritisiert wird, nämlich die Auffassung des Streß als eines objektiven, überindividuellen Reizes. Dabei wird nicht genügend berücksichtigt, daß die Entwicklung von Streß sehr vom subjektiven Erleben eines Menschen abhängig ist und die Wertigkeit der krankmachenden Stressoren je nach individueller Biographie weit variieren kann.

Eine interessante Verbindung zwischen dem Modell der objektiven überindividuellen Belastung und den persönlichkeitsgebundenen Konzepten der Krankheitsentstehung stellt das Streßkonzept von Engel et al. (1962) dar. Engel sieht den psychologischen Streß in dem Verlust bzw. im drohenden Verlust eines Objekts, dem bei der entwicklungspsychologisch bedingten extremen Abhängigkeit des Menschen von anderen Personen eine gravierende Bedeutung zukomme. Als determinierend für das Ausmaß der Affekte von Hilflosigkeit, Hoffnungslosigkeit und Angst im Fall des Objektverlusts und für die Stärke der psychosomatischen Reaktionen werden allerdings die Vorerfahrungen der frühen Kindheit, v. a. mit der Mutter, angegeben. Für die Bedeutung des Objektverlusts bei der Ulkuskrankheit sprechen etwa die Beobachtungen, daß bei Personen, die aus einer Gemeinschaft ausgeschieden sind, welche zuvor Geborgenheit gewährte, gehäuft Ulzera auftreten. Bräutigam u. Christian (1973, S. 174) führt dies für die Heimatvertriebenen, Flüchtlinge und Auswanderer aus. Pflanz wies auf den Verlust des Gruppenhalts bei aus

Gefangenenlagern Entlassenen (Pflanz et al. 1956) und die soziale Isolierung bei bestimmten Aufsteigerberufen (Pflanz 1962) als pathogene Faktoren hin. Engel selbst hat den Zusammenhang von Verlusterlebnissen und Erkrankung besonders an Kolitispatienten untersucht, dem Faktor des Objektverlustes jedoch eine generelle Bedeutung bei psychosomatischen Krankheiten beigemessen.

Auch Mitscherlich (1961) räumt dem Objektverlust eine zentrale Stellung in der Pathogenese der psychosomatischen Krankheiten ein. Grinker wies darauf hin (1953), daß die Abfolge Dependenz–Frustration–Hostilität bei allen psychosomatischen Erkrankungen gefunden werden kann und bezweifelte von daher auch die Spezifität dieser Problematik bei den Ulkuskranken. Eine eigene, ebenfalls unter dem Gesichtspunkt der Gemeinsamkeiten von psychosomatischen Krankheiten vorgenommene Untersuchung (Overbeck 1973) ergab für Ulkuspatienten wie für Herzneurotiker die gleichermaßen zentrale Bedeutung von Abhängigkeitsproblematik und Objektangewiesenheit.

Ohne daß mit den oben gemachten Ausführungen die Frage der spezifischen krankheitsauslösenden Konflikte und emotionalen Zustände bereits umfassend abgehandelt oder gar geklärt wäre, erscheint es an dieser Stelle doch wichtig, auch auf die Grenzen und unvollständigen Aussagemöglichkeiten der unter diesen Fragestellungen herausgearbeiteten Hypothesen und Modelle hinzuweisen. Die wirksamen pathogenen Faktoren der Ulkuskrankheit beschränken sich nämlich auch nach psychotherapeutisch-psychoanalytischer Ansicht nicht nur auf bestimmte Konflikte bzw. Emotionen und ihre Beziehung zu bestimmten körperlichen Abläufen, sondern sind auch in bestimmten Struktureigentümlichkeiten des psychischen Organisationsapparates sowie in besonders gearteten Objektbeziehungen zu suchen. Unter diesen beiden Gesichtspunkten wird die Ulkuskrankheit nun im folgenden betrachtet.

Ich-psychologische Voraussetzungen in der Ulkuspathogenese

Wenn man zunächst vereinfachend davon ausgeht, daß die oben beschriebenen Konflikte bzw. Emotionen ubiquitär sind, also im Leben jedes Menschen vorkommen, stellt sich – abgesehen von einigen bereits angeführten Erklärungsmöglichkeiten – doch weiter die Frage nach den zusätzlichen Bedingungen, unter denen diese erst so pathogen werden können, daß sie zu einer Ulkuskrankheit führen. Nach neurosenpsychologischem Verständnis wird diese Frage so beantwortet, daß aktuelle Konflikte nur dann krankheitsauslösend wirken, wenn sie auf einen Grundkonflikt einer Persönlichkeit treffen. Für die Ulkuskrankheit wird postuliert, daß es sich um einen Grundkonflikt auf der oralen Ebene handelt, der in der frühkindlichen Entwicklung entstand und dauerhaft zu einer gestörten, eingeengten Verarbeitung des oralen Erlebnisbereichs führte. Dieses habituelle Erlebnisverarbeitungsgefüge macht dann wesentliche Ausprägungen der Persönlichkeit aus, wie sie durch viele klinische Beobachtungen übereinstimmend wiedergegeben werden und wie sie oben (S. 8) bereits skizziert wurden. Die Voraussetzung zur Erkrankung bei auftretenden Konflikten wird daher in der Disposition durch eine bestimmte lebensgeschichtlich bedingte charakterneurotische Fehlentwicklung gesehen. Daß krankheitsauslösender Konflikt und charakterneurose wie Schlüssel und Schloß zueinander passen müssen, ist eine in der Neurosenpsychologie gängige Auffassung und findet bei der Ulkuskrankheit seinen Niederschlag in den Beschreibungen von Persönlichkeitsprofilen (Glatzel 1947) – wie beispielsweise des ehrgeizigen, tüchtigen etc. Ulkustyps – bis hin zu differenzierten Beschreibungen des oral-rezeptiven oder oral-aggressiv-possessiven Charakters (Schwidder 1961).

Dem steht die klinische Erfahrung gegenüber, daß viele Ulkuskranke eine solche Persönlichkeitspsychologie nicht zeigen. Bereits Kubie (1953) wies gerade im Zusammenhang mit der Frage der Dependenz darauf hin, daß die charakterologischen Ähnlichkeiten in bestimmten klinischen Gruppen nicht größer sind als in beliebigen heterogenen Gruppen von Neurotikern. Die doch recht verschiedenartige Ausprägung der Persönlichkeit wird auch von Schwidder (1965) anerkannt und die Aufteilung von Kapp et al. (1947) in die 3 Typen der aktiven pseudounabhängigen Ulkuskranken, der passivabhängigen Patienten und der „acting-out-group“ kommt einer erheblichen Erweiterung gleich. Schließlich werden auch andere Patientengruppen, wie etwa die Kolitiskranken, in manchen Zügen ähnlich, nämlich als passiv, abhängig und mit starkem Bedürfnis nach Liebes- und Sympathiebeweisen (Groen 1947) beschrieben. Es ergeben sich also auch einige Anhaltspunkte, die es berechtigt erscheinen lassen, den charakterneurotischen Persönlichkeitsveränderungen eher eine sekundäre Bedeutung im Sinne von Epiphänomenen zuzuordnen, statt sie als Conditio sine qua non im Krankheitsgeschehen zu sehen. Zumindest aber wäre das Fazit dieser Arbeiten, daß sich unter den Ulkuskranken doch sehr verschiedenartige Charakterstrukturen finden.

Es besteht allerdings wohl auch kein Zweifel, daß für eine wahrscheinlich kleinere Gruppe von Ulkuskranken – nämlich die psychoanalytisch untersuchten und behandelten Patienten – die Beschreibungen bestimmter Konflikte und spezifischer Persönlichkeitsentwicklungen durchaus zutreffend sind. Daß es sich andererseits dabei um eine besondere Selektion von Ulkuskranken handelt, steht wohl auch außer Frage (Schneider 1973, S. 25). Diesen Untersuchungen haftet aber durch ihre vorwiegend neurosenpsychologische Orientierung noch ein weiterer Mangel an, daß nämlich in ihren Aussagen der Ulkuskranke vielfach wie ein psychoneurotischer Patient und nicht wie ein psychosomatisch kranker Patient erscheint. Das heißt, die Besonderheit der somatisierenden Antwort in der Konfliktbewältigung findet dabei häufig zu wenig Beachtung. Nach A. Mitscherlichs Konzept der 2phasigen Verdrängung (1954) kommt die Phase des psychosomatischen Krankheitsgeschehens einer 2. Stufe des Krankheitsprozesses gleich und entspricht einem Verschwinden der Konflikte im Leiblichen nach vorausgehender mißglückter psychoneurotischer Bewältigungsphase. Auf die Richtigkeit dieser Auffassung deutet das Auftreten von psychischen Prodromi vor psychosomatischen Krankheiten hin, das u. a. von Weiss und English (1957) beschrieben wurde, wie auch die alltägliche klinische Beobachtung, daß es bei Patienten mit psychoneurotischer Symptomatik während einer körperlichen Erkrankung oft zu erheblicher Erleichterung der psychischen Spannung kommt. Mitscherlich sieht also zunächst die Chronifizierung eines Krankheitsgeschehens als eine wesentliche Voraussetzung für die schließliche Verdrängung von Konflikten in das Somatische an. In einem späteren, erweiterten Ansatz (1961) wird dann der reale oder phantasierte Objektverlust als auslösend für die psychosomatische Erkrankung angesehen, da er zu einer Ich-Verarmung führe (die äußeren Objekte werden durch archaische innere Objekte ersetzt, die dann den Körper als verbliebenen Teil der Außenwelt zu ihren Zwekken deformieren).

Schur hat für die komplizierten Vorgänge im psychosomatischen Krankheitsgeschehen die differenzierte Theorie der De- und Resomatisierung (1955) ausgearbeitet. Er geht von einem Entwicklungsmodell körperlicher und seelischer Leistungen aus und sieht gleichlaufend 3 miteinander eng verknüpfte Entwicklungslinien, nämlich die zunehmende Überwindung diffuser Entladungsprozesse somatischer Art (Desomatisierung), den Übergang von Primärprozessen zu Sekundärprozessen und die Neutralisierung von sexueller Libido und Aggressivität. Während dieser Weg von den Stufen der eher unbewußten, leibnäheren, elementareren Vorgänge zu den Stadien der eher bewußten, differenzierteren Wahrnehmungs- und Denkvorgänge und realitätsangepaßten Leistungen einerseits einen Entwicklungsprozeß darstellt, kann er andererseits auch in umgekehrter Richtung, nämlich innerhalb einer regressiven Bewegung, beschritten werden. Die psychosomatische Erkrankung selbst wird als ein solcher Fall von Regression auf frühere Stufen beschrieben, bei der die psychosomatische Symptombildung dem Vorgang der Resomatisierung zugerechnet wird, es im Rahmen der allgemeinen Regression aber auch zu libidinösen und aggressiven Durchbrüchen und zu primärprozeßhaften Vorgängen kommt. Mit dieser wichtigen Theorie von Schur wird ein größerer Spielraum für die Entstehungsbedingungen von psychosomatischen Krankheiten eröffnet, als er bisher bei der engen Verklammerung von spezifischen Konflikten und bestimmten Persönlichkeitsstrukturen vorhanden war. Denkbar ist jetzt z. B. auch der unspezifische Konflikt, der im Rahmen einer allgemeinen Regression und damit Resomatisierung zu einer Ulkuserkrankung führt, sofern der Magen eine entsprechende Fixierungsstelle in der psychosomatischen Regression des Patienten darstellt. Marty (1958) stellte die Hypothese von frühen psychosomatischen Fixierungssystemen auf, denen er bei psychosomatischen Störungen eine große Bedeutung zuerkennt. De Boor (1964), der sich auf Schur (1955) bezieht, bringt das psychosomatische Syndrom ebenfalls in einen Zusammenhang mit einer Störung in der Entwicklungsphase der Desomatisierung und spricht davon, daß zeitlebens ein somatisches Korrelat der Affekte bestehen bleibt und es bei Liebesverlust zu schweren Resomatisierung komme. Ausmaß und Art der Resomatisierung hängen dabei wahrscheinlich sehr eng mit der Entwicklungsphase zusammen, in der die Störung der Desomatisierung eintrat. Neben der Bedeutung, die konstitutionelle Momente (Weiner 1971) wie auch exogene Einflüsse (Margolin 1953) und Krankheiten in der Kindheit (Gerard 1953) bei der Entstehung dieser Störung in der Desomatisierung haben, wird von Kubie (1953) auf die Vielzahl von verschiedenartigen Variablen hingewiesen, die durch die Reaktion der Umgebung auf eine Krankheit entstehen und die schließlich die Bedeutung einer körperlichen Störung in einer bestimmten Umwelt ausmachen und in die psychische Repräsentanz eines Organs (Margolin 1953) eingehen. Auf die Bedeutung der Identifikationsprozesse (Deutsch 1959) und Störungen in der Entwicklung des Körper-Ichs wurde von Deutsch (1939) und Mushatt (1959) aufmerksam gemacht.

Hier erscheint also eine Reihe anderer Faktoren außer den phasenspezifischen oralen Konflikten, die für die psychosomatische Fixierung eines Patienten auf den oberen Magen-Darm-Trakt verantwortlich gemacht werden können. Je mehr damit gleichzeitig für die Krankheitsauslösung auch andere unspezifische, also nicht im engeren Sinn orale Konflikte und Spannungen in Betracht kommen, desto mehr stellt sich eine allgemeinere Frage, nämlich die, warum Patienten – wie der Ulkuskranke – überhaupt psychosomatisch dekompensieren und nicht psychoneurotisch krank werden oder bleiben. Der Vorgang der Resomatisierung scheint nämlich auch an bestimmte Bedingungen geknüpft, die hinsichtlich der Ich-Struktur dieser Patienten bestehen. Allgemein gesprochen wird dabei von einer Ich-Schwäche als der Voraussetzung zur psychosomatischen Regression ausgegangen. Die Einschränkung der Ich-Funktionen kann dabei unmittelbar als das Resultat vieler frühkindlicher Traumatisierungen und Störungen der Desomatisierung angesehen werden. Störungen der Desomatisierung scheinen nämlich mit Abspaltungsprozessen des Ich (Rosenkötter 1970) einherzugehen und die Fähigkeit des Ich zur Symbolisierung, die ja zu den wesentlichen Resultaten psychischer Reifung gehören (Mitscherlich 1961), erheblich zu beeinträchtigen.

In die gleiche Richtung scheinen auch die Beobachtungen der Pariser psychoanalytischen Schule um Marty, de M'uzan, Fain und David zu gehen, wenn sie bei den „psychosomatischen Patienten" den Mangel an Phantasie, psychische Leere, operationales Denken, (Marty u. de M'uzan 1963) beschreiben.

Die Tatsache der psychosomatischen Regression (Fain 1966) in einer emotionalen Spannungs- und Krisensituation wird hier also unmittelbar mit der Unfähigkeit dieser Patienten in Zusammenhang gebracht, Spannungen auf psychischer Ebene zu verarbeiten – sie verbal in Suspension zu halten (Junker 1972), statt sie in stereotype Handlungen umzusetzen. Anstelle der Phantasievorstellung, der sprachlichen Äußerung oder der Symbolisierung tritt eine manchmal auch in Untersuchungssituationen beobachtbare Bewegung oder leibliche Innervation. Die psychosomatische Regression wird als eine Ich-Regression auf ein primitives Abwehrsystem mit aggressiven und autodestruktiven Tendenzen in Form der Somatisierung aufgefaßt.

Andere Autoren bestätigen in ähnlicher Weise die Brüchigkeit der Abwehrorganisation (Stephanos 1973), die Pseudo-Ich-Stärke und die potentielle psychische Unreife (Murray 1930; de Boor 1964) dieser Patienten. In eigenen Untersuchungen an Ulkuskranken (Overbeck 1974) wurde dargelegt, daß bei Ulkuspatienten im Gegensatz zu psychoneurotischen Patienten das Ausmaß der Verdrängung nur sehr gering ist, sie über keine sehr leistungsfähige psychische Abwehr verfügen und es leicht zur Zuhilfenahme primitiver Abwehrmechanismen, wie der Verleugnung und der Projektion, kommt. In diesem Zusammenhang erscheint dann auch die Typologie von Kapp in einem neuen Licht, v. a. seine These, daß es neben der Gruppe von Ulkuspatienten, deren orale Konflikte verdrängt sind, auch solche Patienten (die Typen 2 und 3) gibt, bei denen diese Konflikte bewußt sind und offen zutage liegen. Für diese letzteren Patienten würde dann ebenfalls die Vorstellung zutreffen, daß auftretende Spannungen unmittel-

Tabelle 2. Ich-psychologische Voraussetzungen in der Ulkuspathogenese

Inhaltliche Beschreibung	Zugrundeliegendes psychosomatisches Modell	Autoren (u. a.)
Ehrgeiziger, pseudo-unabhängiger Persönlichkeitstyp; oral-rezeptiv-aggressiver Charakter	spezifische charakterneurotische Disposition	Glatzel (1947) Kapp (1947) Schwidder (1961)
(wie oben) und Ich-Verarmung (nach Objektverlust)	2phasige Verdrängung	A. Mitscherlich (1954, 1961)
Neigung zu diffusen körperlichen Entladungen Primärprozessen, Sexualisierung, Aggressivierung	Theorie der De- und Resomatisierung	Schur (1955)
Störungen der Symbolisierungsfähigkeit; partielle psychische Unreife; undifferenzierte psychische Abwehrorganisation	Abspaltungsprozesse des Ich und Ich-Schwäche als Voraussetzung der Somatisierung	Rosenkötter (1970) de Boor (1964) Overbeck (1974)
Mangel an Phantasie, psychische Leere, operationales Denken, leibliche Impulse	Theorie der psychosomatischen Regression als spezifischem Reaktionsmuster	Marty, de M'uzan (1963) Fain (1966) Stephanos (1973)
Ich-Defekte; archaisch organisiertes Ich und Über-Ich	psychosomatische Syndrome als archaische Ich-Reaktionen	Ammon (1972) Garma (1957)

bar, ohne wesentlich durch psychische Prozesse hindurchgehen, zu psychosomatischen Reaktionen führen können (Stephanos 1973).

Das regressive Somatisieren in der Krise kann letztlich ebenso als undifferenzierter Abwehrmechanismus aufgefaßt werden wie Verleugnung und Projektion und spiegelt die geringe Leistungsfähigkeit des psychischen Organisationsapparates ebenso wider, wie das zu Triebdurchbrüchen neigende Verhalten der Patienten, die von ihnen nicht unter Kontrolle zu bringenden Angstüberflutungen und ihr ungesteuertes Aggressionsverhalten (Overbeck 1973). Ammon (1972) versucht, diese Struktureigentümlichkeiten als strukturellen Ich-Defekt zu umschreiben und spricht im Zusammenhang der psychosomatischen Syndrome von archaischen Ich-Reaktionen. Diese Beschreibung des Archaischen, Unentwickelt-Undifferenzierten wird dann auch auf die Struktur des Über-Ichs ausgedehnt, und in der Tat sprechen einige Beobachtungen auch dafür, daß es sich z. B. bei den von Garma

(1957) bei Ulkuskranken beschriebenen Über-Ich-Auseinandersetzungen um eine hilflose Auseinandersetzung mit einem starren Über-Ich in archaischer Organisationsform handelt.

Aus den letztgenannten Untersuchungen wird immer deutlicher, daß die beschriebenen Struktureigenheiten nicht speziell für den ulkuskranken Patienten gelten, sondern zur generellen Charakterisierung der „psychosomatischen Patienten“ dienen sollen. Im Zuge der ich-psychologischen Untersuchungen an Patienten mit psychosomatischen Störungen stellt sich nämlich die Frage der Spezifität nicht mehr als die Frage nach spezifischen Konflikten und Emotionen bei einer bestimmten Krankheit, sondern als Frage nach den spezifischen Bedingungen, die hinsichtlich der Ich-Struktur als Voraussetzung für die Entwicklung einer psychosomatischen Krankheit bestehen. Das Spezifische wird hier also im Vorgang des Somatisierens in der Antwort auf bestimmte Konflikte, Krisen, Spannungen gesehen und gilt von daher ja gleichermaßen für alle psychosomatischen Störungen. Dieser Ansatz, die Ulkuskrankheit einerseits für sich als nosologische Einheit, andererseits aber lediglich als Gattung einer psychosomatischen Krankheit zu betrachten, soll nun bei der Darstellung der Objektbeziehungen auch angewandt werden.

Gestaltung der Objektbeziehungen bei ulkuskranken Patienten

Bei einem Teil der Ulkuskranken kann man beobachten, daß ihre Objektbeziehungen so gestaltet sind, wie es entsprechend ihrer Fixierung auf der oralen Libidostufe zu erwarten ist. Im mitmenschlichen Erleben zeigen sich triebhafte Ungeduld, latenter Neid, Ansprüchlichkeit und hochgespannte Erwartungen, mit der Neigung, sich bei kleinen Frustrationen mit Enttäuschtheits- und Ärgerreaktionen zurückzuziehen. Im Gießen-Test (Beckmann u. Richter 1972), der auch psychosoziale Merkmale und psychoanalytisch relevante Kategorien von Gruppenbeziehungen miterfaßt, ergab sich ebenfalls ein Anhalt dafür, daß die in Rivalität und Ehrgeiz verborgenen Aggressionen, trotz der oft zur Schau getragenen Bescheidenheitsideologie, durchaus von der Umwelt wahrgenommen werden und zu häufigen Auseinandersetzungen führen (Overbeck 1974).

In psychoanalytischen Interviews wiederholt sich oft eine ähnliche Erfahrung auf der Übertragungs-Gegenübertragungs-Ebene. Die Gesprächsatmosphäre ist häufig gespannt, latent aggressiv. Der Patient behauptet in abweisender Art, keinerlei Ärger und Schwierigkeiten zu haben, während der Therapeut spürt, daß der Patient förmlich darauf wartet, daß er ihm einen Anlaß zu einer feindseligen

Reaktion bietet. Der erfolgende aggressive Ausbruch steht dann meist in gar keinem Verhältnis zu der Nichtigkeit des Anlasses. Oder während die Patienten einerseits behaupten, zufrieden zu sein und keinerlei Ansprüche zu haben, kommen sie dann oft überraschend mit so unangemessenen Forderungen, daß diese zu ärgerlichen Gefühlen und abweichendem Verhalten auf seiten des Therapeuten führen. Cremerius (1971) schreibt über das stationäre Verhalten von Ulkuspatienten, daß sie während einer Erkrankung an einem Magengeschwür regressive, anlehnende Haltungen und Wünsche nach oral-passiver Befriedigung zeigen, wogegen dieselben Kranken während einer stationären Behandlung einer nicht mit dem Ulkus zusammenhängenden Erkrankung eher zu Triebdurchbrüchen hinsichtliche besonderer Diätwünsche neigen und auch unter Zuhilfenahme von Projektionsmechanismen in ihrer stationären Umgebung eine besonders feindselige und abweisende Stimmung erzeugen können. Aus der Arbeit einer psychoanalytischen Gruppentherapie mit Ulkuskranken berichtet Garma (1973) ebenfalls über beobachtete Tendenzen zu paranoiden Reaktionen oder zu digestiv-masochistischer Verarbeitung von Aggressionen und macht auch auf die Behandlungsprobleme aufmerksam, die sich durch extreme Passivitätshaltungen wie auch durch besonders aktives freundlich-verdeckendes Verhalten von Ulkuspatienten ergeben.

An dieser Stelle ist es vielleicht angebracht, auf eine große Gruppe von Magenpatienten hinzuweisen, die zwar auch unter chronisch verlaufenden Oberbauchbeschwerden leiden, bei denen aber zu einem großen Teil nie ein Ulkus gefunden wird. Begriffe wie „Ulkuskrankheit ohne Ulkus", Magenneurosen, neurotische Gastropathie machen auf die Sonderstellung dieser Patienten aufmerksam, wobei man wohl davon ausgehen kann, daß es sich i. allg. eher um Neurotiker (depressive, depressiv-zwanghafte, depressiv-hysterische) mit Magensymptomen handelt, als um Ulkuskranke im eigentlichen Sinn, wenn es auch sicher keine klare Abgrenzung gibt. Bei diesen Patienten wird in Form der charakteristischen Klagen der hypochondrisch-narzißtische Rückzug auf den eigenen Körper besonders deutlich, wie er theoretisch bereits an anderer Stelle (s. S. 8) als Rückzug zur Objektlibido definiert wurde.

Nun treffen die oben geschilderten Formen der Objektbeziehung nach unseren eigenen, allerdings vorwiegend poliklinischen Erfahrungen mit Ulkuspatienten nur für einen Teil dieser Patienten zu. Eine Interviewdynamik aufgrund einer neurotisch bedingten Übertragungs-Gegenübertragungs-Konstellation wird sehr oft vermißt, die Gesprächsatmosphäre bleibt steril und entwickelt sich auch nach mehreren Sitzungen nicht über einen formalisierten Rahmen mit banalem Wortaustausch hinaus. Marty, de M'uzan u. David (1963) haben in

„L'investigation psychosomatique" diesen Typus von Objektbeziehung, den sie Beziehungsleere nennen, sehr anschaulich beschrieben. Das Gefühl des Untersuchers, daß der Patient anscheinend in keinerlei Beziehungen zu ihm eintritt, bringen die französischen Autoren in Zusammenhang mit dem operationalen Denken dieser Patienten und dem Mechanismus der projektiven Verdoppelung. Der Patient projiziere sich selbst jeweils in den anderen, sehe in ihm eine genaue Entsprechung seiner selbst und sei nicht fähig, bei sich oder anderen die Originalität wahrzunehmen. Beziehungsaufnahme und Erhaltung der Beziehung werden von Fain u. Marty (1965) für Patienten mit psychosomatischen Störungen unter dem Terminus der mechanisierten Objektbeziehung beschrieben und von Stephanos (1975) im Zusammenhang mit dem automatisch-mechanischen Denken als mechanistische Anpassungsweise charakterisiert. Andere Autoren machten auf die „verdinglichten" organisierten Beziehungen (Moldenhauer 1973) dieser Patienten in ihrer Kindheit oder formalisiertes Interaktionsverhalten in Therapien (Overbeck u. Brähler 1974) aufmerksam. Bei Ulkuskranken wäre es unter diesem Gesichtspunkt auch denkbar, einen Teil des beschriebenen lieb-passiv-gefügigen Verhaltens wie auch der pseudounabhängigen, stereotypen Haltung der Überaktivität als relativ undifferenzierte bzw. mechanistische Anpassungsmittel (Stephanos 1975) zu sehen, um unmittelbare, infantile, möglichst konfliktfreie Objektbeziehungen herzustellen.

Diese letzten Ansätze gehen insofern über viele andere Konzepte der psychosomatischen Medizin hinaus, als sie Patienten mit psychosomatischen Störungen auch charakteristische psychosomatische Verhaltensweisen zuordnen. Ein solches generelles Merkmal von Patienten mit psychosomatischen Krankheiten wurde von Mitscherlich (1966) z. B. in der Überangepaßtheit und der Verhaltensnormalität dieser Patienten gesehen, eine Beobachtung, die par excellence auf viele Ulkuspatienten zutrifft. Da Mitscherlich die psychosomatische Symptombildung in den Zusammenhang eines Anpassungsprozesses an gesellschaftlichen Normen brachte, eröffnete er damit den Zugang für wesentliche sozialpsychologische Perspektiven. In der sozialwissenschaftlichen Betrachtungsweise (Brede 1971) wird nämlich die generelle Verhaltensnormalität durch die psychosomatische Symptombildung in der Weise sinnvoll ergänzt, als sich der Verhaltensaspekt solcher Symptome ja mit den in der Krankenrolle zugelassenen Verhaltensmustern deckt. Das heißt, die psychosomatische Symptombildung selbst ist eine komplettierende Anpassungsleistung, und der psychosomatisch Kranke kommt den sozialen Erwartungen an das Rollenhandeln Kranker ebenso nach, wie auch sonst sein beobachtbares Verhalten eine – von „Mikroabweichungen" (Parsons) abgesehen –

Übereinstimmung mit normativen Verhaltensmustern aufweist (Brede 1971, S. 155). Der für den psychoneurotischen Patienten wesentliche Bereich psychischer Gestörtheit, in dem situationsbezogene Erwartungen verfehlt werden und Rollenhandeln nicht verwirklicht werden kann, läßt sich für die psychosomatische Persönlichkeit meist nicht nachweisen. Statt dessen findet man eine äußerste, bis zur Selbstdestruktion gehende Anpassungsanstrengung – beispielsweise bei manchen chronisch Ulkuskranken mit schweren vegetativen Erschöpfungszuständen, die meist bis zum totalen Zusammenbruch eine unveränderte Lebensführung beibehalten und weiter im Arbeitsprozeß bleiben, oder bei Patienten, die angeblich nie Magenbeschwerden hatten, dann aber schließlich wegen einer Magenblutung oder -perforation ins Krankenhaus kommen („ich bleibe doch nicht wegen jedem bißchen zu Hause"). Dazu noch eine weitere, häufig wiederkehrende Bemerkung dieser Patienten beim Ausfüllen der Gießen-Test-Formulare: „Herr Doktor, ich habe immer die (goldene) Mitte angekreuzt, weil ich denke, daß das so richtig ist." Das heißt, die Patienten bemühen sich darzustellen, daß sie in keiner Weise in dem abgefragten Verhalten von dem abweichen, was sie selbst für normal halten.

Aus diesen Ausführungen ergibt sich, daß die psychosomatische Symptombildung auch unter dem Gesichtspunkt einer soziokulturell bedingten Erscheinung und als sozialisationsspezifische Verhaltensstrategie zu untersuchen ist (Brede 1972), was allerdings eine ichabhängige Symptombildung und die Möglichkeit für psychodynamische Prozesse, den Organismus als Symptomstätte zu wählen, voraussetzt.

Versucht man nun, angesichts der Vielzahl der aufgezeigten möglichen krankheitsbedingten Konflikte und Emotionen, der in Frage kommenden Voraussetzungen der Ich-Struktur und der verschiedenen Formen der Objektbeziehungen bei Ulkuskranken erneut die Frage nach den besonderen Krankheitsbedingungen der Ulkuskrankheit zu stellen, so ist man zunächst geneigt, die Frage resignativ dahingehend zu beantworten, daß es wahrscheinlich nur individuelle krankheitsdisponierende Faktoren, aber keine generellen krankheitsspezifischen Bedingungen gibt. Dies um so mehr, wenn man bedenkt, daß hier ja noch der große Bereich der individuellen somatischen krankheitsdisponierenden Faktoren (konstitutionelle, hereditäre, hormonale Faktoren und Gewebsfaktoren der Magenschleimhaut) einzubeziehen wäre. Die Bemerkung von Bräutigam (1962) scheint sich voll zu bewahrheiten, wonach es bei psychosomatischen Krankheiten keine Konflikt- oder Persönlichkeitsspezifität gibt, sondern es sich immer nur um die Antwortspezifität eines Individuums handeln kann. Danach wäre die Ulkuskrankheit als spezifisches Antwortmuster eines

Tabelle 3. Formen der Objektbeziehungen bei Ulkuskranken

Inhaltliche Beschreibung	Zugrundeliegendes psychosomatisches Modell	Autoren (u. a.)
Ansprüchlichkeit, Neid, aggressive Spannung, parasitische Rezeptivität etc.	spezifische Objektbeziehung der Ulkuskranken entsprechend der Fixierung auf der oralen Libidostufe	Alexander (1935) Glatzel (1947) Schwidder (1961)
Hypochondrisch gefärbte Klagen; „Magenneurotiker"	Rückzug der Objektlibido auf das eigene Ich; libidotheoretisches Modell	Klein (1935) Cremerius (1957)
Sterile Gesprächsatmosphäre; banaler Wortaustausch; formalisiertes Interaktionsverhalten; verdinglichter Kontakt	Beziehungsleere; mechanisierte Objektbeziehung; projektive Reduplikation bei Patienten mit psychosomatischen Störungen	Marty, de M'uzan und David (1963) Stephanos (1975)
Psychische und soziale Unauffälligkeit, Verhaltensnormalität, Überangepaßtheit	psychosomatische Störungen als selbstdestruktive Anpassungsleistung und sozialisationsspezifische Verhaltensstrategie	A. Mitscherlich (1966) Brede (1971)

Individuums zu verstehen, bei dem sich an eine Dysfunktion des Magens, welche Ursache auch immer sie haben mag, Reminiszenzen an bestimmte Emotionen oder psychische Konflikte heften (Deutsch 1939), die meist schon bei der Errichtung des frühen Ich entstanden sind. Solche Reminiszenzen werden in einer vergleichbaren lebensgeschichtlichen Konfliktlage regressiv angerufen und bewirken eine sehr unterschiedliche – je nach Ausmaß der frühen Störung und der Funktionsfähigkeit des Ich selbst – psychische und somatische Verarbeitung der krankmachenden Situation durch das Ich des Patienten.

Bei diesem Versuch einer zusammenfassenden Antwort bleiben einerseits einige der aufgeführten Hypothesen unberücksichtigt (z. B. die Ulkuskrankheit als unspezifische Reaktion und als Streßerkrankung), andererseits kann darauf eine Krankheitslehre nur schwerlich aufbauen. Ohne ein gewisses Bestreben zur Verallgemeinerung ist medizinische Forschung über Ursachen, Eigenarten, Folgen und Therapie von Krankheiten praktisch unmöglich. Bei der Aufstellung neuer Typologien von Ulkuskranken wird man jedoch in der psychosomatischen Medizin wahrscheinlich von einem wesentlich breiteren Ansatz ausgehen müssen, als das bisher bei dem weitgehend an neurosenpsychologischen Konzepten orientierten Verständnis der Fall war.

Wie hier versucht wurde zu zeigen, ist 1. die Ätiopathogenese bestimmter Fälle von Ulkuskrankheiten anderen psychosomatischen Modellen besser zugänglich, und bedarf es 2. einer stärkeren Berücksichtigung ich-psychologischer und sozialpsychologischer Gesichtspunkte.

Unter Einschluß dieser Überlegungen zur Persönlichkeitsstruktur, zu den Objektbeziehungen, zur krankheitsauslösenden Situation und zu dem in Frage kommenden psychosomatischen Modell würden wir hypothetisch folgende Charakterisierungen von Ulkuskranken vornehmen:

1) Psychisch „gesunde" Ulkuskranke

Persönlichkeiten mit guten Ich-Funktionen und stabilen Objektbeziehungen, die bei massiver, unspezifischer oder spezifischer (aus dem oralen Erlebnisbereich stammender) psychosozialer Belastung unter starker Ich-Regression und Resomatisierung bei gewisser Disposition des Magens an einem Ulkus als einer einmaligen psychosomatischen Reaktion erkranken. (Von Ulkuskrankheit im engeren Sinne würde man hier nicht sprechen.

2) Charakterneurotische Ulkuskranke

Charakterneurotische Ulkuskranken mit pseudounabhängigen Reaktionsbildungen oder zwanghaft-depressiven Zügen mit den auch für ihre Umgebung spürbaren oralen Konflikten (z. B. der aggressive, Spannung verbreitende „leitende Angestellte"), die schließlich bei chronischem Verlauf unter besonderen Erlebnissen einer Kränkung, einer Versagung, eines Liebesverlustes nach 2phasiger Verdrängung mit einem Ulkus dekompensieren.

3) Soziopathische Ulkuskranke

Ich-schwache, passiv-abhängige Patienten mit extremer Objektangewiesenheit, die zu Triebdurchbrüchen oder paranoid-querulatorischen Verhaltensweisen neigen, die ihre oralen Konflikte auch als „asoziale Patienten" (z. B. ulkuskranke Alkoholiker, Rentenneurotiker) agieren, schon bei kleinen äußeren Versagungen an Liebe und Zuwendung erkranken, und deren Magen-Darm-Störung als ein ihren psychischen Bedürfnissen entsprechender Organmodus oder als physiologisches Korrelat verständlich erscheint.

4) „Psychosomatische" Ulkuskranke

Ausdruckslose, phantasiearme Persönlichkeiten, die eigentümlich starr und mechanistisch in Lebensweise und Objektbeziehungen erscheinen, die auch im Untersucher das Gefühl der völligen Beziehungsleere erzeugen, in Mitmenschen nur sich selber zu sehen vermögen und die bei unspezifischen Belastungen und Krisen (oft jedoch im Zusammenhang mit einem Objektverlust) habituell psychosomatisch reagieren. Häufig kommt es neben der Ulkuserkrankung auch zu anderen psychosomatischen Störungen, wie Fieberreaktionen, Herzbeschwerden, Rheumatismus, Tuberkulose etc. Weiterhin findet man bei solchen Patienten gehäufte Unfälle und Operationen.

5) „Normopathische" Ulkuskranke

Extrem auf Verhaltensnormalität bedachte, überangepaßte Ulkuskranke mit deutlichen Ich-Einschränkungen aufgrund starker Verleugnungstechniken (z. B. gegenüber der Realität und dem eigenen Erschöpfungszustand und körperlichem Befinden), die sich als Arbeiter oder kleine Angestellte meist mit doppelberuflicher Tätigkeit in einem chronisch autodestruktiven, streßähnlichen Überbelastungszustand befinden, aus dem heraus sie dann häufig mit foudroyanter Ulkussymptomatik erkranken.

Damit soll lediglich eine vorläufige Arbeitshypothese dargestellt sein, wie sie sich aus bisherigen Beobachtungen ergeben hat und wie sie erst in weiteren Untersuchungen bestätigt und ergänzt werden müßte. Die Notwendigkeit solcher grob skizzierter Typologien ergab sich im vorliegenden Zusammenhang unmittelbar aus einer damals noch laufenden, gemeinsam mit Internisten und Chirurgen durchgeführten prospektiven Studie an chronisch Ulkuskranken. Die angedeuteten Typologien sollten sowohl die orientierende Grundlage für prognostische Beurteilungskriterien abgeben wie auch die Voraussetzungen für Überlegungen darstellen, welche die weitere, gemeinsam von Psychotherapeuten, Sozialarbeitern, Internisten und Chirurgen durchzuführende Behandlung der jeweiligen Ulkuskranken betreffen. Darüber wird an anderer Stelle ausführlich berichtet werden. Abschließend sei hier noch bemerkt, daß bei fortlaufender stärkerer Integration der psychosomatischen Medizin in andere klinische Fächer im Laufe der Zeit wahrscheinlich weitere Patientengruppen, auch mit verschiedenen anderen psychosomatischen Krankheitsbildern (vgl. dazu Hahn et al. 1973, über die Herzneurose), erfaßt werden, die bisher im Gesichtskreis der psychotherapeutischen Kliniken und psychoanalytischen Institute nicht erschienen sind. Das hat notwendigerweise, wie es hier für die Ulkuskrankheit versucht wurde darzustellen, eine Erweiterung der psychosomatischen Krankheitslehre selbst wie auch ein neues Überdenken der psychosomatischen Behandlungskonzepte zur Folge.

Objektivierendes Verfahren zur diagnostischen Untergruppenbildung von Ulkuskranken*

D. Eckensberger, G. Overbeck, E. Wolff

Es ist aus der psychosomatisch-psychotherapeutischen Literatur schon länger bekannt, daß das Erscheinungsbild der Ulkuskranken sehr vielfältig ist. Das hat, angefangen von Alexander über Kapp u. Rosenbaum u. Marty, immer wieder dazu geführt, die Patienten mit einem Zwölffingerdarmgeschwür in bestimmte Typen einzuteilen, die nicht nur dem besseren diagnostischen Verständnis dienen sollten, sondern auch zu differenzierteren prognostischen Aussagen und gezielteren Therapieindikationen führen sollten. Wir selbst haben ebenfalls versucht, nach unseren klinischen Eindrücken und in Anlehnung an die Literatur, einige Untergruppen von Ulkuskranken zu beschreiben (Overbeck u. Biebl 1975). Diese Untergruppen haben wir nach den verschiedenen krankheitsauslösenden Situationen, Objektbeziehungen und Persönlichkeitsstrukturen und unter Einschluß des wahrscheinlich in Frage kommenden psychosomatischen Modells zusammengestellt und wie folgt benannt:

Psychisch „gesunde" Ulkuskranke; charakterneurotische Ulkuskranke; soziopathische Ulkuskranke; „psychosomatische" Ulkuskranke; „normopathische" Ulkuskranke (zur ausführlichen Beschreibung vgl. Overbeck u. Biebl 1975).

Ziel der vorliegenden Arbeit ist es, zu untersuchen, ob sich diese klinisch-deskriptiv gewonnene Typologie auch mit Hilfe objektivierender Verfahren auffinden und darstellen läßt.

Untersuchungsmethodik

Die Objektivierung erfolgte über eine Typisierung der Selbstbilder im Gießen-Test (Q-Faktorenanalyse), ergänzt durch eine Beschreibung auf den Dimensionen Krankheitsauffassung, sozialer Status und Körperbeschwerden. Die objektiv ermittelten und beschriebenen Typen

* Erstmals erschienen in *Zeitschrift für Psychosomatische Medizin und Psychoanalyse,* Heft 4/1977.

werden dann auf die klinisch gefundenen diagnostischen Kategorien bezogen.

Untersuchungspopulation

Die Untersuchung stützt sich auf Daten über 79 Patienten mit diagnostiziertem Ulkus, die von der Chirurgischen Universitätsklinik Marburg an das Zentrum für Psychosomatische Medizin der Universität Gießen zur psychosomatischen Untersuchung überwiesen worden waren. Die Überweisung erfolgte im Rahmen eines Projektes über die Voraussagbarkeit von Operationserfolgen.

Instrumente

In der vorliegenden Untersuchung werden das Selbstbild im Gießen-Test (GT-S), die Krankheitsauffassung, der soziale Status und der Körperbeschwerdefragebogen (BSB) der 79 Patienten ausgewertet.

Selbstbild im Gießen-Test (GT-S): Im GT-S beschreibt der Patient über 40 Items, wie er seine innere Verfassung und seine Umweltsbeziehungen sieht (Beckmann u. Richter 1972).

Krankheitsauffassung: Auf einer 5stufigen Skala mit den Extremen körperlich-seelisch stuft der Patient ein, ob er seine Beschwerden eher körperlich oder eher seelisch verursacht sieht.

Sozialer Status: Als Indikator des sozialen Status wurden Punktwerte für das Niveau der beruflichen Ausbildung benutzt (Rangreihe: keine qualifizierte Ausbildung, manuelle Lehre, White-collar-Lehre, Meisterprüfung, Graduiertenabschluß, Hochschulstudium). Sozialer Status gemäß dieser Definition bezieht sich also v. a. auf Ausbildungskriterien.

Beschwerdebogen (BSB): Auf einer Liste von 55 vorgegebenen körperlichen Beschwerden kreuzt der Patient an, unter welchen Beschwerden er mehr oder weniger stark leidet (Zenz 1971).

Verfahren der Typenbildung

Untergruppen (Typen) wurden über eine Faktorenanalyse der 79 GT-Selbstbilder nach der Q-Technik gewonnen.

R-Analyse zur Ermittlung der relevanten Selbstbilddimensionen der Untersuchungspopulation: Nachdem eine erste Q-Analyse über alle 40 Items des GT-S eine unübersichtliche Vielfalt von Untergruppen (Typen) erbracht hatte, wurde zunächst eine Faktorenanalyse der Selbstbilder nach der R-Technik durchgeführt, um die relevanten GT-Selbstdimensionen der Ulkuspopulation zu ermitteln. (Bei der R-Technik werden miteinander korrelierende Merkmale zu Faktoren zusammengefaßt.) Es ergaben sich 5 interpretierbare Faktoren, die als die relevanten Selbstbilddimensionen der untersuchten Ulkusgruppe aufzufassen sind. Sie beziehen sich auf Abhängigkeit, Depression, Erfolg, Anpassung und Beziehung.

Selbstbilddimensionen von 79 Ulkuskranken[a]

I:	*„Konflikthafte vs. offene Abhängigkeitsbedürfnisse"*
3	Ich schätze, ich lege es eher darauf an, andere zu lenken.
11	Ich habe den Eindruck, ich zeige sehr viel von meinen Bedürfnissen nach Liebe.
7	Ich habe den Eindruck, ich bin stark daran interessiert, andere zu übertreffen.
40	Ich fühle mich im Umgang mit dem anderen Geschlecht unbefangen.
4	Ich glaube, eine Änderung meiner äußeren Lebensbedingungen würde meine seelische Verfassung sehr stark beeinflussen.
II:	*„Depressiver Rückzug vs. hypomanische Verleugnung"*
14	Ich halte mich oft für sehr bedrückt.
15	Ich habe den Eindruck, ich gebe im allgemeinen sehr wenig von mir preis.
6	Ich schätze, daß ich eher dazu neige, meinen Ärger in mich hineinzufressen.
19	Ich habe den Eindruck, ich gehe eher schwer aus mir heraus.
5	Ich habe den Eindruck, daß ich mir eher besonders häufig über meine inneren Probleme Gedanken mache.
III:	*„Soziale Anerkennung vs. sozialer Mißerfolg"*
25	Ich denke, ich fühle mich anderen Menschen eher sehr nahe.
16	Ich schätze, es gelingt mir eher leicht, mich beliebt zu machen.
33	Ich habe den Eindruck, es gelingt mir eher gut, meine Interessen im Lebenskampf durchzusetzen.
23	Ich glaube, ich bin eher darauf eingestellt, daß man mich für wertvoll hält.
9	Ich habe den Eindruck, daß andere mit meiner Arbeitsleistung im allgemeinen eher zufrieden sind.
IV:	*„Überangepaßtheit vs. Anpassungsschwierigkeiten"*
27	Ich glaube, ich lege sehr viel Wert darauf, schön auszusehen.

8 Ich halte mich für besonders ängstlich.
31 Ich glaube, ich benehme mich im Vergleich zu anderen besonders fügsam.
21 Ich habe den Eindruck, ich bin eher überordentlich.
24 Ich habe den Eindruck, ich schaffe mir im Leben besonders viel Mühe.

V: *„Beziehungsfähigkeit vs. Beziehungsstörung"*
34 Ich glaube, ich bin im Vergleich zu anderen in der Liebe intensiv erlebnisfähig.
17 Ich glaube, ich habe es eher leicht, mich für lange Zeit an einen anderen Menschen zu binden.
38 Ich glaube, ich habe es im Vergleich zu anderen eher leicht, bei einer Sache zu bleiben.
28 Ich habe den Eindruck, es fällt mir eher leicht, mit anderen eng zusammenzuarbeiten.
30 Ich glaube, ich kann einem Partner außerordentlich viel Liebe schenken.

[a] R-Faktorenanalyse über alle 40 Items des GT-S.

Q-Analyse zur Bildung von Untergruppen über die relevanten Selbstbilddimensionen: Über diejenigen 25 Items des GT, die die soeben beschriebenen 5 Selbstbilddimensionen der Ulkuspopulation bilden, wurde eine Faktorenanalyse nach der Q-Technik durchgeführt. Bei der Q-Technik werden Personen über ihre Merkmale miteinander korreliert – hier also über ihre Ausprägungen auf den ausgewählten 25 Items des GT-S. Ausgewertet wurde die Dreifaktorenlösung die alle 79 Probanden erfaßt. Da die 3 Q-Faktoren bipolar sind, d. h. da die jeweils (nach Ladungshöhe) zugeordneten Probanden auf ihnen positiv oder negativ laden, handelt es sich faktisch um 6 Gruppen. Tabelle 1 zeigt die Aufteilung der Gesamtpopulation auf die ermittelten 6 Untergruppen. Abbildung 1 veranschaulicht die Selbstbildprofile dieser 6 Untergruppen über die oben angeführten 5 relevanten Dimensionen (ausführliche Beschreibung s. weiter unten).

Diskriminanzanalyse zur schärferen Unterscheidung der Untergruppen: Um die Unterschiede in der Selbstdarstellung der 6 Untergruppen noch schärfer herauszuarbeiten, wurden in einer schrittweisen Diskriminanzanalyse diejenigen Items ermittelt, die besonders gut zwischen den 6 Untergruppen differenzieren. Es zeigte sich, daß die Testwerte in 18 (der insgesamt 40) Items des GT ausreichen, um jeden Probanden mit 99%iger Sicherheit seiner Untergruppe zuordnen zu können. Diese 18 Items enthalten nur noch 3 Dimensionen (Diskriminanzachsen), die inhaltlich durch ihre Korrelation mit den Ausgangsvariablen definiert werden (s. Tabelle 2). Wie weiter unten näher ausgeführt wird, kann man für die Achsen die Oberbegriffe „psychosoziale Integration" (I), „infantile Triebregulation" (II) und „internalisierte Kon-

Tabelle 1: Zusammenfassung der Charakteristika von 6 Untergruppen Ulkuskranker (n total = 79

Q-Faktor	I positiv	I negativ	II positiv	II negativ	III positiv	III negativ
Gruppen-Nr.	1	2	3	4	5	6
Gruppengröße	16	21	12	10	8	12
Selbstbild im GT:						
Abhängigkeits-bedürfnisse	Konflikt	offen	Konflikt	offen	Konflikt	offen
Depressiver Rückzug	stark	gering	hypo-manisch	stark	stark	hypo-manisch
Soziale Anerkennung	stark	gering	stark	fehlend	stark	stark
Überangepaßtheit	stark	gering	fehlend	stark	fehlend	stark
Beziehungsfähigkeit	gut	gering	gut	gering	gestört	sehr gut
Diskriminanzachsen:						
Psychosoziale Integration	geglückt	unauffällig	geglückt	mißlungen	unauffällig	geglückt
Infantile Trieb-regulation	unauffällig	stark	stark	unauffällig	stark	unauffällig
Internalisierte Kon-fliktbearbeitung	stark	unauffällig	stark	unauffällig	stark	unauffällig
Krankheitsauffassung						
Mittlerer Punktwert[a]	3.2	1.2	1.7	3.8	3.0	1.5
Bezeichnung (körper-lich vs. seelisch)	beide	körperlich	eher kör-perlich	eher seelisch	beide	eher kör-perlich
Ausbildungsniveau:						
Mittlerer Punktwert[b]	1.9	2.1	3.2	2.4	3.9	2.3
Rang (innerhalb Gesamtgruppe)	6	5	2	3	1	4
Körpersyndrome:						
Allgemeine Labilität	hoch	–	niedrig	hoch	–	–
Depressives Syndrom	niedrig	–	–	–	hoch	–
Magensymptomatik	hoch	niedrig	–	niedrig	hoch	–
Spannungssyndrom	hoch	hoch	hoch	hoch	hoch	–
Schwächesyndrom	hoch	hoch	niedrig	–	hoch	–
Klinisch-diagnostische Kategorie	„normo-pathisch“	sozio-pathisch	charakter-neurotisch	psychisch „gesund“	charakter-neurotisch	„psycho-somatisch“

[a] $F = 7{,}95$ 5/73 (Varianzanalyse) $p \leq 0{,}02$.
[b] $F = 3{,}63$ 5/73 (Varianzanalyse) $p \leq 0{,}02$.

fliktbearbeitung“ (III) wählen. Die Lage der 6 Untergruppen der Ulkuspopulation zu den einzelnen Diskriminanzachsen ist in Abb. 2 dargestellt. Abbildung 3 zeigt den dreidimensionalen Diskriminanzraum mit den Benennungen der Achsen und den Mittelwerten (Gruppenzentroiden) der 6 Untergruppen.

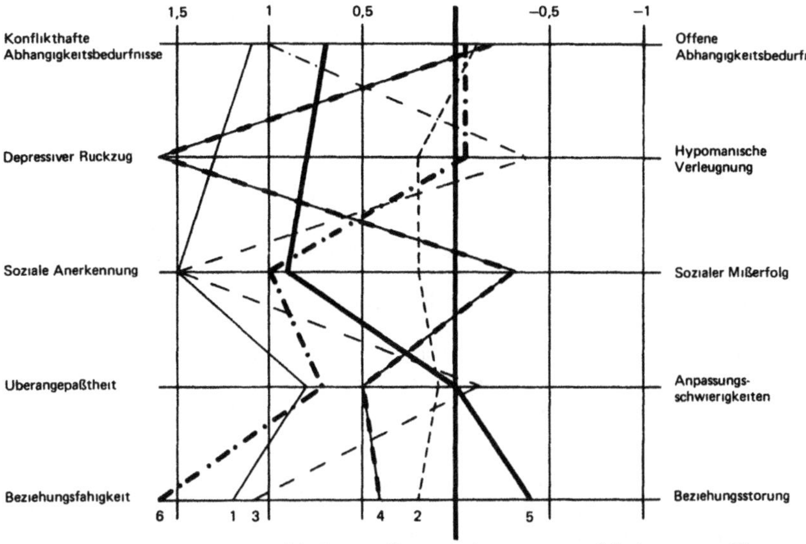

Gruppe 1: ——— „normopathisch" Gruppe 4: —·—·— psychisch „gesund"
Gruppe 2: - - - - soziopathisch Gruppe 5: ——— aktiv-überkompensatorisch
Gruppe 3: ······ oral-passiv Gruppe 6: -·-·-· „psychosomatisch"

Abb. 1. GT-Profile von 6 Untergruppen chronisch Ulkuskranker (ausgewählte Items)

Zur weiteren Charakterisierung der über die Q-Analyse ausgewählter GT-S-Items gewonnenen 6 Typen von Ulkuskranken wurden die Variablen Krankheitsauffassung, sozialer Status und Körperbeschwerden hinzugezogen. Bezüglich ihrer Krankheitstheorie auf der Dimension: Körperliche vs. seelische Verursachung unterscheiden sich in 6 Untergruppen signifikant voneinander (p = 0,02; Varianzanalyse). Die mittleren Punktwerte und ihre Bedeutungen sind in Tabelle 1 dargestellt.

Ferner weisen die 6 Untergruppen signifikante Unterschiede des mittleren Niveaus ihrer beruflichen Ausbildung auf (Indikator des sozialen Status) (p = 0,02; Varianzanalyse; mittlere Punktwerte und Ränge der Untergruppen innerhalb der Gesamtpopulation, s. Tabelle 1).

Um eventuelle Unterschiede der körperlichen Beschwerden zwischen den 6 Ulkustypen zu finden, wurden die BSB-Daten ebenfalls einer Diskriminanzanalyse unterzogen. Es ergaben sich 24 Körperbeschwerden, in denen 5 Dimensionen enthalten sind: Ein Syndrom allgemeiner Labilität (I), ein depressives Syndrom im engeren Sinne

Tabelle 2. Korrelationen der 18 ausgewählten Items mit den Diskriminanzachsen (Diskriminanzanalyse der GT-Selbstbilder von Ulkuskranken)

Nr.	Item	Achse I	Achse II	Achse III
28	Ich habe den Eindruck, es fällt mir eher leicht, mit anderen eng zusammenzuarbeiten.	−0,63	−0,14	−0,11
23	Ich glaube, ich bin eher darauf eingestellt, daß man mich für wertvoll hält.	−0,58	−0,08	−0,13
38	Ich glaube, ich habe es im Vergleich zu anderen eher schwer, bei einer Sache zu bleiben.	0,52	0,26	0,26
39	Ich glaube, ich kann sehr leicht ausgelassen sein.	−0,45	0,21	0,06
14	Ich halte mich oft für sehr bedrückt.	0,41	−0,47	0,36
40	Ich fühle mich im Umgang mit dem anderen Geschlecht sehr befangen.	0,39	0,07	−0,28
7	Ich habe den Eindruck, ich bin kaum daran interessiert, andere zu übertreffen.	0,38	−0,08	−0,36
24	Ich habe den Eindruck, ich schaffe mir im Leben eher Bequemlichkeit.	0,29	0,63	−0,02
5	Ich habe den Eindruck, daß ich mir eher besonders häufig über meine inneren Probleme Gedanken mache.	0,17	−0,53	0,29
6	Ich schätze, daß ich eher dazu neige, meinen Ärger irgendwie abzureagieren.	−0,18	0,53	−0,37
31	Ich glaube, ich benehme mich im Vergleich zu anderen besonders eigensinnig.	0,22	0,50	0,08
30	Ich glaube, ich kann einem Partner wenig Liebe schenken.	0,20	0,49	0,20
15	Ich habe den Eindruck, ich gebe im allgemeinen sehr wenig von mir preis.	0,29	−0,49	0,22
36	Ich glaube, daß man mich im allgemeinen eher als schwach einschätzt.	0,27	0,33	−0,12
4	Ich glaube, eine Änderung meiner äußeren Lebensbedingungen würde meine seelische Verfassung eher wenig beeinflussen.	−0,16	−0,07	−0,61
16	Ich schätze, es gelingt mir eher leicht, mich beliebt zu machen.	−0,34	0,25	0,54
12	Ich glaube, ich suche eher sehr engen Anschluß an einen anderen Menschen.	−0,20	0,01	0,30
10	Ich glaube, ich habe zu anderen Menschen besonders wenig Vertrauen.	−0,04	−0,10	−0,08

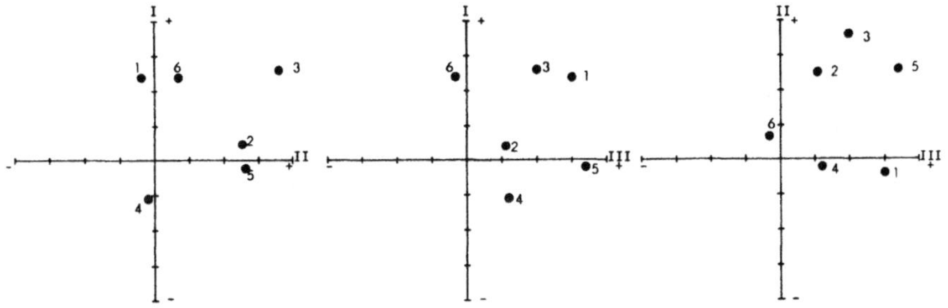

Achse I:	Psychosoziale Integration	pos. Pol:	geglückt
		neg. Pol:	mißlungen
Achse II:	Infantile Triebregulation	pos. Pol:	gering
		neg. Pol:	ausgeprägt
Achse III:	Internalisierte Konfliktbearbeitung	pos. Pol:	stark
		neg. Pol:	gering

Abb. 2. 6 Untergruppen von Ulkuskranken in ihrer Lage zu den Diskriminanzachsen

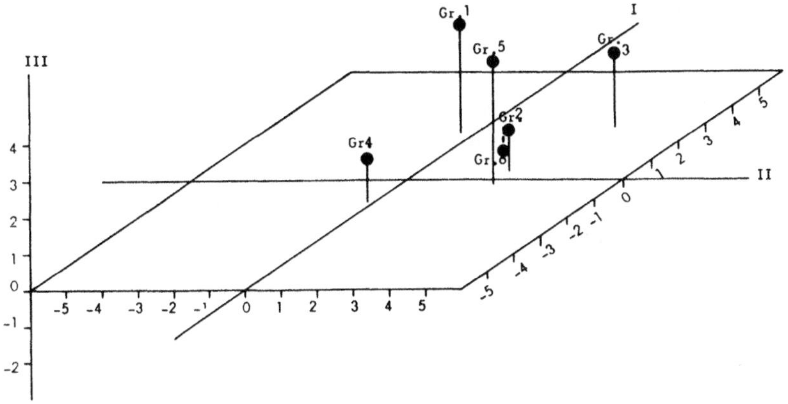

	I	II	III
Gruppe 1	+2.3585	−0.4178	+2.9267
Gruppe 2	+0.4230	+2.4598	+1.0982
Gruppe 3	+2.5970	+3.5526	+1.9881
Gruppe 4	−1.1497	−0.1959	+1.2280
Gruppe 5	−0.1638	+2.5662	+3.4297
Gruppe 6	+2.4249	+0.7241	−0.3112

Achse I: Psychosoziale Integration
pos. Pol: geglückt
neg. Pol: mißlungen
Achse II: Infantile Triebregulation
pos. Pol: gering
neg. Pol: ausgeprägt
Achse III: Internalisierte Konfliktbearbeitung
pos. Pol: ausgeprägt
neg. Pol: gering

Abb. 3. GT-Selbstbilder von Ulkuspatienten im dreidimensionalen Diskriminanzraum (6 Untergruppen nach Ähnlichkeit, n total = 79) und numerische Werte der Gruppenzentroide

Tabelle 3: Diskriminanzachsen der Körperbeschwerden (Korrelationen der Ausgangsdaten mit den Achsen)

Achse I: Allgemeine Labilität	
Schlafstörungen	0.46
Zittern	0.39
Verstopfung	0.31
Aufstoßen	0.27
Taubheitsgefühl	0.27
Appetitlosigkeit	0.24
Achse II: Depressives Syndrom	
Neigung zum Weinen	0.30
Übermäßiges Schlafbedürfnis	0.29
Heißhunger	0.28
Achse III: Magensymptomatik	
Sodbrennen/saures Aufstoßen	0.39
Erbrechen	0.28
Achse IV: Spannungssyndrom	
Gelenk- und Gliederschmerzen	0.36
Druckgefühl im Kopf	0.28
Kreuz-Rückenschmerzen	0.27
Verstopfung	0.27
Heißhunger	0.27
Hustenreiz	0.26
Kopfschmerzen	0.22
Achse V: Allgemeines Schwächesyndrom	
Müdigkeit	0.37
Übermäßiges Schlafbedürfnis	0.35
Überempfindlichkeit gegen Kälte	0.35
Nacken-/Schulterschmerzen	0.35
Durchfälle	0.28
Schwindelgefühl	0.28
Kalte Füße	0.26
Schwächegefühl	0.25

(II), Magensymptomatik im engeren Sinne (III), ein allgemeines Spannungssyndrom (IV) und ein allgemeines Schwächesyndrom (V) – (vgl. Tabelle 3). Über diese Syndrome ist eine gewisse, allerdings nicht vollständige Unterscheidung der 6 nach Selbstbilddifferenzen des GT gewonnenen Untergruppen Ulkuskranker möglich (vgl. Tabelle 1).

Ergebnisse

Eine Q-Faktorenanalyse über 25 ausgewählte Items des Gießen-Tests führte zur Aufteilung der untersuchten Ulkuspopulation (n = 79) in 6 Untergruppen (Typen), die sich – außer in ihrem GT-Selbstbild (= Kriterium der Typenbildung) – auch auf den Dimensionen Krankheitsauffassung und Ausbildungsniveau (sozialer Status) signifikant sowie tendenziell hinsichtlich ihrer körperlichen Beschwerdesyndrome unterscheiden (Zusammenstellung aller Charakteristika der 6 Gruppen s. Tabelle 1).

Die Auswahl der 25 Items des Gießen-Tests wurde über eine R-Faktorenanalyse aller 40 Items getroffen; sie ermittelte die für die untersuchte Ulkuspopulation relevanten Selbstbilddimensionen (Faktoren; s. S. 28).

Dimension I – „konflikthafte vs. offene Abhängigkeitsbedürfnisse"

In den zu dieser Dimension gehörenden Items gelangen Bedürfnisse nach Liebe, Dominanz, Konkurrenz und Gefühle der Abhängigkeit gleichzeitig zum Ausdruck. Es geht also darum, ob Abhängigkeit offen oder – da im Widerspruch zu Konkurrenz- und Dominanzstreben – konflikthaft erlebt wird. Der Bezug zum spezifischen Konflikt im Sinne Alexanders ist deutlich erkennbar.

Dimension II – „depressiver Rückzug vs. hypomanische Verleugnung"

Die Items dieser Dimension beziehen sich auf die Verarbeitung von Spannungen. Im Falle der depressiven Verarbeitung zieht sich der Ulkuskranke in gedrückter Stimmung zurück, verschließt sich und frißt seinen Ärger in sich hinein.

Dimension III – „soziale Anerkennung vs. sozialer Mißerfolg"

Bei den Items dieser Dimension geht es darum, ob man in der Beziehung zu anderen sich zur Geltung bringen, Anklang und Anerkennung finden und Nähe erleben kann.

Dimension IV – „Überangepaßtheit vs. Anpassungsschwierigkeiten"

Die Items dieser Dimension thematisieren Probleme von Anpassung und Einordnung; es geht darum, ob man einen „guten", nicht anstößigen, ordentlichen Eindruck macht, also nicht „auffällt". Der Bezug zur „Verhaltensnormalität" bzw. „Überangepaßtheit" psychosomatisch Kranker ist deutlich.

Dimension V – „Beziehungsfähigkeit vs. Beziehungsstörung"

Die Items dieser Dimension beziehen sich auf unterschiedliche Aspekte von Beziehungs- und Bindungsfähigkeit (Liebe, Kooperation, Konstanz).

Zur Verdeutlichung der Spezifität dieser 5 Selbstbilddimensionen sei kurz auf ihre Beziehung zu den Standardskalen des GT eingegangen. Die Standardskalen „soziale Resonanz", „Dominanz", „Kontrolle", „Grundstimmung", „Durchlässigkeit" und „soziale Potenz" sind ebenfalls faktorenanalytisch gewonnen, jedoch an einer größeren, repräsentativen Stichprobe (Beschreibung der Standardskalen s. Beckmann u. Richter 1972, S. 43–52).

Vier Selbstbilddimensionen der Ulkuspopulation weisen eine gewisse Ähnlichkeit mit entsprechenden Standardskalen bei gleichzeitigen charakteristischen Akzentverschiebungen auf:

1) Von den 6 Items, die die Standardskala „soziale Resonanz" bilden, gehören 4 (16, 33, 23, 9) auch zur Selbstbilddimension III „soziale Anerkennung vs. sozialer Mißerfolg", doch fehlen hier jene beiden Items (37, 27), die sich auf Attraktivität und Schönheit, also auf narzißtisch-exhibitionistische Aspekte beziehen. Statt dessen enthält Dimension III Item 25, das Gefühle von Nähe bzw. Ferne im Kontakt thematisiert. Während also die Standardskala „soziale Resonanz" die Interaktion mit der Umwelt im Sinne einer eher narzißtisch-hysterischen Erlebnisweise erfaßt, ist die entsprechende Selbstbilddimension (III) der Ulkuspopulation durch Akzentuierung des Kontakterlebens gekennzeichnet.
2) Der Standardskala „Grundstimmung" entspricht die Selbstbilddimension II „depressiver Rückzug vs. hypomanische Verleugnung" mit den Items 14, 6, 5, weicht aber von ihr insofern ab, als diejenigen Items fehlen, in denen die ängstlich-abhängigen und selbstkritischen Aspekte von Depressivität zum Ausdruck gelangen (8, 4, 29). Depressive Stimmung ist für die Ulkuspopulation eher mit Verschlossenheit (15, 19) verbunden, weniger mit offen-hilfesuchender Abhängigkeitshaltung und über-ichhaften Selbstanklagen.
3) Der Standardskala „soziale Potenz" kann man die Selbstbilddimension V „Beziehungsfähigkeit vs. Beziehungsstörung" zuordnen; die Abweichung besteht darin, daß Rivalität (Item 7) und Selbstsicherheit im sexuellen Bereich (Item 40) nicht angesprochen werden. Liebesfähigkeit gemäß der Ulkusselbstbilddimension V ist also weniger mit aktiv-konkurrierender Haltung und phallischer Potenz, sondern stärker mit Beständigkeit (Item 38), Erlebenstiefe (Item 34) und Fähigkeit zu engen Beziehungen (Item 28) verbunden.
4) Dimension IV „Überangepaßtheit vs. Anpassungsschwierigkeiten" thematisiert soziale Einordnung und Anpassung und könnte daher der Standardskala „Kontrolle" zugeordnet werden, allerdings mit dem entscheidenden Unterschied, daß letztere sich eher auf die intrapsychischen Kontrollmechanismen bezieht, während Dimension IV die äußere Anpassung betrifft.
5) Die Selbstbilddimension I „konflikthafte vs. offene Abhängigkeitsbedürfnisse" hat keine Entsprechung unter den Standardskalen. In ihr spiegelt sich der spezifische Konflikt der Ulkuskrankheit.

Beschreibung der 3 Diskriminanzachsen, die in denjenigen 18 Items der GT enthalten sind, die am schärfsten zwischen den 6 Untergruppen unterscheiden:

Die 6 Untergruppen können aufgrund ihrer jeweiligen Zuordnung zu diesen 3 Dimensionen näher charakterisiert werden.

Achse 1 macht eine Aussage darüber, ob die psychosoziale Integration nach der Selbstbeurteilung der Patienten im Gießen-Test geglückt oder mißlungen ist. Im letzteren Falle wird mangelnde Fähigkeit in der Zusammenarbeit (28) erlebt, gelingen keine dauerhaften Beziehungen (38), fehlt die soziale Anerkennung (23). Es gibt große Kontaktprobleme (16, 40), und das Selbstwertgefühl ist gering (7, 14). Die Beantwortung der genannten Items in gegenteiliger Richtung deutet darauf hin, daß die Patienten sich in ihrer sozialen Gemeinschaft besonders gut integriert erleben.

Achse 2 macht eine Aussage über das Ausmaß der infantilen Triebregulation (oral-passiver und -aggressiver Bedürfnisse), das sehr gering, aber auch sehr extrem sein kann. Im letzteren Falle suchen sie eine bequeme Erfüllung (24) ihrer oralen Wünsche, ertrotzen sie sich u. U. (31), reagieren ihren Ärger querulatorisch ab (6), machen sich keine Gedanken (5), sind leutselig (15), nicht depressiv (14), obwohl sie sich eher als schwach eingeschätzt erleben (36) und auch selbst glauben, anderen nicht viel geben zu können (30). Diese Dimension weist also in extremer Ausprägung auf eine infantile, offen passive oder aggressiv fordernde Einstellung zur Bedürfnisbefriedigung. Unterkontrolliertheit, fehlende eigene Anstrengung, keine Gewissensprobleme und geringe Reflektionsfähigkeit weisen eher auf Tendenzen der unmittelbaren Triebbefriedigung hin bei mangelhafter Ich- und Über-Ich-Entwicklung.

Achse 3 gibt Auskunft über das Ausmaß der internalisierten Konfliktbearbeitung. Vorhandene starke Abhängigkeitsbedürfnisse (4, 12) werden verdrängt, überkompensiert und sublimiert als Bedürfnisse nach Anerkennung (16). Dabei entstehendes Konkurrenzverhalten und rivalisieren (7) wird mit Schuldgefühlen (14) erlebt, Aggressionen werden gegen das Selbst gewandt, oder der Ärger wird in sich hineingefressen (6). Die Dimension dieser Achse läßt demnach etwas über die Bearbeitung von Abhängigkeitsbedürfnisse erkennen, wobei einerseits die Internalisierung ein geringes oder hohes Ausmaß erreichen kann, andererseits sich die Abwehr aber auch nach dem Grad der Differenziertheit unterscheidet.

Die Achsen der Diskriminanzanalyse geben insgesamt eher eine formale Aussage über das jeweilige Verhältnis von Triebkonflikten

(Achse 2), deren Verarbeitung durch das Ich (Achse 3) und den psychosozialen Beziehungen (Achse 1) der einzelnen Untergruppen. Sie machen demnach eine Aussage über diejenigen grundsätzlichen Dimensionen, die auch der eingangs erwähnten klinisch-hypothetischen Gruppenbildung zugrunde gelegt wurden, nämlich Konflikte, Ich-Struktur und Objektbeziehungen. Die in Abb. 1 dargestellten Profile über die für die Untersuchungspopulation spezifischen Selbstbilddimensionen sagen dagegen inhaltlich mehr über die einzelnen Gruppen anhand der Skalen aus. Sie können daher v. a. dann zur genaueren Beschreibung der Gruppen herangezogen werden, wenn diese sich bei ähnlicher Lage im Achsensystem der Diskriminanzanalyse allein anhand ihrer Position zu den einzelnen Achsen nicht genügend differenzieren lassen.

Diskussion

Im folgenden werden die 6 Untergruppen über die beschriebenen faktorenanalytisch und diskriminanzanalytisch gewonnenen Selbstbilddimensionen und unter Berücksichtigung ihrer unterschiedlichen Merkmale hinsichtlich Krankheitsauffassung, Ausbildungsniveau und Körperbeschwerden zusammenfassend charakterisiert. Ziel ist die Zuordnung dieser mit objektivierenden Verfahren ermittelten Typen zu den eingangs angeführten klinisch-diagnostischen Kategorien.

Gruppe 1: Auffällig an dieser Gruppe ist, daß sie zwar den schlechtesten sozialen Status der Gesamtpopulation hat, die Patienten sich aber als gut sozial integriert (Achse 1) erleben. Sie erkaufen sich offensichtlich diese guten Beziehungen durch Unterwerfung mit einem liebgefügigen, ängstlich-bemühten, beflissenen Verhalten (klinische Beobachtung), mit Überangepaßtheit (Skala 4) und Unauffälligkeit (geringster Wert auf Achse 2). Die Patienten bevorzugen eine stark autoplastische Konfliktverarbeitung (hoher Wert auf Achse 3), die aber nicht sehr differenziert erscheint, sondern vorwiegend in der Wendung von Aggressionen gegen das eigene Selbst besteht. In autodestruktiver Weise bemühen sich die Patienten um Mehrleistung, die sie aber nur durch Quantität und nicht durch Qualifizierung zu erbringen versuchen. Die Krankheitstheorie der Patienten fußt entsprechend teilweise auf körperlicher Belastung, teilweise auf seelischen Ursachen, nämlich der Einsicht in ihre Unfähigkeit, Konflikte auszutragen. Da bei den Patienten das Krankheitsgeschehen von einem starken, undifferenzierten Über-Ich-Druck geleitet wird, nennen wir sie die „normopathischen“ Ulkuskranken. (Dieser Ausdruck entspricht etwa der geläufigeren Bezeichnung des neurotisch-pseudonormalen Patienten.) Interessant ist in diesem Zusammenhang auch, daß diese Patienten auf 4 von 5 Achsen des BSB hohe Werte erreichen, also durch mehrere körperliche Syndrome diskriminiert sind, unter denen jedoch das depressive Syndrom fehlt. Diese Patienten geben also das perfekte Bild des rein körperlich Kranken ab. Im Unterschied zu den später beschriebenen „psychosomatischen“ Patienten zeigen diese Patienten aber eine gute, warme Beziehungsfähigkeit und Konfliktbewußtsein. Von den „neurotischen“ Patienten unterscheiden sie sich jedoch dadurch, daß sie keine qualifizierten Konfliktbewältigungsversuche auf seelischer wie sozialer Ebene zustande bringen, sich dadurch aber auch die Schwierigkeiten der letzteren in den psychosozialen Beziehungen ersparen.

Gruppe 2: Auffällig ist an dieser Gruppe das hohe Ausmaß von offener oraler Passivität und Aggressivität und infantiler Sorglosigkeit (Achse 2, Skala 5) bei gleichzeitig geringen Ansätzen zur inneren Konfliktbearbeitung (Achse 3, Skala 1). Klinisch finden sich versteckte Riesenerwartungen, z. B. in bezug auf Erbsachen oder offene Versorgungsansprüche an die Angehörigen. Eigenes Versagen und fehlende Anstrengungen werden als chronische Benachteiligung auf die anderen projiziert. Entsprechend dieser Haltung geraten die Patienten in große Schwierigkeiten mit ihrer Umgebung (Achse 1, Skala 3 und 5) und befinden sich auch in einer sehr schlechten sozialen Position. Ihre Krankheit beziehen sie ausschließlich auf körperliche Ursachen. Diese Krankheitsgruppe könnte man u. E. am ehesten als soziopathische Ulkuskranke bezeichnen.

Gruppe 3: Diese Gruppe weist eine hohe reale (existenzielle) Abhängigkeit von den Eltern auf, mit relativer Sicherung und Sorglosigkeit (Skala 2). Durch die gleichzeitige Möglichkeit, sich auch einiges „rausnehmen“ zu dürfen (Skala 4), weisen die Patienten insgesamt einen sehr hohen Wert auf Achse 2 auf. Abhängigkeitskonflikte werden nicht sehr stark erlebt (Achse 3), sondern eher verdrängt bzw. verleugnet, so daß auch die Krankheitstheorie der Patienten eine rein somatisch orientierte ist. Die in einem relativ hohen sozialen Status erreichte Selbständigkeit ist dabei eher eine scheinbare, da sie innerhalb einer Abhängigkeit besteht (z. B. Meister im elterlichen Betrieb, Juniorchef). Entsprechend drückt sich auch in der guten sozialen Integration (Achse 1, Skala 3 und 5) eher die Geborgenheit in günstiger sozialer Lage aus, als daß sie ein Verdienst eigener Leistung oder

Anstrengung wäre. Wir haben diese Patienten die oral-passiven (charakterneurotischen) Ulkuskranken genannt.

Gruppe 4: Diese Gruppe zeigt praktisch weder ein infantiles Ausagieren von oral-passiven oder -aggressiven Bedürfnissen (Achse 2, Skala 4), noch finden sich Anzeichen für die innere Verarbeitung eines solchen Abhängigkeitskonfliktes (Achse 3, Skala 1). Die Gruppe fühlt sich psychosozial am schlechtesten integriert (Achse 1). Nach den Anamnesen sind die Patienten verschaukelt oder verschoben worden (Verlust der Heimat, der Ausbildungs- und Arbeitsstellen). Obwohl sie eher anpassungsbemüht (Skala 4) sind und auch einen einigermaßen adäquaten sozialen Status erreichen, fühlen sie sich nicht in eine soziale Gemeinschaft aufgenommen (Skala 3) und sind sehr depressiv (Skala 2). Sie sehen darin auch die Ursache ihrer Krankheit und werten diese als ausschließlich seelisch bedingt. Da bei dieser Gruppe unverschuldeten äußeren Faktoren eine enorme Bedeutung zukommt und sonst keine besonderen Auffälligkeiten bestehen (s. Achse 2 und 3), könnte man hier von psychisch „gesunden" Ulkuskranken sprechen, wenn man die starke depressive Verstimmung als reaktiv einstuft. Inzwischen würden wir diese Patienten aber wegen des chronischen Krankheitsverlaufs, der protrahierten Trauerreaktion u. a. eher als neurotisch-depressiv bezeichnen.

Gruppe 5: Diese Gruppe umfaßt die Patienten mit dem ausgeprägtesten und differenziertesten Versuch innerer Konfliktbearbeitung (Achse 3) durch starke Überkompensation und Protesthaltung gegen Abhängigkeit. Die Patienten dieser Gruppe sind auch sozial am erfolgreichsten. Ihre oral-aggressive Komponente schlägt aber auch in Form unkontrollierter Durchbrüche, ständiger Eifersucht, Rivalitäten und Spannungen durch (Achse 2, Skala 4); außerdem geraten die Patienten durch Konkurrenz- und Ehrgeizverhalten in häufige Auseinandersetzungen (Skala 5), so daß sie sich in der sozialen Gemeinschaft als nicht besonders gut gelitten erleben (Achse 1, Skala 3). Ihre Krankheitsursache sehen sie z. T. auch in seelischen Schwierigkeiten. Wir bezeichnen diese Patienten als aktiv-überkompensatorische (charakterneurotische) Ulkuskranke.

Gruppe 6: Das besondere an dieser Gruppe ist, daß eigentlich „nichts" auffällt. Die Interviewberichte dieser Patienten sind eher leer, kurz und unergiebig. Da diese Patienten weder Abhängigkeitsbedürfnisse konflikthaft erleben (Achse 3) noch wesentlich offen ausagieren (Achse 2), kann man annehmen, daß sie weder Bedürfnisse noch Konflikte intensiv erfahren. Ähnlich zeigen die Patienten im BSB weder bestimmte Faktoren besonders stark noch besonders wenig, bieten also ein uncharakteristisch-diffuses Bild ihrer Körperbeschwerden. Letzteres könnte auf die Wahrnehmungsschwäche oder Unsensibilität dieser Patienten ihrem eigenen Körper gegenüber hindeuten, oder auch die krankheitsverleugnende Haltung widerspiegeln, die man bei manchen psychosomatisch Kranken findet. Bei relativ schlechtem sozialem Status fühlen sich die Patienten sehr gut integriert (Achse 1), gut angepaßt (Skala 4) und ganz besonders beziehungsfähig (Skala 5). Die ganz besonders betonte Beziehungsfähigkeit macht zusammen mit Zeichen von Abhängigkeit (Skala 1) darauf aufmerksam, daß diese Patienten ein sehr starkes Verschmelzungsbedürfnis haben. Die Patienten erkranken typischerweise schon bei kleinen Veränderungen ihres Familiensystems (z. B. Weggang des Sohnes, Heirat der Tochter usw.). Sie erleben aber keine depressiven Gefühle (Skala 2), verleugnen Differenzen zu ihren Angehörigen (Skala 5) und haben eine eindeutige somatische Krankheitstheorie. Diese Gruppe stimmt am besten mit den Patienten überein, die wir klinisch-hypothetisch als „psychosomatische" Patienten beschrieben haben. [Man könnte diese Patienten nach einer Bezeichnung von Sifneos (1975) auch als alexithym charakterisieren.]

Abschließende Überlegungen

Insgesamt kann man wohl sagen, daß es gelungen ist, die hypothetisch geforderten und klinisch-pragmatisch beobachteten Untergruppen von Ulkuskranken über ihr Selbstbild im Gießen-Test zu verifizieren. Wenn wir auch bei dem Versuch, die GT-Ergebnisse zur Objektivierung unserer Hypothesen heranzuziehen, gelegentlich vielleicht zu Überinterpretationen gekommen sind, so haben wir uns doch bemüht, die Ergebnisse für sich selbst sprechen zu lassen. Wir meinen, daß wir dadurch zusätzliche Erweiterungen und noch differenziertere Erkenntnisse über die Unterschiede zwischen den einzelnen Gruppen, z. B. anhand der Diskriminanzachsen oder der Selbstbildskalen gewonnen haben, die bisher unserer klinischen Beobachtung entgangen waren. Die Ergebnisse über die relative Häufigkeit der einzelnen Gruppen in einer durchschnittlichen poliklinischen Population, ihren sozialen Status, ihre Krankheitstheorie und über die Art des körperlichen Beschwerdeangebots waren darüber hinaus geeignet, die Beschreibung der Typen in einzelnen Punkten zu unterstützen oder zu ergänzen. Dies ist für uns um so erfreulicher, da wir uns um eine gesicherte Diagnostik von Untergruppen bemühen, anhand derer wir eine differenziertere Therapieindikation stellen können und die uns auch in die Lage versetzt, prognostische Aussagen machen zu können. Bevor das freilich gelingen kann, bedarf es zunächst der katamnestischen mehrjährigen Beobachtung des Krankheitsverlaufs der verschiedenen Gruppen. In der chronischen Endpopulation der zu operierenden Ulkuskranken sind relativ wenige klassische Neurotiker, dagegen viele Normopathen und Soziopathen. Interessant in diesem Zusammenhang ist die Frage, ob die Verteilung unserer Untergruppen etwa beim Hausarzt eine ganz andere wäre, z. B. mehr normale und neurotische Patienten, die 1- oder 2mal auch ein Ulkus haben.

Ein vielleicht kurzfristiger Vorteil der dargestellten Methode könnte neben der uneingeschränkten Reproduzierbarkeit darin liegen, daß nach entsprechender Operationalisierung eine vom Untersucher unabhängige Diagnostik betrieben werden könnte, die evtl. auch in internistischen und chirurgischen Kliniken bei der Beurteilung der Patienten hilfreich eingesetzt werden könnte. Die hier in Abb. 1 und 3 dargestellten Skalen und Achsen geben dabei die Grundlage für eine Spezialform des GT ab, der sich besonders für die Differenzierung von Ulkuskranken eignet.

Subgroups of Peptic Ulcer Patients*

D. Eckensberger, G. Overbeck, W. Biebl

The aim of this study is a discussion of psychosomatic concepts of ulcer, based on detailed psychoanalytical, psychological test and sociological investigations of a total of 86 ulcer patients.

The patients included in this research had been referred to our Centre for psychosomatic examination by the Surgical University Clinic, Marburg, in the framework of a project about the predictability of success of operations on ulcer patients. The psychosomatic examination consisted of psychoanalytical interview, psychological examinations by the Giessen test, the Freiburg personality inventory, the Rosenzweig test and a social history concerning the patients' experiences in their working life. In addition, a multitude of family and social data were elicited in case-sheet documentation as well as the (physical) complaints' questionnaire (CQ). Supplementary documentation specially devised for the project also dealt with a number of sociological variables. The initial psychosomatic examination took place before the operation. The patients returned for psychosomatic re-examination 6 months after surgery. Indication for operation was decided upon purely from organic–medical aspects. The psychosomatic examination thus served research purposes in the first instance but it also in principle opened a possibility of subsequent psychotherapeutic after-treatment. It cannot be excluded therefore that the examination – besides its research character – also represented a therapeutic intervention whose effects still require clarification. However, the present study is concerned only with psychosomatic observations and considerations obtained from the initial examination of this particular ulcer population. Our population represents a certain selection of patients, determined by (a) the catchment area of the Marburg University Clinic – a rural region – and (b) the method of referral. It is thus a selection of (panel) patients from the rural catchment area of the Marburg Surgical University Clinic who arrived for psychosomatic examination not of their own volition but by referral. This describes

* Erstmals erschienen in *Journal of Psychosomatic Research,* Vol. 20/1976.

the main peculiarity of this population as compared with the standard clientele of psychotherapy/psychosomatics. We can expect therefore to find patients in this population who differ from patients in other psychosomatic investigations by their personality structure, their self-understanding and their concepts of illness.

Because observations are often generalised, especially in ulcer research, without taking into account the socio-cultural and psychological characteristics of the patient material (Pflanz 1962), we shall first describe as accurately as possible the total group examined and the recognisable subgroups before presenting our psychosomatic considerations. The description is based on the main sociological variables, the illness behaviour and the self-concept in the Giessen Test.

Characterisation of the Whole Group

Social Characteristics and Illness Behaviour

The 86 ulcer patients examined include 78 men and 8 women. All age groups are represented but mainly the older. The average age is 43. The patients live mostly in small rural communities of under 10,000 inhabitants (75%). Thirty-four per cent live in small or medium-sized towns. Most patients (85%) went to elementary schools. Forty-one per cent had some apprenticeship in manual work, 20% had further education to master's or diploma level. Seven per cent worked in offices or as civil servants. Twenty-eight per cent have no occupational qualifications. Five per cent are university people (including students).

If the social status is determined according to Kleining and Moore's stratum model (Kleining a. Moore 1961), based on general and occupational training, occupation and position in occupation, 34% belong to the lower low stratum (LL), 27% to the upper low stratum (UL), 35% to the lower middle stratum (LM) and 5% to the middle middle stratum (MM). In short, it could be said that ca. 60% belong to the lower social stratum and the remainder of 40% to the middle stratum, the lower middle stratum predominating.

As to regional mobility there are 2 extreme groups. Forty-five per cent still live where they were born, 38% had been through considerable migrations in the course of their lives. The latter group includes, above all, refugees and displaced persons (27%).

Most patients come from big families (average number of children 4·2). Thirty-eight per cent grew up in one-parent families.

In 50% the stomach symptoms first appeared 9 or more years previously. Apart from 20% with a history of at most 2 years we were therefore dealing with chronic ulcers. In the complaints' questionnaire (CQ) on average 6 complaints were marked as "severe" or "considerable". ("Tendency to complain.") The complaints mentioned most often and most insistently are above all: (1) stomach pains; (2) feeling of pressure and fullness in the stomach; (3) lower back and back pains; (4) disturbed sleep; (5) heartburn and acid repeating. About half the patients consider their complaints exclusively or mainly physical. Only 25% advocate a mainly "psychological theory" of their illness (Fig. 1).

The Giessen Test Self-Concept

In the Giessen test (GT) developed by Beckmann and Richter (1972), the test subject shown his inner condition and relationship to his environment in 40 items. The evaluation of the GT self-concept of our group of patients (79 cases) took place in 2 ways: 1. by the standard scales (group profile); 2. by the individual items.

The group profile: The mean self-concept evaluated by the standard scales makes possible an overall characterisation of the examined population in contrast to the standardisation random sample of the GT and to other selected groups of patients: group of 30 ulcer patients of the Medical Outpatients Department (Med. O. P. Dept.) examined by Bayer (1971) unselected neurotics of the Psychosomatic Clinic ("commonest profile"), lower stratum patients of the Psychosomatic Clinic without gastric symptoms.

The standard scales of the GT, "social resonance–dominance–control–basic mood–permeability–social potency", cover factor-analytically obtained, preferred connexions between the individual items of the GT. The inclination scales M and E cover nil and extreme markings on the bipolar scales of the items (stereotype reply pattern). For the comparison with the standardisation random sample of the GT the T-values of the examination group are tested on the 6 standard scales and the 2 inclination scales against the norm value of 50 (t-test). Significant deviations are those that reach at least the 5% significance level. In the comparison with the ulcer group of the Med. O. P. Dept. and the unselected neurotics of the Psychosomatic Clinic the available investigations by Bayer (1971) and Beckmann (1969) were used. The group profile of 30 lower stratum patients of the Psychosomatic Clinic without gastric symptoms was determined specially for this study. Here, too, the deviations from the norm value of 50 were tested by the t-test.

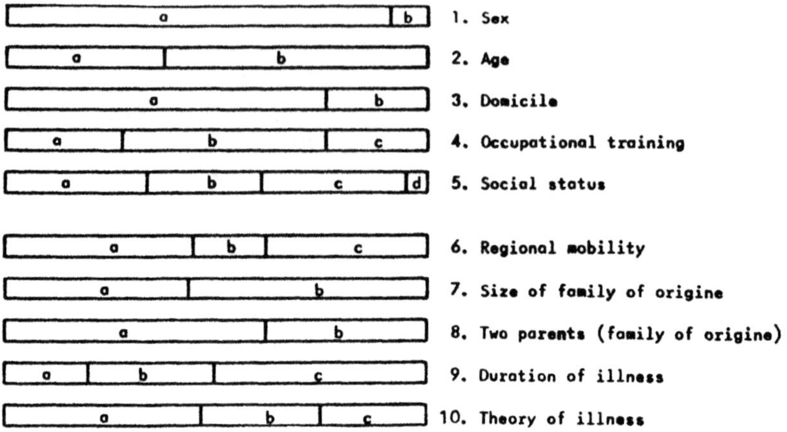

Fig. 1. Social characteristics, duration and theory of illness of 86 ulcer patients

1. a = male
   b = female
2. a = under 40
   b = 40 and over
3. a = village
   b = town
4. a = none
   b = apprenticeship
   c = beyond apprenticeship
5. a = lower low stratum } low stratum
   b = upper low stratum }
   c = lower middle stratum } middle stratum
   d = middle middle stratum }
6. a = none
   b = medium
   c = strong
7. a = 1–3 children
   b = 4 or more children
8. a = yes
   b = no
9. a = up to 2 years
   b = 3–8 years
   c = 9 years or more
10. a = somatic
    b = somatic and psychic
    c = psychic

The ulcer population examined thus sees itself on average as very strongly depressive, strongly dominant, strongly undercontrolled and negatively resonant (Fig. 2).

The predominant characteristic is the markedly depressive basic mood, indicating a direction of aggression against the self. Undercon-

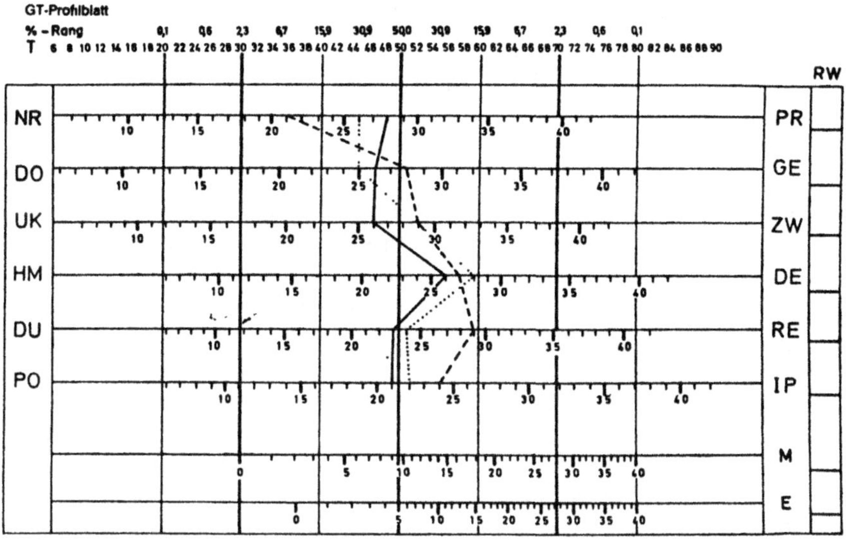

Fig. 2. Group profiles in Giessen test
——— Mean self-concept of examined ulcer population (79 cases)
- - - - - Commonest profile of unselected psychoneurotics of the Psychosomatic Clinic, Giessen
· · · · · Mean self-concept of low stratum patients of the Psychosomatic Clinic without gastric symptoms (30 cases)

trolledness and dominance urge indicate a failure of psychic regulation mechanisms and a strong tendency to abreact inner conflict pressure on dominated partners in an inpulsive manner. Negative social resonance expresses the feeling of poor communication with other people. The average representative of our ulcer group experiences regulatory weakness and a strong tendency to abreact inner pressure on other people. He is aware that he therefore fits badly into his environment.

In the two important psychosocial dimensions of "tolerance" and "social potency" (Fig. 2) which concern the fundamental level of contact behaviour and of sexual relations, the test population describe themselves on average as "normal". On the basis of the intercorrelations of the standard scales (Beckmann and Richter 1972) one would expect that with negative social resonance and depressive basic mood there would be a tendency towards retentivity and impotence. This is however not the case. The finding points to specific factors in the self-experience of our ulcer population by which they differ from "normal" people and neurotics whose consciousness of problems on the psychosocial level is greater. Here we also have the crucial difference from the control group of neurotics (Fig. 2): sufferers from psychoneuroses see themselves, above all on the psychosocial level, as "ill" and "disturbed".

With the ulcer population of the Med. O. P. Dept. examined by Bayer (1971) our group has in common only the markedly depressive basic mood. There are no other similarities. We therefore assume that in the two groups different subgroups (types) of ulcer patients predominate. There is a remarkable similarity between the profile of our ulcer population and the average self-portrait of the lower stratum patients without gastric symptoms (Fig. 2). The only difference is on the control scale where our ulcer patients describe themselves as undercontrolled while the non-ulcer patients show no diviation from the norm. Regulatory weakness is therefore a special characteristic of our population.

Another peculiarity in the self-description of our ulcer population is that they avoid extreme markings on the inclination scales of the GT to a remarkable extent and prefer nil markings. The avoidance of "extremes" with simultaneous preference of the "golden mean" we interpret in the sense that the average representative of our test group tries to be inconspicuous in his self-description.

Analysis of the individual items: The purpose of the evaluation of GT self-concepts by way of the individual items is to determine the combination of unusual items specific for the examined population. This makes possible a comparison with the results of the above-mentioned investigation by Bayer (1971) which centers on the analysis of unusual items. Furthermore, specific structures show up more clearly in item combinations than in the standard scales of the GT.

The standardised item values of the examined group (transformation 4/1·5 according to Beckmann and Richter 1972, p. 16) were tested against the norm value of 4 (t-test). The unusual items – i.e. items whose mean values differ significantly from the norm value (minimum 5% level) – are shown in the following table, together with the unusual items found by Bayer (Table 1).

In the interpretation of the combination of unusual items found in his group of out-patients Bayer started out from the dependence conflict of Alexander (1935). The ulcer patient feels dependent (4 l) but at the same time wants to outdo those on whom he feels he depends (7 l). This however would deprive him of the social security he urgently needs (4 l). He therefore tries to keep his aggressive impulses in check (21 r) and/or turns the aggression against himself (6 l). Nevertheless he cannot avoid getting into frequent arguments

Table 1. List of unusual items

Bayer's examination (35 cases)		Our population (79 cases)	
1 l	It seems to me I am rather impatient	1 l	It seems to me I am rather impatient
4 l	I believe a change in my external living conditions would very much affect my psychic condition	4 l	–
5 r	–	5 r	It seems to me I worry too much about my inner problems
6 l	I think I tend to brood on any annoyance	6 l	I think I tend to brood on any annoyance
7 l	It seems to me I am greatly concerned to outdo others	7 l	–
8 r	–	8 r	I consider myself particularly anxious
9 r	–	9 r	I have the impression that others are rather dissatisfied with my work
11 r	–	11 l	I have the impression I make my need for affection very obvious
13 r	–	13 r	I believe I am rather bad with money matters compared with other people
14 r	I consider I am often very depressed	14 r	I consider I am often very depressed
18 l	–	18 l	I believe I make rather free with the truth
21 r	It seems to me I am rather over-tidy	21 r	–
22 l	I think I get into arguments with others too frequently	22 l	I think I get into arguments with others too frequently
29 r	I think I keep reproaching myself	29 r	I think I keep reproaching myself

with those around him (1 l, 22 l) which in turn depress him because of his need for dependence (14 r, 29 r). The average representative of the ulcer population examined by us feels a strong need for affection (11 l) which makes him dependent on the people concerned (8 r). At the same time he experiences a considerable regulatory weakness. He cannot deal with money (13 r), is not a good worker (9 r), is not very strict with the truth (18 l), is difficult in his relations with others (1 l, 22 l). When assessing the significance of the self-awareness of these regulatory weakness for members of the lower stratum one has to take into consideration that the pressure of conformity increases in our society the lower the social status (Hartfiel a. Holm 1973). The ulcer patient of our group therefore cannot be sure of the consent and approval of the group he relates to and on which he depends because of his need for affection. His tensions are worked out in a definitely depressive form (5 r, 6 l, 8 r, 14 r, 29 r).

The main aspects of this item combination are therefore a clearly shown need for affection with accompanying regulatory weakness and a tendency to a depressive working-out of tensions.

The chief difference from the self-concept of the ulcer group examined by Bayer is that the average representative of our group experiences and shows his need for affection directly while the representative of the Bayer group purchases affection with efficiency. His dependence tendencies find an expression only indirectly and covered up in item 4 l. Correspondingly our group lacks the pseudoindependent counter-movement against dependence which is reflected in the self-portrait of the Bayer group in item 7 l, and it also lacks the development of reactions and the overcontrolledness shown in the self-concept of the out-patients. Instead, the representative of our group experiences a considerable regulatory weakness.

The comparison of the two populations by way of the unusual individual items of the GT selfconcept thus shows that in the two groups different types of ulcer patients predominate. The selfconcept of the ulcer patients examined by Bayer can be interpreted very easily in the sense of the conflict–theoretical model of Alexander. This classic type is however not predominant in the population examined by us. The average self-concept of our group reflects a simple dependence problem not concealed behind pseudo-independence.

The Formation of Subgroups (Types)

So far we have described the total group, i.e. the predominant structures of characteristics have been worked out. Naturally their inner heterogeneity has been neglected. In the following we now have to describe the subgroups we can find in the population.

Method: The subgroups were formed by way of a factor analysis according to the Q-technique in which subjects are correlated with each other by their characteristics. The variables included in the Q-analysis are the most important sociological characteristics, namely age group, regional mobility, indicators of social status (level of training, position and independence in occupation), size and disruption of family of origin, and 3 dimensions of illness: chronicity, tendency to complain on the CQ, assessment of complaints as purely physical or psychological. Apart from age, family size and tendency to complain, all variables were scaled in ordinals.

Result: Q-analysis produced a 4-factor solution covering 74 out of 79 patients. Each Q-factor consists of 2 part-groups with positive or negative loadings which, with the exception of factor I, are treated as different (opposite) and therefore independent subgroups. Since an attempt to form types of GT self-concepts by way of the Q-analysis produced no useful solution, the self-portraits were sorted according to the 7 sociological subgroups. It emerged that in this way a meaningful typification of the self-concepts was possible. The 7 GT subgroup profiles differ from each other in the dimensions of "dominance" and "depressivity" and on the inclination scale E at the 1% significance level (F-test). In the following the various GT profiles are therefore added for the characterisation of the subgroups.

The test population thus falls into 7 well-defined subgroups according to sociological criteria and illness behaviour. At the same time the subgroups also differ in the GT self-concept. They are as follows.

1. "Navvies" with chronic ulcer (21, factor I)
2. Young, career-oriented masters and certificate holders in middle management (12, factor II positive)
3. Older workmen ("incomers") of lowest social status (6, factor II negative)
4. Refugees in simple manual occupations with warded-off fears of loss (11, factor III positive)
5. Recently ill native workmen with difficulties in establishing autonomy (8, factor III negative)
6. Displaced persons on a downward scale with disappointment tendencies (6, factor IV positive)
7. Older native small business owner (10, factor IV negative)

1. "Navvies" with Chronic Ulcer (21 Cases)

This group includes patients with the longest ulcer history (10–20 yr) of an average age of 42. The patients are mostly manual labourers. Compared with the other subgroups they are of middle regional mobility (Fig. 3).

The social history indicates that these patients "work hard", for which reason we call them navvies. They work by contract and at the same time as farmers as a sideline or work on building their houses after finishing their own work or additionally in order to pay off their debts. Their working life is often felt as hard and brutal. One gets the impression that these patients lead a true struggle for existence in which they try to hold their own by doing their utmost. There are many signs of aggressive arguments at work and at home (marital tensions, irritation with superiors, quarrels with relatives, inheritance disputes, etc.).

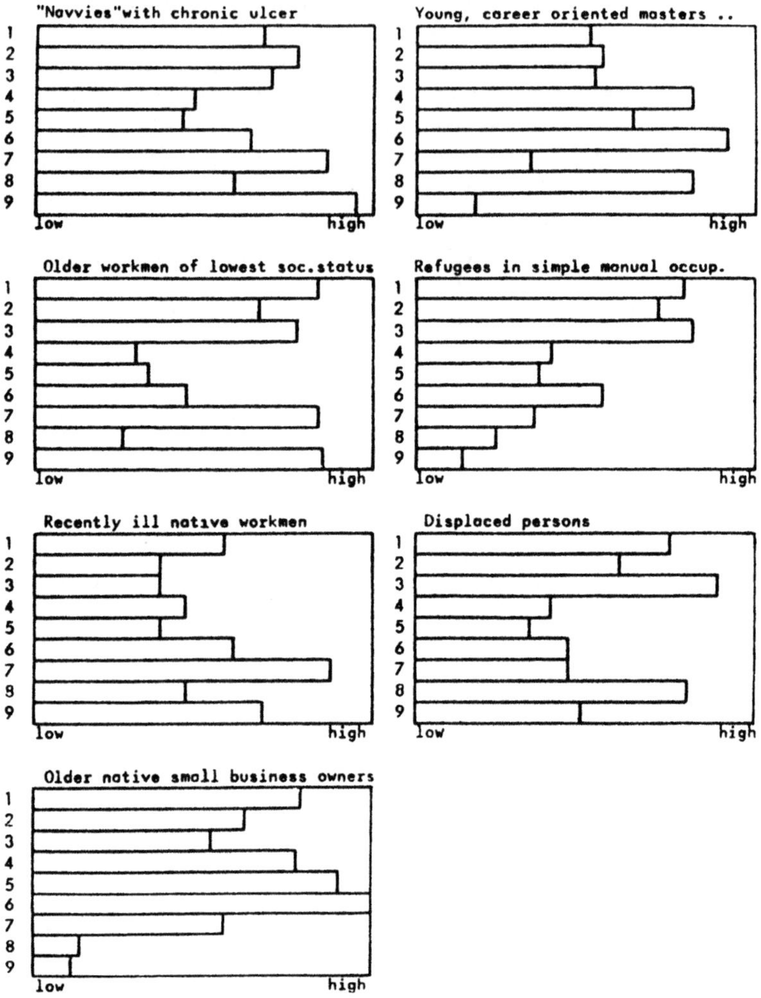

1 Age
2 Chronicity
3 Regional mobility
4 Level of training
5 Independence in job } Socialstatus
6 Position in job
7 Family of origin (size)
8 Somatic vs. psychic causes
9 Tendency to complain (on complaint questionnaire)

Fig. 3. Social traits and illness behaviour of 7 sociological subgroups

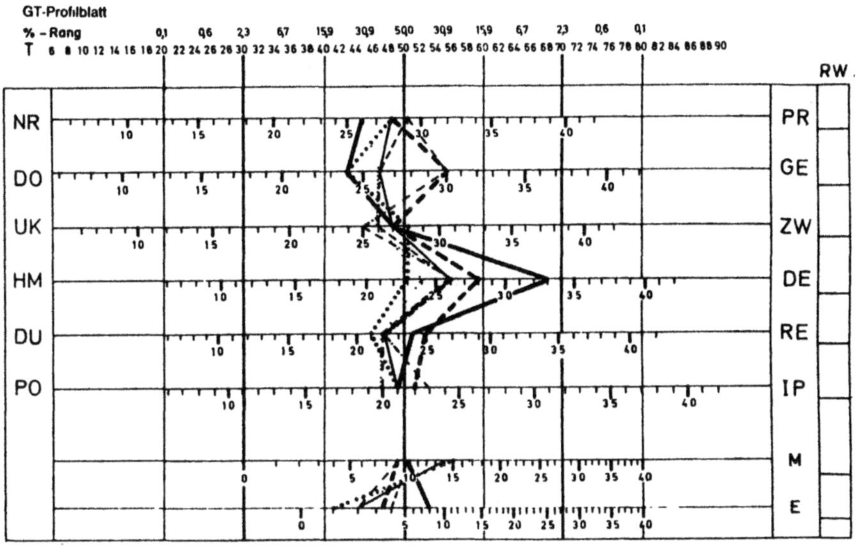

1. ———— "Navvies" with chronic ulcer
2. - - - - - - Young, career oriented masters ...
3. - · - · - · - Older workmen of lowest social status
4. · · · · · · · Refugees in simple manual occupations
5. — — — — — Recently ill native workmen
6. ━━━━ Displaced persons
7. • • • • • • • • Older native small business owners

Fig. 4. Mean self-concepts of 7 sociological subgroups in the Giessen test

In the Giessen test this subgroup presents as depressive–dominant, trying at the same time to be inconspicuous (Fig. 4).

In the dimensions of family of origin and tendency to complain this group falls into two part-groups: (a) patients very liable to complain, coming from complete small families, (b) patients not liable to complain, coming from large and often one-parent families. Both part-groups see their complaints as mainly due to physical causes but also concede psychological causes.

2. Young, Career-Oriented Masters and Certificate Holders in Middle Management Positions (12 Cases)

This is the subgroup with the youngest patients. The average age ist 32 and the oldest is 39. Ulcer symptoms have been present for 5–9 yr. The patients believe their complaints are mainly due to psychological causes. They have hardly any other complaints (Fig. 3).

The patients come from small families of the lower middle stratum. Their fathers were artisans or farmers. Generally the patients went through a manual apprenticeship after leaving elementary school and then had further training up to masters', technicians' or certificate level. In order to attend colleges of further education they often had to leave the place of their parents. In this situation they reacted with gastric symptoms for the first time.

Compared with the other subgroups these patients score the highest points for the scholastic–occupational educational level. Because of their striving after further education and professional advancement we have called them "career-oriented". However, in their working life these patients got into a specific dilemma. The middle management positions they have reached are leading ones compared with lower ones but still dependent on higher ones.

There are typical triggering situations in working life when the patient sees himself passed over, hemmed in, threatened in his ambitious expectations and frustrated, or when he has to leave familiar situations and loses protecting figures or their good opinion. In the Giessen test this group presents as depressive–dominant (Fig. 4).

3. Older Workmen (Incomers) of Lowest Social Status (6 Cases)

This small subgroup includes the oldest patients (average age 52). Their gastric symptoms have been present for more than 10 yr (Fig. 3). The patients come from large families of artisans and farmers (average number of children 6). They are the youngest of their brothers and sisters. Like the refugees and displaced persons, the members of this group have been through considerable regional migrations. In some cases they had to move after the war. Since they are not strictly refugees or displaced persons but not natives either, we have called them "incomers".

Another peculiarity of this group is that they are of lowest social status. Like the group of "displaced persons on a downward scale" they occupy the lowest and most dependent positions in their occupation but they also are on the lowest level of occupational training. This group cannot really go down any further unless by unemployment or membership of fringe groups.

On the whole one gets the impression of a modest, narrow and frustrated existence, sometimes additionally oppressed by blows of fate.

In the Giessen test these patients describe themselves as depressive and compliant (Fig. 4). In the complaint questionnaire they mark on average 14 "considerable" or "severe" complaints, i.e. they reach in high level of tendency to complain. The complaints are regarded as due to physical causes.

4. Refugees in Simple Manual Occupations Who Have Resisted Fears of Loss (11 Cases)

Most patients in this subgroup are refugees. Their average age is 49, the mean duration of their illness ca. 10 yr (Fig. 3).

The patients come from small families of the upper low stratum or lower middle stratum. Like their fathers they have manual occupations (skilled and unskilled labourers).

Owing to war and flight there have been frequent changes of occupation, always on the same level. There has therefore been no social decline, i.e. the patients have retained their earlier social status in the FRG or been able to recover it. This however does not exclude subjective loss experiences.

The typical illness-triggering situations in this subgroup are real, threatening and reactivated loss experiences. In the Giessen test however, this group describes itself as non-depressive and dominant and appears at the same time inconspicuous (avoidance of extreme markings and preference of medium markings) (Fig. 4). On the complaint questionnaire they have only few complaints. They consider them due to purely physical causes.

5. Recently Ill Native Workmen with Difficulties in Establishing Autonomy (8 Cases)

This subgroup differs from the others above all in that its members show the shortest duration of illness. Gastric symptoms have been present on average for ca. 2 yr. We have therefore called them "recently ill". Agewise this group is very heterogeneous. The patients are 19 to 65 yr old (Fig. 3).

It is also remarkable that the regional mobility of these patients is very low. They generally live where they were born. We have therefore called them "natives". They come from large workers' families and have themselves learned manual occupations. It is noteworthy that they frequently change their occupation or plan retraining.

In their private lives there are indications of difficulties in forming object relations. The forming of heterosexual relations (marriage, engagement) or difficulties in these relations are the typical illness-inducing situation.

In the Giessen test these patients present themselves as depressive and compliant (Fig. 4). In the CQ they appear very liable to complain. They regard their complaints as mainly but not exclusively due to physical causes.

6. *Displaced Persons on a Downward Scale with Disappointment Tendencies (6 Cases)*

This group includes patients aged 30–60 yr with very variable duration of illness. The patients grew up in medium-sized and often in one-parent workers' and farmers' families in formerly Germanspeaking areas. In the post-war period they came to Germany as displaced persons or later as *Aussiedler* to the FRG. Together with those driven from their homes they therefore have the highest regional mobility (Fig. 3).

Besides the true regional mobility, another special characteristic of this subgroup is a noticeable tendency towards social descent. Generally these patients had learned some manual occupation. Now they are sliding down into temporary work or even unemployment.

Important factors for the triggering situation seem to be disappointment and rage if expectations are not fulfilled and demands are made instead. The expectations are held rather latently and passively hoped for. They are directed towards the mother and society (state, workshop).

On the CQ these patients mark a medium number of complaints. They consider their complaints as mainly due to psychological causes. Only the group 2 of "young, career-oriented masters and certificate holders in middle management positions" advocates a psychological theory of illness to a similar degree.

In the Giessen test this subgroup presents as very depressive and dominant (Fig. 4).

7. *Older Native Small Business Owners (10 Cases)*

This group includes older patients aged 35–65 yr, average age ca. 50. The mean duration of illness is 6–9 yr (Fig. 3).

Socially this subgroup differs from all the others in being of the highest social status. A high level of training (master's examination) is combined with independence as owner of small workshops and shops, mostly family concerns. The patients are therefore typical representatives of the traditional lower middle stratum (small independent people) in the country. Their regional mobility is correspondingly low. They live where they were born. We have therefore called them "natives".

A simple triggering situation cannot easily be determined. One gets the impression that amalgamation of family relationships with the economic-occupational existence implies certain stress factors (significance of inheritance and generation succession). As to illness behaviour this subgroup occupies an extreme position. On the CQ at most one complaint is mentioned. Complaints are regarded as exclusively due to physical causes or a reply to the question of how they assess their complaints on the scale from physical to psychological is refused.

In the Giessen test they present themselves as non-depressive and dominant, at the same time trying to behave inconspicuously (Fig. 4).

Discussion

Considering that ulcer patients generally find their way to the surgeon only after prolonged treatment by their own doctor and the Consultant Physician, it is clear that surgical clinics represent "termini" for the patients. Ulcer patients in such departments therefore would be a selection of chronic patients, a fact that was fully confirmed in the population examined by us. More interesting in this context however is the finding that these chronic ulcer patients seem to differ from the remainder of ulcer patients by other characteristics as well. The counter-movements against dependence, the formation of reactions and overcontrolledness (still) found in the patients of the Med. O.P. Dept. are here absent. Instead, the average self-concept of our population reflects a simple dependence problem, not overcompensated by marked independence, and a considerable regulatory weakness, i.e. there are clear signs of ego weakness. Another notable characteristic of this population is the predominance of the social lower stratum. Determined by sociological criteria, this is further confirmed by the fact that the material contains almost exclusively panel patients and by the striking similarity of the GT profile with the average self-concept of the lower stratum patient without gastric symptoms.

Our ulcer population has another peculiarity in common with the latter group, namely the striving for inconspicuousness in the self-description. This may be regarded as a reflection of the "behaviour normality" of psychosomatic patients pointed out by other authors (Mitscherlich 1966; Brede 1972), but it may also indicate that striving for inconspicuousness and normal behaviour is not so much specific for the illness as for the social stratum. In our society the pressure to conform increases with falling social status and thus the chance of expressive development of the individuality diminishes. The striving for inconspicuousness in the self-description would therefore reflect the low stratum character of our ulcer population. The connection of the tendency towards somatisation and normality of behaviour is therefore possibly only a false correlation because both normality of behaviour and tendency towards psychosomatic reactions would depend on social status and the various socialisation experiences connected with it. Similarly as normality of behaviour can be seen here in a relation to belonging to a certain stratum, the ego weakness of our ulcer population may also be seen in this connexion. Without being able to say anything more definite about the inner connexion between adaptation effort, ego weakness and membership of the low stratum, the conclusion still appears justified to attribute to these 3 factors an important role in the chronification of ulcer illness. Since however, we are dealing merely with general, on average predominating characteristics, this can of course only mean, strictly, that in a population of chronic ulcer patients waiting for operation, patients with such characteristics are more strongly represented. The fact that patients with other characteristics are to be found as well, that therefore there still exists a considerable heterogeneity, became clear in the examination of the subgroups.

Although the descriptive characterisation of these subgroups apparently related primarily to sociologically relevant data, we will now discuss the 7 groups from the point of view of how far, after supplementation with clinical data and consideration of transference–countertransference reactions, connexions with psychodynamic and pathogenetic aspects can still be established. We shall try to make clear how triggering conflict, ego structure and object relations appear, and adduce various psychosomatic model concepts as a basis of assessment for the understanding of the development of illness. The description will be grouped around 3 cardinal aspects which in all 7 groups are of importance, though to a different extent and validity:

1. The general performance effort
2. The oral dependence–independence conflict
3. The object loss

The General Performance Effort

This characteristic applies especially to groups 1, 4, 7 and, with reservations, to group 2. In the GT self-concept all these groups present themselves as dominant, show little tendency to complain in the CQ and try to appear inconspicuous. There are hardly any extreme replies in the Giessen test. The patients consider their complaints as predominantly due to physical causes. They all regard their working life as extremely important and find it brutal. The struggle for existence is placed in the centre of interest, nothing is free, everything must be worked for or fought for with great effort. Groups 7 and 4 do not see themselves as depressive but in their histories there are many depressive breaks which in their symptomatology are associated with severe autonomic involvement and phases of loss of drive.

Interviews with patients of these groups show mainly an affective restriction. The patients are often tense, irritable, or else conciliatory but affectively rigid. Their favourite subject is their work. The frequently noticeable restriction of emotional make-up, producing almost pure reporting of their curriculum vitae or their daily tasks in the interview, confronts the interviewer largely with nothing but the patient's physical and occupational difficulties. When one succeeds in adapting oneself to the patient's level the conversation becomes lively. The interviewer is often seen by the patient as like himself, living under similar stresses, being equally punctual, taking his work seriously, so that the irritability frequently disappears at a stroke and gives way to a symbiotic feeling of being understood and alike. The patients of these groups mention affective breakthroughs more frequently than average but they are experienced as ego-alien. Illness is experienced as a threat to psychophysical reality, passivity as surrender. So it is perhaps understandable that the patients distance themselves from illness or changes of mood like depressive states and simply deny them although sometimes actually ill. In these patients one often finds little-differentiated psychoneurotic defence mechanisms like denial projection and projective identification. The development of a gastric ulcer in the patients of these groups is only partially connected with real or threatening loss experiences like loss of objects or work security. Disappointment at non-fulfilment of expectations plays no very important part here either. On the other hand it may be counted as typical (above all in groups 1 and 7) that a trigger situation is difficult to discover. In perfect health, like a stroke of fate, mostly in the autumn or spring, a recurrence of ulcer occurs, often after many years. Like a tumbler, the affected patient recovers quickly and goes on working as though nothing had happened. These patients see themselves as perfectly normal and also conform with normal behaviour patterns in their psychosocial behaviour (Brede 1971, p 155) apart from microdeviations. This overadaptation and normality of behaviour was regarded by Mitscherlich (1966) as a characteristic psychosomatic behaviour. The effort to adapt may however go as far as self-destruction as in some chronic ulcer patients, with eventually severe autonomic exhaustion. Here life is carried on unchanged up to total collapse, until finally hospital treatment is required for gastric haemorrhage or perforation. In an earlier study (Overbeck u. Biebl 1975) these patients were described as "normopathic ulcer patients". Possible pathogenetic explanations for the ulcer patients of these groups are best found in a number of theories which do not start out from a specific conflict in the ulcer illness but postulate causal connexions only with certain affective states (Wolf a. Wolff 1944; Mahl 1950; Engel et al. 1956). Especially the connexion with the neuro-humoral stress modell (Selye 1953) seems interesting. It is of course also conceivable that the unspecific conflict or affect leads to ulcer in the framework of a general regression with re-somatisation (Schur 1955), insofar as the stomach would represent a site of fixation in the patient's psychosomatic regression. Speaking generally, one here starts off from an ego weakness as a precondition for psychosomatic regression (Mitscherlich 1961; Rosenkötter 1970; Ammon 1972). With the aid of these theories the "psychosomatic" ulcer patients (Overbeck a. Biebl 1975) among these patients are more easily understood, i.e. patients in whom, by accident as it were, an ulcer is present besides some coexisting other disease like diabetes, TB or rheumatism. In the history there are various serious illnesses, frequently accidents, above all at work. The fact of psychosomatic regression (Fain 1966) in an emotional tension and crisis situation is here directly connected with these patients' inability to work out tensions on the psychic level. Marty (1958) described in *La relation objectale allergique* the need of these patients with early libido fixation (before the 6th month of life) for intensive total identification with their object at any one time. This would perhaps partly explain the adaptation effort of ulcer patients. The economic aspect however, seems more important to this concept. Places of work or persons with whom there is a relationship can be exchanged but with each exchange the economic equilibrium is shaken, up to depersonalisation with sometimes psychosis-like states, mainly of a paranoid character, so that in these cases the somatisation actually turns out to be a stabilising factor. After the chance of reorientation we again find the classic "normative-solidarity behaviour" and the patients resume their exhausting mode of life so as to be able to eliminate the difference from the object or to deny it.

The transitions from "normopathic" to "psychosomatic" patients are fluid and probably only a matter of degree. The latter term is also used above all for patients whose narcissistic–energetic potential cannot be stabilised by somatisation on the functional level or by a localised fixed organic disorder and in whom there occurs progressive disorganisation. As already mentioned, we found in these patients many serious previous illnesses, often other accompanying illnesses and frequently accidents. In the interview situation a sterile atmosphere is characteristic, a formalised behaviour of interaction and the mechanised object relation whose chief characteristic is projective reduplication (Marty 1963).

The Oral Dependence–Independence Conflict

This problem seems to be of special importance in patients of groups 2, 3, 5 and 6. These patients see their difficulties as mainly due to psychological causes. The tendency to complain on the CQ fall into 2 subgroups. Groups 3 and 5 tend to complain, groups 2 and 6 complain little, according to the frequency of symptoms. In the GT self-concept these patients see themselves predominantly depressive and dominant. The most obvious difference from the patients discussed in connexion with predominance of the general performance effort is seen in the interview situation.

The patients show interaction dynamics, though of different kinds. They do something with the interviewer, they make demands on him. They try to achieve the desired dominance either by eliminating their dependence wishes by overcontrolled behaviour or by trying to fulfil them oral-aggressively. These demands are not only experienced as countertransference feelings but are sometimes verbalised leapfrog-like or translated into motor actions. Some examples found only in these patients may illustrate this:

A patient boasting of his modesty and unassumingness, at the same moment takes a cigarette from the interviewer's packet without asking permission. Another patient, bowing and scraping all the way from the waiting room to the examination room in front of, beside and behind the interviewer and demonstratively letting him through each door first, sits down in the most comfortable chair in the examination room.

Patients talking about harmony at their place of work and at home at the next moment show immoderate annoyance at colleagues or members of the family who secure privileges for themselves. Similarly Schwidder (1961) writes about the ambivalence of ulcer patients in the region of desires for food, possessions and love; they are largely incapable of enjoyment and cannot adequately resolve conflicts of the striving for possessions and importance. Furthermore they are constantly in a state of uneasiness, impatience and latent envy owing to traces of suppressed covetousness. They show frequent reactions of disappointment and annoyance to their environment. For these patients the modesty ideology is character-neurotics armour. Demands and expectations can become effective only as a breakthrough, as a failure action as it were. With these we would also include those patients who in the interview present themselves as indispensable in their social field. The shop would collapse without their work, the family would go to the bad, the club would go into a decline. These patients give "their last shirt" for the needs of others. Alexander

(1935) described in detail the pathogenetic conflict situation of these patients in which strong, orally receiving tendencies are rejected because they do not agree with the ego's striving for independence and activity. The specificity of the autonomic symptoms of ulcer illness was regarded by Alexander as the coordinate pathophysiological correlate of this particular psychodynamic basic conflict. Similarly von Uexkuell (1963) sees the ulcer illness as a disposition disease. Besides these "character-neurotic" ulcer patients (Overbeck a. Biebl 1975) who manifest their dependence–independence conflicts in countertransference and in the social field but organise themselves character-neurotically, i.e. with few symptoms and with autoplastic modes of working them out and with a tendency towards somatic regression, we also find patients who live out their conflicts as it were openly and unmasked. Needs can be shown and demanded oral-aggressively or in an open, passively expectant attitude. Tension intolerance manifests itself in extreme dependence needs. Drive breakthroughs, above all of an aggressive character, and paranoid-querulent behaviour are common. We also found here compensation-neurotic attitudes which were absent in all other patients. These patients alternated from clumsy familiarity to angry reactions, frequently shouted abuse even on admission to the clinic. In the interview not uncommonly freely drifting anxieties were found which explained the low tension tolerance.

In these ego-weak, passively dependent patients the gastrointestinal disorder appears as an organ modus meeting their psychological needs (Schultz-Hencke 1951). The term "sociopathic" ulcer patient (Overbeck a. Biebl 1975) related to this syndrome, in agreement with Kapp's typology, according to which, besides the group of ulcer patients whose oral conflicts are suppressed, there are also patients (types 2 and 3) whose conflicts are conscious and openly displayed. To these latter patients however the notion applies as well that developing tensions directly lead to psychosomatic reactions without passing through psychic processes to any significant degree, although they are comprehended as organ expression (Erikson 1950).

Regressive somatisation in a crisis may after all be conceived equally as an undifferentiated defence mechanism (Schneider 1973) or as denial and projection, and it reflects the low capacity of the psychic organisation apparatus equally as the patient's behaviour tending to drive-breakthroughs, as the uncontrollable flood of anxieties and the unregulated aggressive attitude (Overbeck 1974).

The Object Loss

In no less than 15 out of 86 examined patients a typical object loss experience was discovered in the sense of loss of a person with whom the patient had a particularly close relationship. Object loss experiences due to loss of homeland or changes of place of work, establishing autonomy by leaving the family of origin or children leaving home and trying to be independent, are found in the majority of patients. In groups 1, 2, 3, 4 and 5 we found object loss experiences of this definition frequently. It is probably characteristic of the importance of object loss in the origin of psychosomatic disorders that no universal attitudes or typisation could be found in transference–countertransference reactions, tendency to complain on the CQ, the selfconcept in the Giessen test or the sociological parameters employed. It seems equally difficult, if not impossible, to produce characterological specifics, apart from the disposition to psychosomatic regression. Thus the stress concept of Engel (1962) appears to be an interesting attempt at connecting the model of objective hyperindividual stress with the personality-bound concept of the origin of illness. Engel sees the psychological stress in the loss or threatened loss of an object which is of aggravating importance in the person's extreme dependence on other people which is due to his psychological development. Admittedly, early childhood experiences, especially with the mother, are regarded as determining the strength of the psychomatic reaction.

One could imagine that in the "character-neurotic" ulcer patients it is only the object loss that leads to the extent of ego-depletion in which somatisation to ulcer illness eventually occurs in the sense of biphasic repression (Mitscherlich 1954, 1961). In the "psychosomatic" ulcer patient the object loss acquires eminent importance by the special kind of objectal relationship. Marty (1958) points out that in psychosomatic patients the alteration of the relation to the object is of great pathogenetic importance because in them the relation to the object is characterised by a desire for fusion. It is after all understandable that the group of ulcer patients with latent dependence needs and strong dependence on the object is particularly traumatised by experiences of object loss. The sense of belonging to a community, an institution and probably to an ideology too, may also acquire the importance of a relation to an object. This is supported by observations that ulcer occurs more frequently in persons who have withdrawn from a community which had afforded them security. Bräutigam and Christian (1973, p 174) mention this in the case of displaced persons, refugees and emigrants. Pflanz (et al. 1956) pointed to the loss of group support in people relased from P.O.W. camps and

(Pflanz 1962) to the social isolation in certain upward mobile occupational groups as pathogenetic factors.

Perhaps the last paragraphs make it clear once again how the sociological data can be meaningfully connected with psychologic–psychodynamic characteristics. In the social situation, too, performance conflicts as social climbers' problems, or excessive passive expectant attitudes with social decline, are reflected as chronic overstress or constant effort at adaptation. Similarly the factors of loss of security and safety and the dependence conflicts break through in the relatively high proportion of refugees, displaced persons and incomers. Although the described clinico-sociological subgroups are not identical with the subgroups formed elsewhere according to psychodynamic-structural and test-psychological characteristics (Overbeck a. Biebl 1975), it was not difficult to demonstrate the special importance of certain clinico-sociological traits for the groups of "normopathic", "psychosomatic", character-neurotic and sociopathic ulcer patients.

Allowing for the very different ways of the pathogenesis of ulcer, it would be very desirable to know more about the significance of the somatic variables for the psychosomatic model concepts of ulcer in question. Owing to the multitude of these variables and the variability of their dimensions compared with the psychological and sociological characteristics, such a typology according to somatic factors will probably not produce any direct identity with the former psychodynamic-structural and clinico-sociological subgroups either. In certain circumstances, however, it would still show up clinically useful connexions with these other subgroups and thus mean a step forward towards a total concept of the origin, prognosis and treatment of ulcer.

Wirkung institutioneller Einflüsse bei der Entstehung der Ulkuskrankheit – eine sozialmedizinische Untersuchung an magenkranken Soldaten der Bundeswehr*

G. Overbeck, D. Beckmann

Magenkranke Soldaten stellen für den Truppenarzt wie für den in Bundeswehrkrankenhäusern tätigen Internisten oder Röntgenologen eine der größten Krankheitsgruppen dar, wie die Wehrmedizinalstatistik ausweist. Nun wird einerseits das Magenleiden, insbesondere die Ulkuserkrankung des Magen- und Zwölffingerdarms von vielen Untersuchern (Alexander 1935; Glatzel 1954; Kaplan 1956; Meyer et al. 1968; Schwidder 1965) als ein psychosomatisches Geschehen aufgefaßt, andererseits gibt es Untersuchungen (Rosen et al. 1948; Ruesch-Christansen et al. 1948; Weiner et al. 1957), die gewisse Zusammenhänge zwischen Militärdienst und Ulkusleiden nachzuweisen versuchen. Hier wird besonders an die sehr bekannt gewordene Untersuchung von Mirsky u. Mitarbeiter (Weiner et al. 1957) gedacht, wo aufgrund vorausgegangener testpsychologischer und körperlicher Untersuchung (Soldaten mit Hyperazidität) Voraussagen über die Wahrscheinlichkeit, im Militärdienst an einem Magen-Darm-Ulkus zu erkranken, gemacht wurden, die in 7 von 10 Fällen zutrafen. Diese Überlegungen regten zu der hier beschriebenen Untersuchung an, wobei es im wesentlichen darum ging, ob sich junge Männer, die während der Grundwehrdienstzeit eine Magensymptomatik entwickeln, hinsichtlich bestimmter Persönlichkeitsmerkmale und neurotischer Fehlhaltungen deutlich von ihren Kameraden, die körperlich gesund bleiben, unterscheiden. Daneben wurde die mehr internistisch orientierte Fragestellung aufgenommen, ob sich die nach klinisch-objektiven Merkmalen gebildeten Untergruppen der Magenpatienten (z. B. Ulkus, funktionelle Beschwerden usw.) hinsichtlich psychologischer wie symptomatologischer Gesichtspunkte noch genauer differenzieren lassen.

---

* Erstmals erschienen in *Münchener Medizinische Wochenschrift,* Heft 48/1972.

Überlegungen zur Untersuchungsmethodik

Wenn man davon ausgeht, daß das Magen-Darm-Ulkus zu den am besten untersuchten psychosomatischen Erkrankungen gehört, erscheint es zunächst sehr problematisch, ohne Anwendung einer umfangreichen Batterie psychologischer Tests und damit korrespondierend verfeinerter detaillierter klinisch-physiologischer Untersuchungsmethoden zu diesem Arbeitsgebiet einen Beitrag bringen zu können. Die folgenden Überlegungen mögen jedoch zeigen, daß bei unserer Untersuchung gewisse als besonders günstig anzusehende Bedingungen angetroffen wurden, die einmal in der Homogenität des Untersuchungsmaterials (begrenzte Altersgruppe, 19–23 Jahre, gleiches Geschlecht, äußerlich vergleichbare Situation im Wehrdienst bei gleicher sozialer Lage als Wehrpflichtige) und zweitens darin zu sehen sind, daß man bei bestehendem truppenärztlichem Überweisungsmodus in einem Bundeswehrkrankenhaus wirklich alle Patienten des betreffenden Einzugsgebiets zu sehen bekommt und daher keine unkontrollierte Selektion stattfindet. Zu diesem Zweck bot sich die Röntgenabteilung des Bundeswehrkrankenhauses Gießen als besonders günstig an, so daß hier im Zeitraum vom 01. 09. 1970 bis 17. 12. 1970 alle zur Magendiagnostik überwiesenen ambulanten und stationären Patienten erfaßt wurden. Auf die Untersuchungsmethodik selbst soll hier aus räumlichen Gründen nur kurz eingegangen werden.

Methodik

Für die nachfolgenden Untersuchungen wurden nur 19- bis 23jährige wehrpflichtige Soldaten mit Magenbeschwerden herangezogen. An klinisch-internistischen Untersuchungen wurden die Röntgenuntersuchungen des Magen-Darm-Trakts und die fraktionierte Magenausheberung mit Messung der Basalsekretion und nach maximaler Stimulation mit Betazol zur Beurteilung der Patienten herangezogen. Danach ergaben sich 5 klinische Gruppen mit je 20 Versuchspersonen.

1) Patienten mit radiographisch gesichertem Ulcus duodeni,
2) Patienten mit Hyperazidität,
3) Patienten mit subaziden Säurewerten,
4) radiographisch unauffällige Patienten mit normalen Titrationswerten,
5) radiographisch unauffällige Patienten, die sich einer weiteren internistischen Untersuchung entzogen.

Die Oberbauchsymptomatik wurde an Hand eines eigens für diese Untersuchung angelegten Fragebogens (Symptomkatalog SK) festgehalten, wobei neben der Gewichtigkeit der Beschwerden auch vermerkt wurde, was spontan und welche Beschwerden auf Befragen angegeben wurden. Daneben wurden Eßgewohnheiten, Vorkommen von Magenerkrankungen in der Familie, Art der Beschwerdeschilderung, auffällige Bemerkungen, Erkrankungen an anderen Organsystemen u. a. erfaßt. Als 2. Fragebogen wurde zur Erfassung von neurotisch bedingten Körperbeschwerden der zu diesem Zweck von M. von Kerekjarto und A. E. Meyer, v. Zerssen und Zenz entwickelte BSB-Fragebogen (Beschwerdebogen) benutzt (Zenz 1971). Schließlich wurde allen Patienten und Kontrollpersonen der Gießen-Test (GT), ein von Beckmann und Richter an der Psychosomatischen Universitätsklinik Gießen entwickelter Persönlichkeitstest (Beckmann, Richter 1972) gereicht. Die Kontrollgruppe bestand aus 20 gesunden, gleichaltrigen Soldaten, die aus den hier durchgeführten routinemäßigen Schirmbilduntersuchungen an Hand der Schirmbildkarten ausgelost worden waren. Die Auslosung geschah über den gleichen Zeitraum hinweg, in dem auch diese Untersuchung stattfand, die Soldaten entstammten den gleichen Einheiten wie auch die Patienten.

Bei der Erfassung von Unterschieden zwischen den klinischen Gruppen wurden hinsichtlich der Symptomatologie die einzelnen Items des SK pro Gruppe im χ^2-Test verglichen, hinsichtlich des BSB 2 Skalen (I Magenfaktor, II übrige Körperbeschwerden) gebildet und nach Berechnung der Mittelwerte und Streuung pro Gruppe eine Einwegvarianzanalyse durchgeführt. Letzteres Verfahren wurde ebenfalls beim GT über die 40 Items dieses Tests angewandt.

Im 2. Teil der Untersuchung ging es darum, die Unterschiede bezüglich des SK, des BSB und des GT zwischen den Magenpatienten und der Kontrollgruppe herauszuarbeiten. Dazu wurden beim Symptomkatalog die absoluten Häufigkeiten der einzelnen Items bei der Kontrollgruppe mit denen der gesamten Patientengruppe im χ^2-Test verglichen. Beim BSB und GT wurden die Mittelwerte und die Streuung für die gesamte klinische Gruppe der Magenpatienten (1–5) sowie für die Kontrollgruppe berechnet und beide Gruppen an Hand des t-Tests verglichen.

Zwischenergebnisse

Unter den 5 klinischen Gruppen hoben sich die Ulkuspatienten signifikant lediglich durch die klinisch geläufigen Items Magenschmerzen, umschriebene Lokalisation und Auftreten der Beschwerden im Nüchternzustand von den anderen Gruppen ab. Alle übrigen Gruppen dagegen zeichneten sich durch diffuse Beschwerden im Oberbauch und die Patienten mit Subazidität noch außerdem durch schlechten Mundgeschmack aus. In der Rangordnung der Beschwerden, in ihrer Gewichtigkeit, der Klagsamkeit der Patienten und in allen übrigen im SK erfragten Items wurden keine Unterschiede zwischen den klinischen Gruppen gefunden. Es läßt sich also sagen, daß gewisse Beziehungen zwischen klinischen Befunden und einigermaßen typischen Beschwerdebildern bestehen. Einschränkend muß man allerdings bemerken, daß die Unterschiede *innerhalb* der Gruppen relativ groß sind, daß z. B. die typischen Beschwerden ganz fehlen oder andere atypische ganz im Vordergrund stehen können, so daß letztlich aufgrund der Symptomatik keine sichere Eingruppierung möglich ist. Die Ergebnisse des BSB und des GT erbrachten keinen einzigen signifikanten Unterschied zwischen den Gruppen, d. h. daß sich die klinischen Gruppen sowohl in der Zahl der geklagten Magenbeschwerden wie auch der übrigen neurotisch bedingten Körperbeschwerden, zumindest mit den verwendeten Untersuchungsmethoden, nicht deutlich voneinander unterschieden noch Unterschiede in bezug auf Persönlichkeitsmerkmale und neurotische Fehlhaltungen gefunden werden konnten. Zusammenfassend läßt sich zu diesem Teil der Untersuchung sagen, daß eine relevante klinisch-psychologische Untergruppierung der Magenpatienten, die im wesentlichen zu prognostischen Zwecken angezielt worden war, nicht gelang.

Der 2. Teil der Untersuchung, der darauf angelegt war, die Unterschiede zwischen Magenpatienten und gesunden Kontrollpersonen herauszuarbeiten, erbrachte zunächst im SK das erwartete Ergebnis, nämlich signifikante Unterschiede in nahezu allen Items. Das hieß also, daß es sich bei den Kontrollpersonen um durchaus magengesunde Personen handelte. Im BSB zeigte sich, daß die Magenpatienten nicht nur hochsignifikant mehr Magenbeschwerden aufwiesen, sondern auch hochsignifikant mehr unter anderen neurotisch bedingten Körperbeschwerden litten als die Kontrollpersonen. Um so enttäuschender wirkte das Ergebnis, daß bei dem Vergleich zwischen Patienten mit Magenbeschwerden und einer hohen Zahl von neurotisch bedingten Körperbeschwerden einerseits und nicht magenkranken Kontrollpersonen mit sehr geringen neurotisch bedingten Körperbeschwerden andererseits bezüglich der Persönlichkeitsmerkmale und neurotischen Fehlhaltenung im GT kein einziger signifikanter Unterschied gefunden werden konnte. Bei der eingangs erwähnten Treffsicherheit bei bestimmten physiologisch-psychologischen Merkmalen eine Ulkuserkrankung unter umschriebenen Umständen vorauszusagen und bei den in der Literatur (Alexander 1951; Kaplan 1956;

Mitscherlich 1967; Szasz et al. 1947) immer wieder zitierten und vielfach für die Magenkranken, besonders den Ulkuskranken, beschriebenen typischen psychodynamischen Persönlichkeitsmerkmalen, von denen hier nur kurz die oral-rezeptiv-passiven Abhängigkeitswünsche mit darauf reaktiv folgenden überkompensatorischen Aktivitäten und idealisierten Bescheidenheitshaltungen sowie die Störung im oral-aggressiv-possessiven Erleben mit häufig depressiv-neurotischer Verarbeitung hervorgehoben sein sollen, überraschte dieses Ergebnis. Es überraschte um so mehr, als der hier angewandte Test (GT) im Rahmen seiner klinischen Validitätsprüfung (Beckmann 1969) an 35 Ulkuspatienten der Medizinischen Poliklinik der Universität Gießen ein solches typisches Ulkusprofil erbrachte. Bei der Analyse der für die Ulkuspatienten charakteristischen Items fand sich interpretativ eine Ambivalenz von Abhängigkeits-Unabhängigkeits-Wünschen bei starkem Über-Ich-Druck, oraler Ungeduld und Konkurrenzstreben. Die charakteristischen Items seien hier anschauungshalber dargestellt:

Rangfolge der charakteristischen Items bei einer Stichprobe von n = 35 Ulkuspatienten

6	Ich schätze, daß ich eher dazu neige, meinen Ärger in mich hineinzufressen.
22	Ich schätze, ich gerate besonders häufig in Auseinandersetzungen mit anderen Menschen.
7	Ich habe den Eindruck, ich bin stark daran interessiert, andere zu übertreffen.
1	Ich habe den Eindruck, ich bin eher ungeduldig.
14	Ich halte mich oft für sehr bedrückt.
21	Ich habe den Eindruck, ich bin eher überordentlich.
29	Ich denke, ich mache mir immer Selbstvorwürfe.
4	Ich glaube, eine Änderung meiner äußeren Lebensbedingungen würde meine seelische Verfassung sehr stark beeinflussen.

Aufgrund dieser Ergebnisse wurden einige Überlegungen angestellt, wodurch die Diskrepanz zu den Ergebnissen anderer Untersuchungen unter Umständen zu klären wäre.

Chronizität

Zunächst war daran gedacht worden, daß möglicherweise die Chronifizierung (meist wird in der Literatur über die chronisch Magenkranken berichtet) zu den bekannten bei Magenpatienten gefundenen

Merkmalen führt, so daß diese nicht ursächlich für die Magenerkrankung verantwortlich zu machen wären, sondern es sich um Folgen, um während eines chronischen Leidens erworbene Haltungen handeln könnte. Um dies zu klären, wurden aus den vorhandenen 100 Magenpatienten je 30 Patienten mit den kürzesten (4 Wochen bis 1 Jahr) bzw. längsten Anamnesen (> 5 Jahre, Rezidivulzera) im SK, im BSB und im GT einander gegenübergestellt. Zusammenfassend läßt sich als Ergebnis festhalten, daß bei längerer Anamnesedauer mehr organische Veränderungen gefunden wurden (deutlich mehr Ulkusträger und Hyperazide), die Zahl der Magenbeschwerden anstieg (SK und BSB) und die chronisch Kranken auch deutlich unter mehr der übrigen neurotisch bedingten Körperbeschwerden (BSB) litten. Im GT wurde lediglich ein signifikanter Unterschied (Item 11) eruiert, nämlich daß Patienten mit kurzer Anamnese deutlich mehr von ihren Bedürfnissen nach Liebe zeigen als Kranke mit langer Anamnese, was u. U. so zu verstehen wäre, daß bei stärker werdender Somatisierung (Schur 1955) als habitueller Konfliktantwort in gleichem Maße die Fähigkeit, sich auf seelischer Ebene mit konflikthaften Bedürfnissen auseinanderzusetzen, abnimmt. Insgesamt mußte jedoch der Gedanke fallengelassen werden, daß die bei Magenkranken gefundenen typischen Persönlichkeitsmerkmale nur durch Chronifizierung zu erklären seien und daher bei einer Untersuchung relativ junger Männer nicht hätte gefunden werden können.

Alter

Eng mit der obigen Frage verknüpft und methodisch nicht sauber davon zu lösen ist die Frage, inwieweit es sich bei den in der Literatur beschriebenen Merkmalen um altersabhängige Phänomene handelt. Hierzu wurden 20 wehrpflichtige jugendliche Ulkuspatienten (19–23 Jahre) mit 20 älteren (28–45 Jahren) ulkuskranken Berufs- und Zeitsoldaten im GT verglichen (t-Test).

Rangfolge der (im Vergleich zu jüngeren) bei älteren Ulkuspatienten charakteristischen 9 Items (n = 20)

3	Ich schätze, ich lege es eher darauf an, andere zu lenken.
24	Ich habe den Eindruck, ich schaffe mir im Leben eher besonders viel Mühe.
13	Ich glaube, ich kann im Vergleich zu anderen eher gut mit Geld umgehen.
7	Ich habe den Eindruck, ich bin sehr stark daran interessiert, andere zu übertreffen.
18	Ich glaube, ich bin mit der Wahrheit eher übergenau.

21	Ich habe den Eindruck, ich bin eher überordentlich.
23	Ich glaube, ich bin eher darauf eingestellt, daß man mich für wertvoll hält.
36	Ich glaube, daß man mich i. allg. eher als stark einschätzt.
38	Ich glaube, ich habe es im Vergleich zu anderen eher leicht, bei einer Sache zu bleiben.

Wenn man die Items 13 und 24, deren Altersabhängigkeit allgemein bekannt ist (Beckmann 1969) nicht berücksichtigt, bleiben immer noch 7 im Untersuchungszusammenhang zu diskutierende Items übrig, die sich unter 3 Aspekten ordnen lassen. Ältere Ulkuspatienten sind mehr daran interessiert (Item 3, 7), andere zu lenken und zu übertreffen, sie glauben, ordentlicher, mit der Wahrheit genauer zu sein und eher bei einer Sache bleiben zu können (Item 18, 21, 38) als jüngere. Darüber hinaus sind sie darauf eingestellt, daß man sie für wertvoll hält und sie als stark einschätzt (Item 23, 38). Diese Haltungen entsprechen durchaus den bei Ulkuspatienten immer wieder beschriebenen Eigentümlichkeiten, wobei man sich erinnert, daß 2 Aspekte, nämlich Konkurrenzstreben und Gewissensdruck, identisch mit den auf der Übersicht S. 69 abgebildeten Items 7 und 21 sind. Diese Persönlichkeitsmerkmale dürften nach diesem Ergebnis wahrscheinlich nur für den älteren Ulkuspatienten spezifisch sein und konnten daher bei den hier hauptsächlich untersuchten jugendlichen Magenpatienten nicht gefunden werden. Offen bleibt dabei allerdings, wie weit der soziale Status (Wehrpflichtiger–Berufs- und Zeitsoldat) hierbei ebenfalls eine Rolle spielen.

Normvergleich

Da jedoch auch dieses Ergebnis nur teilweise befriedigte und ein großer Rest an Fragen ungeklärt blieb, wurde die Überlegung angestellt, daß möglicherweise alle untersuchten Wehrpflichtigen unter der Bundeswehrsituation bestimmte Fehlhaltungen entwickelt hatten und sich daher untereinander nicht mehr wesentlich unterschieden. Da der GT wahrscheinlich zu 50% zeitvariable Einstellungen erfaßt (Beckmann 1969), war durchaus mit dieser Möglichkeit zu rechnen, zumal sich nach der Testkonstruktion des GT, dessen Items auf einen Ausschnitt des Dialoges des Patienten mit seiner Umwelt beziehen. Es wurden daher nun die Magenpatienten dieser Untersuchung mit einer geschlechts- und altersparallelisierten Stichprobe von gesunden Normalpersonen (n = 107) verglichen (t-Test). Dabei wurden signifikante

Unterschiede in 12 Items des GT gefunden, die hier zunächst abgebildet werden sollen.

Rangfolge der im Normvergleich (n = 107) bei jugendlichen wehrpflichtigen Magenpatienten (n = 100) gewonnenen charakteristischen Items

1	Ich habe den Eindruck, ich bin eher ungeduldig.
6	Ich schätze, daß ich eher dazu neige, meinen Ärger in mich hineinzufressen.
14	Ich halte mich oft für sehr bedrückt.
33	Ich habe den Eindruck, es gelingt mir eher schlecht, meine Interessen im Lebenskampf durchzusetzen.
29	Ich denke, ich mache mir immer Selbstvorwürfe.
8	Ich halte mich für besonders ängstlich.
3	Ich schätze, ich lege es eher darauf an, von anderen gelenkt zu werden.
7	Ich habe den Eindruck, ich bin kaum daran interessiert, andere zu übertreffen.
9	Ich habe den Eindruck, daß andere mit meiner Arbeitsleistung im allgemeinen eher unzufrieden sind.
36	Ich glaube, daß man mich i. allg. eher als schwach einschätzt.
38	Ich glaube, ich habe es im Vergleich zu anderen eher schwer, bei einer Sache zu bleiben.
4	Ich glaube, eine Änderung meiner äußeren Lebensbedingungen würde meine seelische Verfassung sehr stark beeinflussen.

Zunächst kann man sagen, daß die Bundeswehrsituation als solche massiv einwirkt und immerhin in 12 (!) von 40 Items gegenüber gleichaltrigen Normalpersonen gleichen Geschlechts differente Haltungen erzeugt. Neben dem allgemein regressiven Moment spiegelt sich in den Einstellungen, von anderen gelenkt zu werden (3) und nicht daran interessiert zu sein, andere zu übertreffen (7), die passive Haltung des wehrpflichtigen Soldaten ebenso wider, wie in der Erwartung, daß man ihn für schwach hält (36) und mit ihm unzufrieden (9) ist. Sich schlecht durchsetzen zu können (33) mit der Neigung, den Ärger in sich hineinzufressen (6) und depressive Haltungen (14, 29) kennzeichnen die Lage des Wehrpflichtigen wahrscheinlich ebenso gut wie die Zeichen von Ungeduld (1, 38) und starke Abhängigkeit der seelischen Verfassung von äußeren Umständen (4). Das Überraschende ist nun, daß unter den durch den Faktor Militärdienst erzeugten situativ bedingten Haltungen mit den Items 1, 4, 6, 14, 29 die für die Magenpatienten charakteristischen Merkmale (vgl. Übersicht S. 69) wieder angetroffen werden. Das Item 8 stimmt ebenfalls mit der bei Magenpatienten in der Skala des GT (ängstlich-depressiv) gefundenen hochsignifikanten Abweichung überein (Beckmann 1969). Ein Gesichtspunkt sei noch erwähnt, der in diesem Zusammenhang von Wichtigkeit zu sein scheint. Es stellte sich die Frage, ob die Bundeswehrsituation wirklich bei allen Wehrpflichtigen solche oder ähnliche Haltungen hervorruft. Dazu wurde unsere Kontrollgruppe, die sich ja von den Magenpatienten nicht unterschied, mit einer zweiten für eine andere Untersuchung benötigten gesunden Kontrollgruppe (n = 20) im GT (t-Test) verglichen. Diese Kontrollgruppe unterschied sich darin von unserer, daß ihr mehr Abiturienten angehörten. Im wesentlichen wurden die gleichen Einstellungen und Haltungen gefunden, in 3 Items unterschieden sich jedoch letztere Kontrollpersonen. Sie glaubten, hochsignifikant mehr Phantasie zu besitzen (26), hielten sich in der Liebe für deutlich erlebnisfähiger (34) und neigten stärker dazu, ihren Ärger abzureagieren (6), zeigten also insgesamt doch günstiger einzuschätzende Haltungen, die wahrscheinlich in einem Zusammenhang mit dem Faktor Bildung–Intelligenz stehen.

Diskussion

Das Hauptanliegen dieser Studie war es, die typischen Persönlichkeitsmerkmale und neurotischen Fehlhaltungen magenkranker wehrpflichtiger Soldaten herauszuarbeiten. Da dies überraschenderweise in einem Vergleich mit körperlich gesunden wehrpflichtigen Soldaten nicht gelang, wurden weitere Untersuchungen durchgeführt, wobei v. a. der Normvergleich und der Vergleich zwischen jugendlichen und älteren Magenpatienten interessante Aufschlüsse erbrachte.

Zusammenfassend lassen sich unsere Ergebnisse dahingehend interpretieren, daß der Wehrdienst praktisch bei allen Wehrpflichtigen in ziemlich eindrucksvoller Weise eine Reihe von situationsbedingten Haltungen bzw. Fehlhaltungen erzeugt. Der Faktor Bildung–Intelligenz scheint dabei eine günstige gegensinnige Wirkung zu haben. Intelligentere Soldaten zeigen größere Kontaktfreudigkeit sowie bessere Fähigkeit, Spannungen mit anderen auf verbaler Ebene auszutragen, außerdem neigen sie dazu, Probleme auf der psychischen Ebene (Phantasietätigkeit) anzugehen, was auch den Erfahrungen einer früheren Untersuchung an Bundeswehrangehörigen entspricht (Overbeck u. Beckmann 1970). Die vom Militärdienst hervorgerufenen Haltungen wurden zum großen Teil als identisch mit den in der Literatur für den Magen- bzw. Ulkuskranken als spezifisch beschriebenen Persönlichkeitsmerkmalen erkannt. Einige weitere ebenfalls als ulkustypisch angesehene Fehlhaltungen, wie Konkurrenzstreben und Ehrgeizproblematik, gelten mit großer Wahrscheinlichkeit nur für den älteren Ulkuspatienten, insbesondere für das Alter zwischen 35 und 45 Jahren, das den 2. und höchsten Gipfel der Ulkuserkrankungen

(1. kleinerer Gipfel bei 18–25 Jahren) bildet (Goldberg 1958). Neben den für dieses Alter wohl typischen verschärften beruflichen Positionskämpfen (Glatzel 1954) scheint es zu dieser Zeit nach stärkerer Internalisierung des Konflikts auch mehr zu innerer Ablehnung von Passivitäts- und Abhängigkeitswünschen zu kommen. Dagegen kommt die Einziehung zur Bundeswehr und damit Trennung von zu Hause (Ziese 1969) bei den hier untersuchten jugendlichen Patienten einer äußeren Versagung der Wünsche nach Geliebt- und Umsorgtwerden gleich. Diese Situation wird durch die Besonderheiten des Militärdienstes, der solchen Wünschen wenig Rechnung trägt, noch verschärft und erzeugt Gefühle der Zurückweisung, depressive u. a. Haltungen (s. oben). Diese Reaktionen fallen z. T. mit ulkusspezifischen Verarbeitungsweisen zusammen. Bei den weitaus meisten Wehrpflichtigen scheinen diese Haltungen rein situationsbedingt zu sein, d. h. sie werden sich wahrscheinlich bei Entlassung aus der Bundeswehr (was man im zivilen Bereich u. U. nach einer gewissen Zeit überprüfen könnte) zurückbilden. Pathogene Bedeutung bekommen sie erst, wenn bei entsprechend konflikthafter Persönlichkeit der Militärdienst als solcher als traumatische Situation erlebt wird und die hier gefundenen Haltungen mit neurotisch bedingten Fehlhaltungen des Betreffenden konvergieren. Je geringer dabei die Bildungsstufe des Patienten ist, desto mehr scheint er bei gleichzeitiger Einschränkung der Kommunikationsfähigkeit zu intraindividueller Konfliktlösung auf psychosomatischer Ebene zu neigen. In diesem Sinne ist auch die im Bundeswehrkrankenhaus gemachte Beobachtung auszuwerten, daß von den vom 01. 01. 1969 bis 31. 07. 1970 aufgenommenen wehrpflichtigen Ulkuspatienten nur 3,6 % Abiturienten waren, wogegen sich unter den als tauglich gemusterten Wehrpflichtigen des gleichen Jahrgangs immerhin 16,6 % befanden. Ob es schließlich zur Entwicklung eines Magengeschwürs kommt oder bei sog. funktionellen Beschwerden bleibt, hängt darüber hinaus wahrscheinlich von anderen Faktoren, wohl überwiegend somatischer und dispositioneller Art, und in gewisser Weise auch von der Chronifizierung des Leidens ab. Unter den chronisch Kranken finden sich deutlich mehr organische Veränderungen.

Nach allem bisher Gesagten läßt sich festhalten, daß die Bundeswehrsituation für Personen, die von der Persönlichkeitsstruktur her zur Ulkuserkrankungen disponiert sind, eine spezifisch traumatische Situation darstellt und auch spezifische Fehlhaltungen, wie sie von Magenpatienten bekannt sind, fördert. Im Interesse der Patienten sollte man sich daher überlegen, wie man *vor* Einstellung in die Bundeswehr gefährdete Patienten erkennen und aussondern könnte. Zunächst sollte man Patienten mit nachweislich bereits durchgemachter Ulkuserkrankung von vorneherein vom Wehrdienst befreien. Bei anamnestisch angegebenen häufigen Magenbeschwerden könnte man die Gefährdung des Patienten, an einem Ulkus des Magens oder Zwölffingerdarms zu erkranken, durch klinische wie testpsychologische Untersuchungen zu klären suchen. Bei der klinischen Untersuchung ist v a. an die bei Reihenuntersuchungen sehr leicht durchzuführende Uropepsin- bzw. Serumpepsinogenbestimmung (Mirsky et al. 1950) gedacht, mittels derer sehr schnell Patienten mit extrem hyperaziden Säurewerten erfaßt werden können. Damit könnte eine Klärung über die somatische Disposition (hier wäre u. a. auch nach der hereditären Belastung zu forschen) erzielt werden. Bei der testpsychologischen Untersuchung ist an einen Kurztest wie den hier angewandten GT (Dauer ca. 10–15 min) gedacht, der anhand eines Profilvergleichs mit dem bekannten Ulkusprofil sehr rasch einen Einblick in die Persönlichkeitsstruktur des Patienten vermittelt. Beim Zusammentreffen somatischer wie psychischer Ulkusdispositionen müßte man dringend dazu raten, die Patienten vom Wehrdienst zu befreien, um sie nicht unnötigerweise dem Risiko einer Ulkuserkrankung auszusetzen, die ja von den akuten Komplikationen wie von den Spätfolgen her gesehen nicht ungefährlich ist.

II. Zur Paar- und Familiendynamik der Ulkuskranken

Untersuchung zur Paardynamik bei Ulkuskranken

E. Brähler, G. Overbeck, J. Jordan

Einleitung

In den meisten Untersuchungen wurde der Ulkuskranke bisher so beschrieben, als ob er aufgrund seiner Persönlichkeitsentwicklung und intrapsychischen Konflikte in bestimmten Lebenssituationen immer wieder erkrankt. Selten oder fast nie wurden die Personen seiner näheren Umgebung in die Untersuchung mit einbezogen; wenn, dann nur indirekt als Personen, die in seiner Phantasie eine Rolle spielen, als Objekte von Abhängigkeitswünschen, Haß, Geschwisterneid etc. Dabei kommt ihnen fast immer eine pathogene Bedeutung zu. Von diesem individuumzentrierten Ansatz unterscheidet sich der psychosoziale Ansatz darin, daß er 1) die nächsten Bezugspersonen des Kranken mit untersucht, weil er von einem systemischen Krankheitsbegriff ausgeht, und 2) die Frage auch positiv stellt, d. h. danach fragt, inwiefern eine nahe Bezugsperson bei der Bewältigung der Konflikte eines Kranken mithelfen kann. Diese unbewußte, die intrapsychische Konfliktbewältigung ergänzende interpersonale Abwehr, die meist wechselseitig im Zusammenspiel (Kollusion; Willi 1978) funktioniert, weil sie z. B. bei Ehepaaren beiden Partnern einen Gewinn bringen muß, wenn sie stabil sein soll, kann Krankheit lange Zeit, vielleicht sogar immer verhindern helfen. Da hier andererseits auch ein unbewußter Wiederholungszwang am Werke ist, der z. B. in der Partnerwahl eine infantile konflikthafte Objektbeziehung rekonstelliert, kann der pathogene Konflikt „vorprogrammiert" mit enthalten sein und irgendwann krankheitsauslösend wirken.

Die Krankheit eines Partners kann allerdings auch Auswirkungen auf den anderen Partner mit sich bringen. In diese komplexen Zusammenhänge gewinnt man am besten über sorgfältige Kasuistiken Einblick. Dennoch haben wir eine Untersuchung an einer größeren Stichprobe durchgeführt, um im Sinne eines Screeningverfahrens zentrale Tendenzen zu ermitteln.

Wir berichten an dieser Stelle über die Ergebnisse der Untersuchung mit der Gießener Paardiagnostik (GT und GBB), die sich inzwischen bei einer großen Zahl von Untersuchungen an klinischen Stichproben bewährt hat (vgl. z. B. Brähler et al. 1986) und für die zahlreiche Vergleichswerte, insbesondere die einer repräsentativen Stichprobe („normale Paare") vorliegen. Es werden Aussagen über Aspekte des Selbstkonzeptes der Partner und über Aspekte der Paarbeziehung ermöglicht.

Außer der Selbstbildform wurde auch die Idealbildform erhoben, um die Selbst-Idealbild-Differenz zu untersuchen (vgl. Beckmann u. Davies-Osterkamp 1979). Außerdem wurden die Körperbeschwerden beider Partner erhoben.

Zunächst werden die Ergebnisse für eine Stichprobe von 43 Paaren beschrieben, bei denen der Mann an einem Ulkus erkrankt ist, dann eine 2. Stichprobe von 14 Paaren, bei denen die Frau an einem Ulkus erkrankt ist.

Anhand einer Typenbildung über die Selbst- und Fremdbilder im Gießen-Test wird an der größeren Stichprobe gezeigt, daß es voneinander abgrenzbare Untersuchungen gibt.

Stichproben und Methoden

Untersucht wurden 43 Ehepaare, bei denen der Mann an rezidivierenden Magengeschwüren litt und deshalb an eine Röntgenfacharztpraxis überwiesen wurde. Das durchschnittliche Alter der Männer lag bei 47 Jahren, das der Partnerinnen bei 44 Jahren. Weiterhin wurden 14 Ehepaare untersucht, bei denen die Frau an Magengeschwüren litt und deshalb an dieselbe Röntgenfacharztpraxis überwiesen wurde. Hier lag das durchschnittliche Alter der Frauen bei 51 Jahren und das der Partner bei 54 Jahren.

Jeder Ehepartner beurteilte sich selbst und den anderen anhand der 40 Items des Gießen-Tests (Beckmann et al. 1983), so daß für jedes Ehepaar die folgenden 4 Bilder vorliegen:

mm = Selbstbild des Mannes,
ww = Selbstbild der Frau,
mw = Urteil des Mannes über die Frau,
wm = Urteil der Frau über den Mann.

30 der 40 Items lassen sich zu 5 für die Paardiagnostik modifizierten Skalen zusammenfassen (Brähler u. Beckmann 1981, 1984):

Skala 1: positive–negative soziale Resonanz,
Skala 2: Dominanz–Gefügigkeit,
Skala 3: Unterkontrolliertheit–Zwanghaftigkeit,

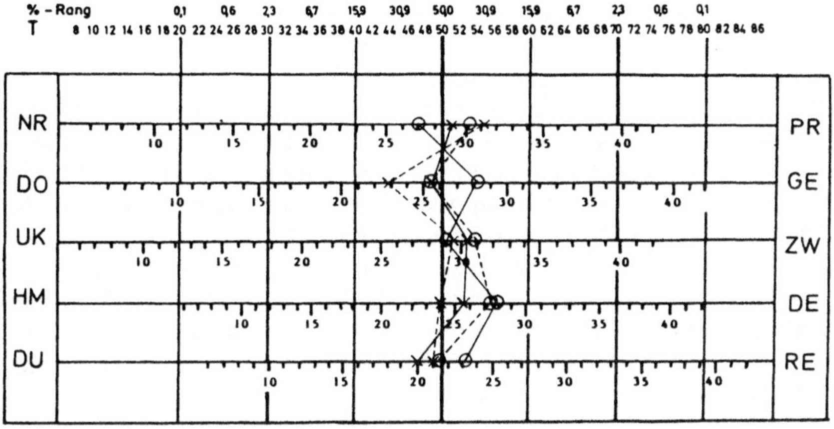

×——× mm ×- - - - -× wm O——O ww O- - - - -O mw

Abb. 1. GT-Profil der Paare mit Ulkus des Mannes (n = 43)
NR negative Resonanz, *PR* positive Resonanz, *DO* Dominanz, *GE* Gefügigkeit, *UK* Unterkontrolliertheit, *ZW* Zwanghaftigkeit, *HM* hypomanische Grundstimmung, *DE* depressive Grundstimmung, *DU* Durchlässigkeit, *RE* Retentivität

Skala 4: hypomanische–depressive Grundstimmung,
Skala 5: Retentivität–Durchlässigkeit.

Der Gießen-Test wurde den Paaren außerdem in der Idealbildform vorgelegt, so daß für jedes Ehepaar auch 4 Idealbilder vorliegen:

I_{mm} = wie der Mann gern sein möchte,
I_{ww} = wie die Frau gern sein möchte,
I_{mw} = wie der Mann seine Frau gern hätte,
I_{wm} = wie die Frau ihren Mann gern hätte.

Weiterhin wurden die Körperbeschwerden der beiden Partner mittels des GBB erfragt (Brähler u. Scheer 1983), den beide auch über den jeweils anderen, d. h. in Selbst- und Fremdbildform, ausfüllten.

Ergebnisse

Ulkuskranke Männer

Abbildung 1 zeigt das GT-Skalenmittelwertprofil für die Stichprobe der 43 Paare, bei denen der Mann an Magengeschwüren litt. Tabelle 1 zeigt die GT-Skalenmittelwerte des Real- und Idealbilds. Das Realbild weicht kaum vom Profil der „normalen“ Paare ab. Jedoch sehen sich die Männer wie auch die Frauen signifikant depressiver als die „normalen“ Paare. Die Frauen sehen ihre Männer signifikant eher in Richtung Dominanz. Eine Zweiwegvarianzanalyse über die 5 Skalen mit den beiden Faktoren Urteiler und Beurteilter ergibt bei den Skalen 2 und 4 einen Unterschied der Beurteilten: Die Bilder über die Frau liegen mehr in Richtung Gefügigkeit und Depressivität als die über die Männer. Dies ist jedoch ein Befund, der auch bei normalen Paaren auftritt. Außerdem ergibt sich bei den Skalen 1 und 2 ein signifikanter Unterschied zwischen Selbst- und Fremdbildern: der andere wird sozial resonanter gesehen und eher dominant. Während dieser Befund bei Skala 1 auch bei „normalen“ Paaren auftritt, ist dies bei Skala 2 bei „normalen“ Paaren nicht der Fall.

Auf Itemebene ergeben sich beim Selbstbild des Mannes folgende signifikanten Abweichungen gegenüber den Männer der repräsentativen Ehepaarerhebung:

Item 1: eher ungeduldig,
Item 5: sich häufig Gedanken über innere Probleme machen,
Item 9: andere sind mit Arbeitsleistung sehr zu frieden,
Item 16: kann sich leicht beliebt machen,
Item 20: wirkt jünger als Altersgenossen,
Item 21: eher überordentlich,
Item 27: legt viel Wert auf schönes Aussehen,
Item 30: kann Partner viel Liebe schenken,
Item 32: macht sich oft Sorgen um andere.

Im Fremdbild der Frauen über ihre ulkuskranken Männer weicht bei den Items 1, 9, 20 sowie 27 die Beurteilung der Frauen ebenfalls von den vergleichbaren Werten der repräsentativen Ehepaarerhebung ab. Außerdem sehen die Frauen ihre Männer bei folgenden Items signifikant anders:

Item 23: glaubt, man hält ihn für wertvoll,
Item 31: benimmt sich eigensinnig,
Item 33: kann Interessen gut durchsetzen.

Beim Selbstbild der Frauen gibt es bei folgenden Items signifikante Abweichungen von den Frauen der repräsentativen Ehepaarerhebung:

Item 7: kaum daran interessiert, andere zu übertreffen,
Item 29: macht sich häufig Selbstvorwürfe,
Item 34: ist in der Liebe wenig erlebnisfähig,
Item 35: kann schlecht schauspielern.

Tabelle 1. GT-Skalenmittelwertprofil der Paare mit Ulkus des Mannes (n = 43)

	Real		Ideal	
	x̄	s	x̄	s
Selbstbild des Mannes				
Soziale Resonanz	29,1	5,1	33,5	5,2++
Dominanz	25,4	5,1	22,0	4,3++
Kontrolle	30,3	4,3	31,2	5,2
Grundstimmung	25,5**	5,4	20,9	5,1++
Durchlässigkeit	20,0	5,8	18,4	5,0
Mann über Frau				
Soziale Resonanz	30,3	5,3	33,7	4,1++
Dominanz	25,5	6,4	23,6	4,0
Kontrolle	30,9	6,9	30,7	4,9
Grundstimmung	27,4	4,9	21,1	4,2++
Durchlässigkeit	21,3	6,9	16,0	5,9++
Frau über Mann				
Soziale Resonanz	31,3	5,5	33,4	5,4
Dominanz	22,9*	6,1	24,6	3,8
Kontrolle	29,7	6,1	30,5	5,7
Grundstimmung	24,2	5,6	20,8	4,8++
Durchlässigkeit	21,1	5,6	16,4	5,7++
Selbstbild der Frau				
Soziale Resonanz	27,1	6,1	33,5	5,0++
Dominanz	28,3	6,2	25,1	4,3++
Kontrolle	29,2	5,8	30,7	5,0
Grundstimmung	27,9**	4,4	21,5	6,8++
Durchlässigkeit	23,3	5,5	18,7	5,5++

++ $p < 0{,}01$ Differenz Real/Ideal.
* $p < 0{,}05$, ** $p < 0{,}01$ gegenüber Ehepaarerhebung.

Das Fremdbild der Männer über die Frauen weicht bei folgenden Items ab:

Item 4: äußere Lebensbedingungen beeinflussen seelische Verfassung stark,
Item 24: schafft sich im Leben viel Mühe,
Item 27: legt viel Wert auf schönes Aussehen.

Abbildung 2 zeigt das Profil für die Idealselbst- und die Idealfremdbilder, die Zahlenwerte sind in Tabelle 2 wiedergegeben. Das Profil ist streng symmetrisch, alle 4 Bilder sind fast identisch. Lediglich bei Skala 5 wünscht man sich den Partner noch etwas offener als sich selbst. Die Paare wünschen positiv resonant und offen zu sein, nicht depressiv, etwas dominant und etwas zwanghaft.

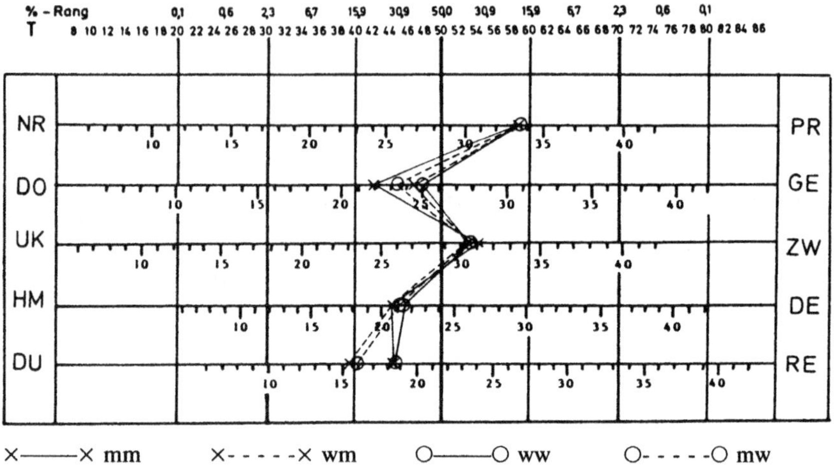

Abb. 2. GT-Idealprofil der Paare mit Ulkus des Mannes (n = 43)
NR negative Resonanz, *PR* positive Resonanz, *DO* Dominanz, *GE* Gefügigkeit, *UK* Unterkontrolliertheit, *ZW* Zwanghaftigkeit, *HM* hypomanische Grundstimmung, *DE* depressive Grundstimmung, *DU* Durchlässigkeit, *RE* Retentivität

Tabelle 2. GBB-Skalenmittelwertprofil der Paare mit Ulkus des Mannes (n = 43)

	Männer		Frauen	
	$\bar{x}$	s	$\bar{x}$	s
Erschöpfung	6,29**	5,19	7,33*	4,53
Magenbeschwerden	9,36**	5,00	4,11*	3,59
Gliederschmerzen	8,09*	5,39	6,89	5,16
Herzbeschwerden	5,31**	4,71	5,07	3,95
Beschwerdedruck	29,04**	15,29	23,40	13,73

* $p < 0,05$ gegenüber Männern bzw. Frauen (41–60 Jahre).
** $p < 0,01$ in der Eichstichprobe.

Gegenüber dem Realselbstbild weichen die Ideale bei fast allen Bildern in Richtung positiver sozialer Resonanz, Dominanz, Hypomanie und Offenheit ab. Lediglich bei der Skala Kontrolle stimmen Real- und Idealbilder weitgehend überein. Auf Itemebene zeigt sich, daß sich die Selbst- und Idealbilder beim Selbstbild des Mannes bei 14 Items signifikant unterscheiden, die der Frau bei 21 Items. Beim Bild des Mannes über die Frau ergeben sich 22 signifikante Differenzen, beim Bild der Frau über den Mann 13.

Bei folgenden Items weicht das Idealbild bei allen 4 Bildern gegen das Realbild in der beschriebenen Richtung ab:

Item 1: eher geduldig,
Item 5: selten über innere Probleme Gedanken machen,
Item 6: Ärger abreagieren,
Item 11: viel Bedürfnis nach Liebe zeigen,
Item 14: selten bedrückt.

Bei folgenden Items weicht das Idealbild zumindest bei den Selbstbildern von Mann und Frau vom Realbild ab:

Item 8: wenig ängstlich,
Item 23: für wertvoll gehalten werden,
Item 25: anderen Menschen nahe,
Item 27: viel Wert darauf legen, schön auszusehen,
Item 29: selten Selbstvorwürfe,
Item 33: Interesse gut durchsetzen,
Item 35: gute schauspielerische Fähigkeiten,
Item 37: auf andere anziehend wirken,
Item 39: leicht ausgelassen sein.

Tabelle 2 zeigt die GBB-Skalenwerte beider Partner. Zwar wurden auch hier Fremdbilder erhoben, doch haben wir auf die Wiedergabe verzichtet, da die Fremdbilder mit den Selbstbildern fast identisch sind, (d. h. die Beschwerden des Partners werden sehr genau wahrgenommen und beschrieben). Die Körperbeschwerden der Männer sind bei allen Skalen, nicht nur den Magenbeschwerden, signifikant erhöht.

Die Frauen zeigen signifikant erhöhte Skalenwerte bei den Skalen Erschöpfung und Magenbeschwerden.

Ulkuskranke Frauen

Abbildung 3 und Tabelle 3 zeigen das GT-Skalenmittelwertprofil für die Stichprobe der 14 ulkuskranken Frauen und ihre Partner.

Lediglich beim Fremdbild der Frauen über die Männer ergibt sich bei den Skalen 1 und 5 ein signifikanter Unterschied zur repräsentativen Ehepaarerhebung: die Frauen sehen ihre Männer sozial negativ resonant und retentiv (vgl. Tabelle 3). Bei Skala 1 urteilen die Männer eher in Richtung positiver sozialer Resonanz (nach den Ergebnissen einer Zweiwegvarianzanalyse Urteiler · Beurteilter).

Auf Itemebene ergeben sich beim Selbstbild der Frauen folgende signifikante Unterschiede zur repräsentativen Ehepaarerhebung:

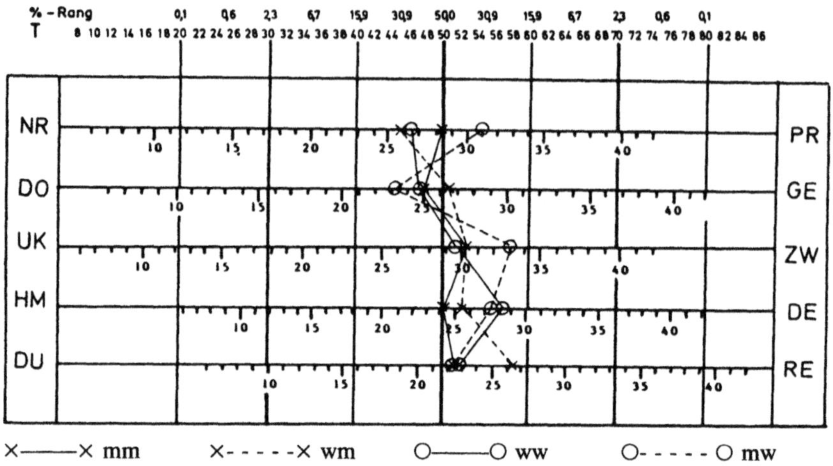

Abb. 3. GT-Profill der Paare mit Ulkus der Frau (n = 14)
NR negative Resonanz, *PR* positive Resonanz, *DO* Dominanz, *GE* Gefügigkeit, *UK* Unterkontrolliertheit, *ZW* Zwanghaftigkeit, *HM* hypomanische Grundstimmung, *DE* depressive Grundstimmung, *DU* Durchlässigkeit, *RE* Retentivität

Item 14: hält sich oft für bedrückt,
Item 22: gerät häufig in Auseinandersetzungen mit anderen,
Item 36: hält sich für stark.

Die Männer sehen ihre Frauen bei folgenden Items unterschiedlich zur repräsentativen Ehepaarerhebung:

Item 7: sind stark interessiert, andere zu übertreffen
Item 9: andere sind mit Arbeitsleistung sehr zufrieden,
Item 16: kann sich leicht beliebt machen,
Item 24: schafft sich im Leben Mühe,
Item 40: ist im Umgang mit dem anderen Geschlecht befangen.

Das Selbstbild der Männer weicht nur bei Item 9 signifikant ab: andere sind mit seiner Arbeitsleistung sehr zufrieden.

Beim Fremdbild der Frauen über ihre Männer kommt es zu folgenden signifikanten Abweichungen:

Item 2: meidet Geselligkeit,
Item 10: hat wenig Vertrauen zu anderen Menschen,
Item 11: zeigt wenig Bedürfnis nach Liebe,
Item 12: meidet engen Anschluß an andere Menschen,
Item 15: gibt wenig von sich preis,
Item 16: kann sich schwer beliebt machen,

Tabelle 3. GT-Skalenmittelwertrpfil der Paare mit Ulkus der Frau (n = 14)

	Real		Ideal	
	$\bar{x}$	s	$\bar{x}$	s
Selbstbild des Mannes				
Soziale Resonanz	28,5	5,5	31,4	4,2
Dominanz	25,1	3,7	24,1	3,2
Kontrolle	30,3	4,4	29,0	3,2
Grundstimmung	24,3	6,3	21,6	6,2
Durchlässigkeit	22,5	5,4	21,1	5,7
Mann über Frau				
Soziale Resonanz	31,1	5,5	30,1	4,3
Dominanz	23,3	4,7	24,6	2,8
Kontrolle	33,1	5,3	30,1	4,5
Grundstimmung	27,5	5,4	20,4	4,0++
Durchlässigkeit	22,3	5,9	17,8	5,5+
Frau über Mann				
Soziale Resonanz	25,9**	3,6	32,9	5,8++
Dominanz	26,6	6,2	22,4	5,3
Kontrolle	30,4	5,5	30,5	5,2
Grundstimmung	25,6	8,7	21,8	5,4
Durchlässigkeit	26,4**	4,9	17,9	4,8++
Selbstbild der Frau				
Soziale Resonanz	26,4	6,9	32,9	4,5++
Dominanz	24,8	4,4	24,1	1,5
Kontrolle	29,6	4,4	32,3	4,8
Grundstimmung	28,5	5,7	21,5	7,9+
Durchlässigkeit	22,9	3,3	17,1	6,6++

** $p < 0,01$ gegenüber der Ehepaarerhebung.
+ $p < 0,05$, ++ $p < 0,01$ Differenz Real/Ideal.

Item 17: kann sich schwer an andere Menschen binden,
Item 21: ist überordentlich,
Item 25: fühlt sich anderen fern,
Item 28: kann schwer mit anderen zusammenarbeiten.

Abbildung 4 zeigt das Profil der Idealselbst- und Idealfremdbilder, die Zahlenwerte sind in Tabelle 3 wiedergegeben. Das Profil ist sehr symmetrisch mit einer kleineren Diskrepanz bei Skala 5, bei der das Idealselbstbild des Mannes nicht so sehr in Richtung Durchlässigkeit liegt. Das Profil ähnelt sehr stark dem Idealprofil bei den Paaren mit Ulkus des Mannes. Gegenüber dem Realbild gibt es im Selbstbild der Frau und im Fremdbild des Mannes über die Frau signifikante Abweichungen bei der Skala 4 in Richtung Hypomanie und bei Skala 5 in Richtung Durchlässigkeit.

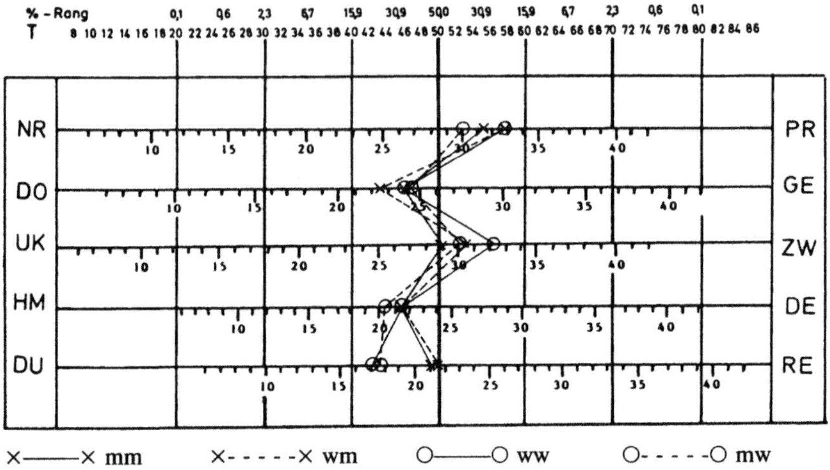

Abb. 4. GT-Idealprofil der Paare mit Ulkus der Frau (n = 14)
NR negative Resonanz, *PR* positive Resonanz, *DO* Dominanz, *GE* Gefügigkeit, *UK* Unterkontrolliertheit, *ZW* Zwanghaftigkeit, *HM* hypomanische Grundstimmung, *DE* depressive Grundstimmung, *DU* Durchlässigkeit, *RE* Retentivität

Im Selbstbild der Frau weicht das Idealbild vom Realbild in Richtung positiver sozialer Resonanz ab. Während Ideal- und Realselbstbild des Mannes keine großen Differenzen zeigen, wünscht sich die Frau ihren Mann mehr sozial positiv resonant (Skala 1) und offener (Skala 5).

Auf Itemebene weichen Real- und Idealbilder beim Selbstbild des Mannes bei 4 Items signifikant voneinander ab: die Männer wünschen sich

Item 6: ihren Ärger mehr abzureagieren,
Item 25: anderen eher nahe zu sein,
Item 27: mehr Wert darauf zu legen, schön auszusehen,
Item 37: auf andere anziehend zu wirken.

Ihre Frauen wünschen sie sich gegenüber dem Realbild eher:

Item 5: wenig nachdenklich über innere Probleme,
Item 11: viel Bedürfnis nach Liebe zeigend,
Item 14: selten bedrückt,
Item 24: eher bequem,
Item 32: selten besorgt über andere Menschen,
Item 34: in der Liebe intensiv erlebnisfähig.

Die Frauen wünschen sich ihre Männer bei 13 Items anders, darunter sind (mit Ausnahme von Item 21) alle Items, bei denen das Fremd-

Tabelle 4. GBB-Skalenmittelwertprofil der Paare mit Ulkus der Frauen (n = 14)

	Frauen		Männer	
	$\bar{x}$	s	$\bar{x}$	s
Erschöpfung	10,71++	5,78	5,79	4,41
Magenbeschwerden	10,64++	4,45	2,93	1,98
Gliederschmerzen	12,93++	5,41	7,64	4,85
Herzbeschwerden	8,29++	3,58	2,79	2,78
Beschwerdedruck	42,57++	14,54	19,14	11,39

++ $p < 0{,}01$ gegenüber Frauen (41–60 Jahre) in der Eichstichprobe.

bild der Frauen über die Männer von der Eichstichprobe abweicht (s. o.).

Außerdem wünschen sie sich die Männer eher:

Item 19: leicht aus sich herausgehend,
Item 23: wertvoll,
Item 34: ausgelassen,
Item 35: mit guten schauspielerischen Fähigkeiten.

Die Frauen wünschen sich bei 11 Items anders zu sehen als im Realbild, und zwar eher:

Item 1: geduldig,
Item 9: tüchtig,
Item 11: viel Bedürfnis nach Liebe zeigend,
Item 14: selten bedrückt,
Item 22: selten in Auseinandersetzungen verstrickt,
Item 25: anderen Menschen nahe,
Item 32: selten besorgt über andere Menschen,
Item 35: gute schauspielerische Fähigkeiten,
Item 37: anziehend auf andere,
Item 38: konstant bei einer Sache bleiben zu können,
Item 39: eher ausgelassen.

Tabelle 4 zeigt die GBB-Skalenwerte beider Partner. Während sich bei den Männern keine signifikanten Unterschiede zu den Männern der Eichstichprobe zeigen, sind die Werte bei den Frauen für alle Skalen extrem erhöht. Die Frauen dieser Stichprobe zeigen die höchste Klagsamkeit aller bislang untersuchten Stichproben (vgl. Brähler u. Möhring 1986).

Typische Beziehungsmuster bei Paaren mit ulkuskrankem Mann

Die bislang geschilderten Befunde beziehen sich auf die Gesamtgruppen mit männlichen bzw. weiblichen Erkrankten und geben damit zentrale Tendenzen wieder. Um typische Beziehungsmuster zu ermitteln, die mit klinischen Erfahrungen korrespondieren, wurde für die 43 Paare mit ulkuskrankem Mann eine Q-Faktorenanalyse über die (4 · 5 =) 20 GT-Skalen durchgeführt. Nach verschiedenen Kriterien erwies sich die Vierfaktorenlösung als optimal. Da 2 Faktoren bipolar waren, ergaben sich 6 Typen, die dann dahingehend überprüft wurden, daß die Paare eindeutig eine genügend hohe Korrelation mit den Typen zeigten, denen sie zugeordnet waren. Insgesamt ließen sich 37 der 43 Paare den 6 Typen zuordnen. Um zu überprüfen, in welcher Weise sich die Paarprofile voneinander unterscheiden, wurde eine Dreiwegvarianzanalyse über die 5 GT-Skalen mit den Modi Urteiler, Beurteilter und Typus durchgeführt. Dabei ergab sich u. a., daß die 6 Typen signifikant unterschiedlich sind bei den Skalen 1, 2, 3 und 5 bezüglich der Gesamtlage der 4 Profile und daß sich Beurteilung von Mann und Frau je nach Typenzugehörigkeit bei den Skalen 1, 4 und 5 unterscheiden. Bei Skala 3 finden sich zwischen den Gruppen Unterschiede in den Urteilen von Männern und Frauen. Damit sind die 6 typischen Beziehungsmuster, die im folgenden beschrieben werden, sehr gut voneinander abgrenzbar. Um zu überprüfen, ob die gefundenen Beziehungsmuster spezifisch sind für die Untersuchungsstichprobe, wurden sie durch Profilkorrelation mit 4 typischen Beziehungsmustern aus anderen Untersuchungsstichproben verschiedener Problembereiche verglichen (vgl. Brähler u. Brähler 1987).

Typus 1

Abbildung 5 zeigt das Skalenmittelwertprofil von Typus 1. Das Profil der in diesen Typ zusammengefaßten 6 Paare ist fast identisch mit dem von Brähler et al. (1986) beschriebenen Typ 1 der 12 typischen Paarbeziehungsmuster in „normalen" Ehen, ebenso mit den von Brähler u. Brähler (1987) beschriebenen Typ 1 der 8 klinischen Paarbeziehungsmuster. Es ist ein sehr weit verbreitetes Paarbeziehungsmuster, was sich außerdem daran zeigt, daß es in ähnlicher Form bei vielen anderen klinischen Stichproben (z. B. Krebs, Problemkindern, Herzerkrankungen) auftritt, mit Ausnahme von neurotischen Paarkonflikten.

Die Partner dieser völlig symmetrischen Paarbeziehung beschreiben sich in gegenseitiger Übereinstimmung als erfolgreich, durchsetzungsfähig und etwas zwanghaft, nur leicht bedrückt, aber erlebnisfähig und

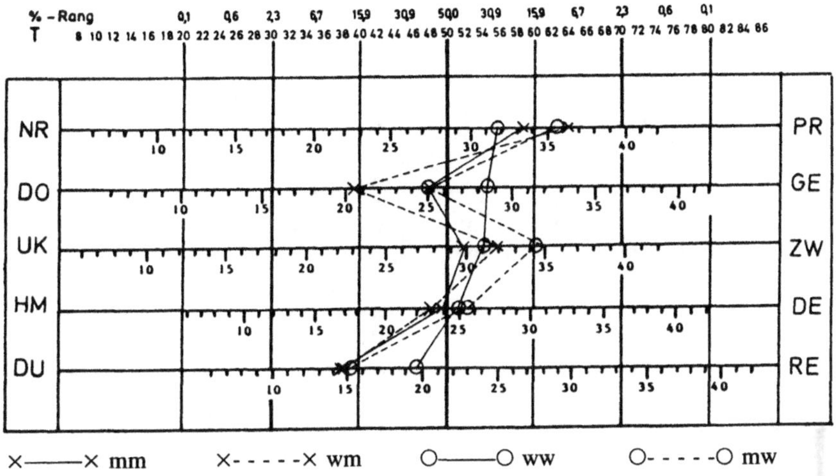

Abb. 5. GT-Profil Typ 1 (6 Paare)
NR negative Resonanz, *PR* positive Resonanz, *DO* Dominanz, *GE* Gefügigkeit, *UK* Unterkontrolliertheit, *ZW* Zwanghaftigkeit, *HM* hypomanische Grundstimmung, *DE* depressive Grundstimmung, *DU* Durchlässigkeit, *RE* Retentivität

durchlässig in der Beziehung. Man könnte sie als „normale" Paare bezeichnen, die den gesellschaftlichen Norm- und Wertvorstellungen entsprechen. Man kann vermuten, daß die Krankheit des Mannes von beiden Partnern gleichermaßen aktiv, aber mit der Tendenz zur Verleugnung bewältigt wird.

Typus 2

Bei den 4 Paaren dieses Typs ist die große Ähnlichkeit der Selbstbilder beider Partner besonders auffällig (vgl. Abb. 6). Beide fühlen sich negativ sozial resonant, depressiv und wenig durchlässig in der Beziehung, während bei den Skalen Dominanz und Kontrolle beide Selbstbilder in der Mitte liegen. Die Fremdbilder weichen bei den Skalen 1, 2, und 4 jeweils gleichsinnig von den Selbstbildern ab in Richtung höherer sozialer Resonanz, höherer Dominanz und geringerer Depressivität. Bei Skala 3 sehen die Frauen ihre Männer eher zwanghaft, während die Männer ihre Frauen eher unterkontrolliert erleben.

Die Paare sehen sich übereinstimmend sehr negativ, sie ziehen sich von ihrer Außenwelt zurück (Festungstyp, vgl. Richter 1970). Vorliegende Fremdbilddifferenzen weisen auch auf Einsamkeit und Isolation innerhalb der Beziehung und auf latente Konflikte hin.

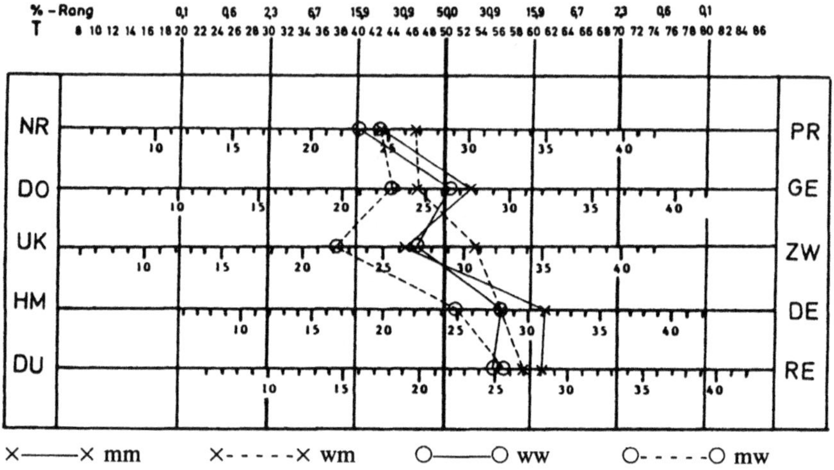

Abb. 6. GT-Profil Typ 2 (4 Paare)
NR negative Resonanz, *PR* positive Resonanz, *DO* Dominanz, *GE* Gefügigkeit, *UK* Unterkontrolliertheit, *ZW* Zwanghaftigkeit, *HM* hypomanische Grundstimmung, *DE* depressive Grundstimmung, *DU* Durchlässigkeit, *RE* Retentivität

Ein ähnlicher Typus fand sich auch bei Ehen, bei dem ein Partner an M. Crohn erkrankt war bzw. der Mann an chronischer Prostatitis litt.

Typus 3

Wie aus Abb. 7 ersichtlich, sind die Beziehungen dieser 8 Paare durch extreme, in anderen klinischen Untersuchungen bisher nicht gefundene polare Selbstbilder auf der Dominanzskala (Skala 2) gekennzeichnet. Der ulkuskranke Mann stellt sich selbst als extrem dominant dar und wird von seiner Frau darin bestätigt – eine besonders ausgeprägte Form traditioneller ehelicher Rollenteilung. Gleichzeitig ist das Selbstbild der Ehefrau durch extreme Gefügigkeit gekennzeichnet, die ebenfalls vom Mann bestätigt wird. Beide haben eine hohe Übereinstimmung hinsichtlich ihrer ehelichen Rollenaufteilung, die sich auf anderen Skalen ebenfalls zeigt. Der Mann ist in der Beziehung dominant, zwanghaft und durchlässig, während seine Frau gefügig, depressiv und verschlossen ist. Dieser selten prägnante Beziehungstyp korreliert mit dem Typ 3 der von Brähler et al. (1986) dargestellten Paarstrukturen.

Typus 4

Bei den 7 Paaren dieses Typs stellen sich die Männer als völlig normal mit lediglich leichter Neigung zur Zwanghaftigkeit dar (vgl. Abb. 8).

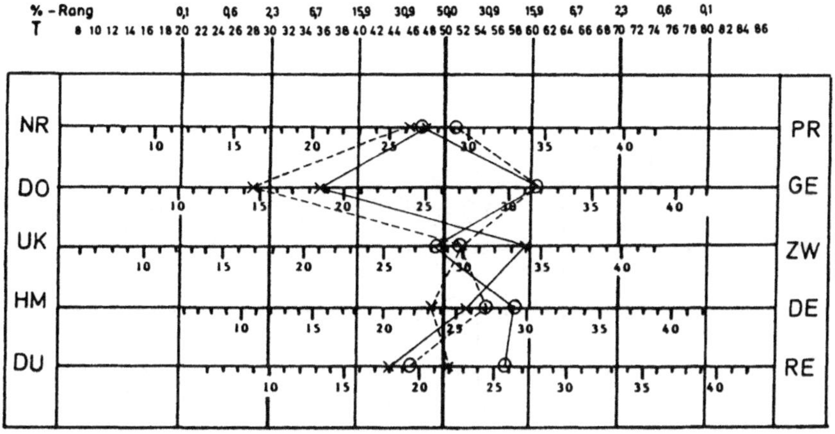

×——× mm ×- - - - -× wm ○——○ ww ○- - - - -○ mw

Abb. 7. GT-Profil Typ 3 (8 Paare)
NR negative Resonanz, *PR* positive Resonanz, *DO* Dominanz, *GE* Gefügigkeit, *UK* Unterkontrolliertheit, *ZW* Zwanghaftigkeit, *HM* hypomanische Grundstimmung, *DE* depressive Grundstimmung, *DU* Durchlässigkeit, *RE* Retentivität

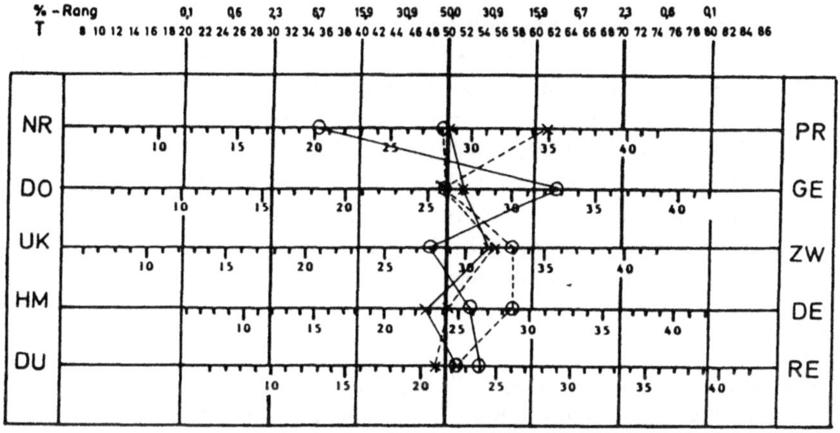

×——× mm ×- - - - -× wm ○——○ ww ○- - - - -○ mw

Abb. 8. GT-Profil Typ 4 (7 Paare)
NR negative Resonanz, *PR* positive Resonanz, *DO* Dominanz, *GE* Gefügigkeit, *UK* Unterkontrolliertheit, *ZW* Zwanghaftigkeit, *HM* hypomanische Grundstimmung, *DE* depressive Grundstimmung, *DU* Durchlässigkeit, *RE* Retentivität

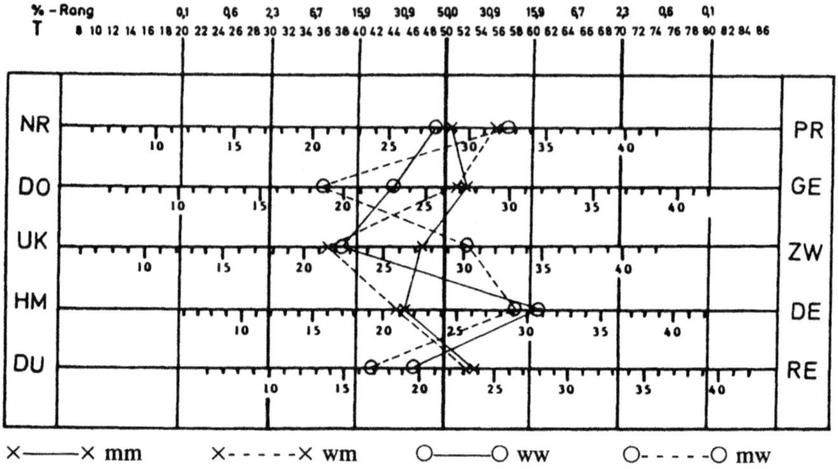

Abb. 9. GT-Profil Typ 5 (6 Paare)
NR negative Resonanz, *PR* positive Resonanz, *DO* Dominanz, *GE* Gefügigkeit, *UK* Unterkontrolliertheit, *ZW* Zwanghaftigkeit, *HM* hypomanische Grundstimmung, *DE* depressive Grundstimmung, *DU* Durchlässigkeit, *RE* Retentivität

Die Ehefrauen empfinden sich selbst extrem sozial negativ resonant und sehen ihre Partner eher positiv resonant, was von diesen in ihren Selbstbildern nicht bestätigt wird. Außerdem schätzen sie sich als gefügig ein. Ein gesund und normal erscheinender Mann steht neben einer mit Selbstwertgefühlen hadernden Ehefrau, die ihren Partner als sozial anerkannter wahrnimmt als dieser sich selbst. Man könnte vermuten, daß sich die Ulkuskrankheit des Mannes lediglich im negativen Selbstbild der Partnerinnen abbildet, die sich gefügig und wenig anerkannt mit ihrer Situation arrangiert.

Typus 5

In dieser Untergruppe von 6 Paaren sind noch am ehesten Beziehungskonflikte aus dem Gießen-Test ablesbar (vgl. Abb. 9). Während sich der Mann weitgehend normal (wie die Normalstichprobe) darstellt, sieht er seine Frau extrem dominant, zugleich depressiv und durchlässig. Im Selbstbild der Frau erscheint diese ebenfalls depressiv, aber unterkontrolliert. Bemerkenswert ist, daß die Ehefrau ihren Mann ebenso unterkontrolliert wahrnimmt wie sich selbst. Man könnte vermuten, daß in diesen Ehen ein subtiler Kampf um die schwächere Position stattfindet: die Ehefrau setzt evtl. der Krankheit des Mannes ihre Depressivität entgegen, und scheint darin auf diesen durchaus dominant zu wirken.

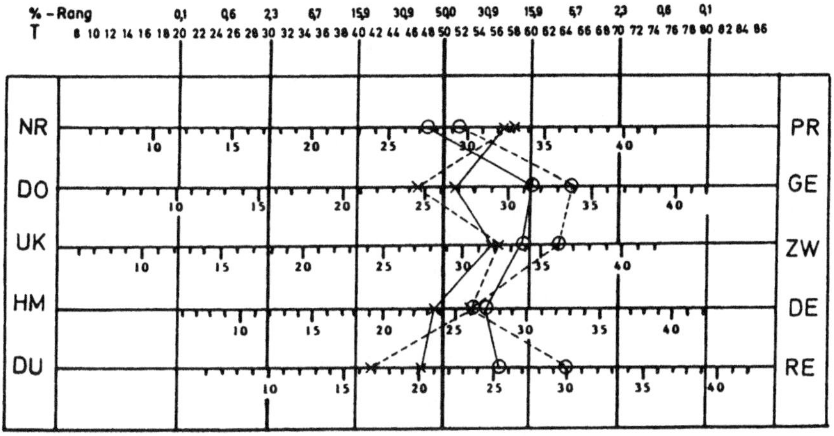

×——× mm ×- - - - -× wm ○——○ ww ○- - - - -○ mw

Abb. 10. GT-Profil Typ 6 (3 Paare)
NR negative Resonanz, *PR* positive Resonanz, *DO* Dominanz, *GE* Gefügigkeit, *UK* Unterkontrolliertheit, *ZW* Zwanghaftigkeit, *HM* hypomanische Grundstimmung, *DE* depressive Grundstimmung, *DU* Durchlässigkeit, *RE* Retentivität

Typus 6

Die Männer bei diesen 3 Paaren stellen sich dar wie die Männer der Eichstichprobe (vgl. Abb. 10). Auffallend ist lediglich die leichte (nichtsignifikante) Tendenz zur positiven sozialen Resonanz und Zwanghaftigkeit. Gleichzeitig erscheinen hier die Frauen als deutlich von der Eichstichprobe abweichend: Sie sehen sich stark gefügig, zwanghaft und leicht depressiv und retentiv. Sie werden in diesen Punkten von ihren Partnern nicht nur bestätigt, sondern noch ausgeprägter gefügig, zwanghaft und verschlossen wahrgenommen. Das Selbstbild der Männer wird von den Partnerinnen bestätigt; sie sehen ihre Männer lediglich ein wenig durchlässiger, als diese sich selbst sehen. Es kann vermutet werden, daß bei diesen Paaren die kranken Männer an der Zwanghaftigkeit und evtl. mangelnden Zuwendung und Versorgung durch ihre Ehefrauen leiden und darin ein bekanntes Beziehungsmuster sichtbar wird, in dem der Mann durch die Krankheit zu mehr oraler Versorgung gelangen will, die er aufgrund der Struktur seiner Partnerin nicht erhält.

Es fällt auf, daß die gefundenen 6 Typen wiederum in 2 Untergruppen aufgeteilt werden können: a) sich normal darstellende ulkuskranke Männer; b) deutlich von der Eichstichprobe abweichende Ulkuspatienten.

Zu a): Die Männer der Typen 4, 5, 6 (insgesamt 16 Paare) weichen im Selbstbild nicht von der Eichstichprobe ab und werden im Fremdbild ihrer Frauen weitgehend bestätigt. Bei allen Paaren sind es die Ehefrauen, die z. T. extreme Abweichungen in ihren Selbstbildern zeigen, wobei auch hier die weitgehende Bestätigung dieser Sichtweise durch die Männer auffällt (jedenfalls sind keine polaren Fremdbilder zu finden). Die Selbstbilder der Frauen zeigen wenig Gemeinsamkeiten: lediglich bei Skala 5 weichen die Frauen aller 3 Typen im Mittel nicht von denen der Eichstichprobe ab; alle Frauen sehen sich tendenziell (Typ 4 und 6) oder extrem (Typ 5) depressiv.

Zu b): Die Männer der Typen 1, 2, 3 (insgesamt 18 Paare) zeigen alle z. T. extreme Abweichungen im Selbstbild von den Männern der Eichstichprobe. Lediglich die Frauen des Typs 1 haben ein Selbstbild, das von den Frauen der Eichstichprobe nicht abweicht, die anderen Frauen zeigen im Selbstbild ebenfalls z. T. extreme Abweichungen. Gemeinsame Merkmale der Selbst- oder Fremdbilder sind nicht zu finden. Allerdings sind die gesellschaftlich verbreiteten traditionellen Rollenstrukturen deutlich sichtbar.

Diskussion

Zur personenbezogenen Auswertung

Beim *Selbstbild* des ulkuskranken Mannes fällt auf, daß sich hier z. T. andere charakteristische Items finden als bei früheren Untersuchungen (Bayer 1971; Overbeck 1975; Eckensberger et al. 1977). Hierzu muß man sich vergegenwärtigen, daß es sich bei dieser Untersuchung nicht um eine Einzelerhebung, sondern um eine Paaruntersuchung handelt, d. h. es ist davon auszugehen, daß das Ausfüllen des Gießen-Tests bei den vergleichend formulierten Items den Partner sehr viel stärker berücksichtigt, als das sonst der Fall ist, wenn die Patienten allein ihren Untersuchungsbogen ausfüllen und dann eher einen allgemeinen Vergleich mit anderen Menschen ziehen. Vielleicht hängt mit dieser anders gearteten Testsituation z. B. zusammen, daß die Aggressionsitems (Ärger in sich hineinfressen, häufig in Auseinandersetzungen geraten) entfallen. Man könnte vermuten, daß der sonst sprichwörtliche Neid-Ärger-Komplex der Ulkuskranken in der Paarbeziehung keine so große Rolle spielt, sondern stärker auf das sonstige soziale Feld bezogen ist, v. a. also auf den Beruf (Zander 1977). Ulkuspatienten, die als Einzelpersonen in Ambulanzen kommen, geben ja selbst auch häufig berufliche Probleme als Hauptursache ihrer Krankheit an. Dafür kann man andere Items vielleicht eher partnerorientiert interpretieren, wie schönes Aussehen, Liebe schenken, jünger wirken. Neben diesen situationsbedingten, d. h. durch die Situation der Paarerhebung erzeugten Abweichungen, finden sich aber auch die typischen, sonst bei Stichproben von Ulkuskranken immer wieder erhobenen Items, die auf die orale Ungeduld, die Innenwendung und die starke Leistungsorientierung hinweisen. Zusammengefaßt für das Selbstbild könnte man sagen, daß hier der aktiv-überkompensatorische Ulkuskranke, als einer der häufigsten Ulkustypten, das Bild (statistisch) bestimmt. Wie sich der ulkuskranke Mann in dieser Paarsituation darstellt (nach Beckmann et al. 1983 enthalten die Itemwerte etwa 50% situative und 50% strukturelle Anteile), und auch der Vergleich zu anderen Männern in der Paartestsituation, legt die Hypothese nahe, daß er eine oral-narzißtische Zufuhr in der Partnerbeziehung erlebt. Es gelingt dem ulkuskranken Ehemann, bei Abwehr unmittelbarer inadäquater oraler Triebwünsche (nach Essen, Trinken, Versorgung, Pflege) eine orale Befriedigung und einen narzißtischen Gewinn daraus zu ziehen, daß er für seinen Verzicht, für seine Aufopferung, für seine Tüchtigkeit eine hohe soziale Belohnung und Anerkennung erhält. Man könnte diesen Umweg als Sublimierung oraler Triebbefriedigung oder auch als Kompensation eines Triebverzichts durch Steigerung des Selbstgefühls begreifen. Dieses Selbst enthüllt neben analen Zügen (Leistung, Unabhängigkeit) v. a. auch seine oralen Wurzeln als „großartiger Versorger“, also als die Wurzeln einer Person, die die anderen toll versorgt und deren Wünsche voll befriedigt. Da dies eigentlich für sich selbst gewünscht wird, wäre letzteres als identifikatorische Erfüllung oraler Wünsche zu verstehen.

Untersucht man das *Fremdbild,* d. h. genauer, worin die Frauen ulkuskranker Männer ihre Partner anders sehen als sonst Frauen ihre Ehemänner (in der Repräsentativerhebung) beschreiben, dann wird zunächst das Selbstbild der ulkuskranken Männer (s. oben) weitgehend bestätigt. Allerdings erleben sie ihre Männer auch eigensinniger und durchsetzungsfähiger, also dominanter, als das der repräsentative Durchschnitt der Frauen bei ihren Männern konstatiert. Das gibt zur Vermutung Anlaß, daß die ulkuskranken Männer nicht ganz so bescheiden und selbstlos wahrgenommen werden, wie sie sich selbst darstellen. Die Ehepartner erleben ihre Wünsche als eigensinnig und sehen auch die Durchsetzungsfähigkeit ihrer Männer.

Wie erleben sich nun die *Partnerinnen* von ulkuskranken Männern in der Paarbeziehung? Es fällt auf, daß sie sich von Frauen in „normalen“ Paarbeziehungen durchaus unterscheiden, daß sie sich recht negativ einschätzen und Hinweise auf ein geringes Selbstwertgefühl geben. Die Frage ist hier auch wiederum zu stellen, inwieweit die Paartestsituation und der damit in den Vordergrund gerückte Vergleich mit dem Partner zu dieser depressiven Selbsteinschätzung führt, es sich also um das Bild einer Interaktionspersönlichkeit der Partnerinnen in diesen Ehen handelt. Bei der glanzvollen Selbsteinschätzung der Männer, die auch durch die Partnerinnen bestätigt wird, liegt die Vermutung eines komplementären narzißtischen Paarsystems nahe, in dem der eine idealisiert wird und narzißtische Zufuhr bekommt und der andere eher für beide das Kleinheitsselbst trägt. Daß hierdurch die intrapsychische Abwehr der ulkuskranken Männer (s. oben) interpersonell verstärkt wird, liegt auf der Hand. Was die Ehefrauen inhaltlich über ihr Kleinheitsselbst abwehren, ist nicht so offenkundig. Möglicherweise spielt hier eine regressive Abwehr ödipaler Konflikte (unattraktiv, wenig liebesfähig) eine Rolle.

Interessanterweise sehen die ulkuskranken Männer ihre Ehefrauen durchaus nicht so unattraktiv, sie schildern sie lediglich abhängiger als das andere Männer tun. Da dieses Item bei anderen Stichproben sonst ein ulkustypisches ist, kann man vielleicht hier davon ausgehen, daß die ulkuskranken Männer ihre Abhängigkeitsbedürfnisse auf ihre Frauen projizieren.

Vergleiche der Real- und Idealbilder

Der Profilvergleich zwischen den verschiedenen Real- und Idealbildern (Abb. 1 und 2) zeigt die enormen intrapsychischen wie interpersonellen Spannungen dieser Paare. Der Vergleich auf Itemebene zeigt darüber hinaus auch noch das ulkustypische Problem, nämlich den mißglückten Umgang mit Aggressionen durch Rückzug, Innenwendung und Depression, was offensichtlich beiden Partnern bewußt ist und sozusagen auf der Liste der wünschenswerten Veränderungen ganz oben steht. Die ulkuskranken Männer wünschen sich, sozial positiv resonanter, offener, weniger depressiv, dominanter und zwanghafter zu sein, während das Idealbild der Frauen von sich selbst (bis auf die Skala 3, Kontrolle) weitgehend ein polares Spiegelbild des Selbstbildes ist, d. h. sie wünschen sich, in allen Aspekten entgegengesetzt zu ihren Realbildern zu sein. Eine gewisse strukturelle Ähnlichkeit ist lediglich in den Realbildern der Frauen über ihre Männer zu sehen, die den Idealselbstbildern der Männer sehr ähnlich sind. Besonders eindrucksvoll ist die Ähnlichkeit der 4 Idealbildprofile mit den Profilen des Typ 1 unserer Männerstichprobe (s. unten) und des von Brähler et al. (1986) gefundenen Typ 1. An dieser weitgehenden strukturellen Ähnlichkeit wird deutlich, daß die Paare sich wünschen, diesem aktiven, eher verleugnenden, aber gesellschaftlich sehr anerkannten Paartyp ähnlich zu sein. Da diese Profilsturktur aber auch bei Paaren mit großen biographischen Belastungen (schweren Erkrankungen und ähnlichem) gefunden wurde, könnte man auch davon ausgehen, daß das von uns gefundene Idealbild bei den Betroffenen mit der Hoffnung auf größere Stabilität in der Beziehung verbunden ist. Denn diese Paarstruktur bietet wegen ihrer relativ klaren und auch traditionellen Rollenteilung mehr Sicherheit und garantiert evtl. wegen der starren Rollen eine gewisse innere Ruhe, weil die jeweilige Position nicht ständig neu ausgehandelt werden muß.

Daß es sich nicht um eine stabile Paarstruktur handelt, zeigen die Real-Idealbild-Differenzen auf Itemebene, wo beim Selbstbild der Männer bei 14, bei dem der Frauen bei 21 Items signifikante Abweichungen zu finden sind. Noch deutlicher wird es beim Vergleich der Fremdbilder, die beim Bild des Mannes über seine Frau 22, beim Bild der Frau über den Mann 13 signifikante Abweichungen zeigen.

Um die Frage von *geschlechtsrollentypischen* Umformungen oder Überlagerungen der Ergebnisse beurteilen zu können, wurde eine Stichprobe von Ehepaaren untersucht, in denen die Frauen die Ulkusträgerinnen waren und die Männer „gesund". Wenn die obigen Ergebnisse als ulkustypische Paarbeziehungsmuster verstanden werden wollen, dann ist zu erwarten, daß sie sich auch vice versa zeigen müßten, wenn die Frauen an einem Ulkus erkrankt sind. Bei diesen Paaren unterscheiden sich nun weder die Frauen noch die Männer im Selbstbild auf Skalenebene von anderen Ehepaaren, erscheinen also gesund. Im Selbstbild der Frauen schimmert ebenfalls nur wenig vom Ulkuskonflikt durch. Nur die Items 1, 22 und 36 weichen signifikant von den Werten anderer Frauen ab (Item 14: hält sich oft für bedrückt; Item 22: gerät häufig in Auseinandersetzungen mit anderen; Item 36: hält sich für stark). Wenn man aber dem Fremdbild des Ehepartners über seine ulkuskranke Frau Glauben schenken würde, fände man altbekannte Items wieder, wie Ehrgeiz, Leistungsorientierung, Bedürfnis nach Anerkennung, Befangenheit im Umgang mit dem anderen Geschlecht. Die „Ulkuspersönlichkeit" ist also auch bei den Frauen anzutreffen. Interessant ist, daß die Ulkusfrauen ihre Ehepartner sozial negativ resonant und retentiv sehen, was etwa der negativen Position der Ehefrauen in Beziehungen mit ulkuskranken Männern entspricht (s. oben). Die Auswertung der 4 Idealbilder zeigt große Ähnlichkeit mit der ulkuskranker Männer (s. oben). Die Unzufriedenheit der ulkuskranken Frauen mit ihren Männern bzw. die darin enthaltenen Projektionen zeigen die Spannungen der Paare sehr deutlich: das Idealbild der Frauen über ihre Männer weicht vom Realfremdbild in 14 Items signifikant ab. Mit einer Ausnahme sind es Items, die signifikante Abweichungen von der Ehepaarerhebung zeigten. Mit anderen Worten: die ulkuskranken Frauen wünschen sich intensiv Ehemänner, die der Norm ähnlicher sind. Sie scheinen ihr Leid nicht in eigener Unzulänglichkeit und Konflikthaftigkeit zu sehen (kaum signifikante Abweichungen auf Skalen- und Itemebene im Selbstbild), sondern in unerträglichen Eigenschaften ihrer Ehemänner. Diese Ergebnisse könnte man als Probe aufs Exempel interpretieren: es scheint unabhängig davon, wer der ulkuskranke Partner in der Ehebeziehung ist, eine oral-narzißtisch komplementäre Kollusion zu geben, in der der Ulkuskranke jeweils als oralfixierter Narzißt und der Partner als komplementär dazu erscheinen. Dabei wird das psychogenetische Niveau des psychosozialen Arrangements offenbar vom Ulkuskranken bestimmt. Diese Beobachtung, daß die Einigung auf dem niedrigsten psychogenetischen Niveau (also des kränksten Familienmitglieds) erfolgt, machten wir auch im Zusammenhang familiendynamischer Untersuchungen an Kindern mit Asthma und Kolitis (Overbeck 1985). Der kranke Partner bestimmt dieses Niveau eher durch seine Fixierung, der gesündere Partner stellt sich meist durch regressive Abwehr darauf ein. Die große Bedeutung der Krankheit in der Beziehung aller Paare (sowohl ulkuskranker Männer wie Frauen) zeigt sich im Gießener Beschwerdebogen auf allen Skalen. Männer wie Frauen weichen auf allen 5 Skalen hochsignifikant von der repräsentativen Paarerhebung ab, die Frauen sogar in einem Ausmaß, das noch nie in einer anderen klinischen Erhebung gefunden wurde. Besonders interessant ist dabei der Befund, daß die Partner ebenfalls unter erheblichen Magenbeschwerden leiden, wenn das auch nicht so einfach zu interpretieren ist. Man könnte dies – mehr als alle bisher diskutierten Hinweise aus dem Gießen-Test – als Hinweis auf die zentrale Funktion der Körperbeschwerden in der Regulation der ehelichen Beziehungen bei Ulkuspaaren sehen und vielleicht den großen Widerstand von Ulkuspatient(inn)en gegenüber psychotherapeutischen Behandlungen verstehen. Man könnte dies aber auch als Hinweis dafür nehmen, daß es sich häufiger um 2 Magenkranke handelt, von denen einer nur der Indexpatient ist, oder darin einen Beleg für die wechselseitige projektive Identifikation sehen.

Abschließend soll nun noch die Frage des *typischen Ulkuspaarbeziehungsmusters* an anderen Paarstichproben vergleichend überprüft werden. Dabei beziehen wir uns auf eine Untersuchung von Brähler et al. (1986). Aus unserer Untersuchung ist ersichtlich, daß sich die Paarbeziehungen ulkuskranker Männer (die ulkuskranken Frauen gingen nicht ein) mittels Q-Faktorenanalyse in 6 Typen auflösen lassen.

Wir haben versucht, die Typen verschiedener Krankheitsgruppen nach Profilähnlichkeiten den 12 Grundtypen der repräsentativen Normalstichprobe von Ehepaaren zuzuordnen (Brähler et al. 1986). Dabei zeigt sich, daß der Ulkuspaartyp I zusammen mit noch sehr vielen Paartypen aus anderen Krankheitsgruppen (Herzklappenoperierte, Patienten mit Genitalkarzinom, Eltern Schizophrener, Patienten mit Hodenkarzinom), dem Typ I der Repräsentativstichprobe entspricht. Bei diesem Paarbeziehungsmuster handelt es sich um eine symmetrische Beziehung, in der sich beide Partner übereinstimmend als erfolgreich, durchsetzungsfähig, gesellschaftlichen Erwartungen entsprechend, leistungsbetont darstellen. Brähler et al. (1986) schreiben, daß es sich bei diesen Paarbeziehungsmustern offenbar um die aktive, aber auch verleugnende Form der Bewältigung eines schweren Problems durch die beiden Partner handelt. Spezieller auf die Ulkuspaare bezogen würde das bedeuten, daß die aktiv-überkompensatorischen ulkuskranken Männer zur Verstärkung ihrer Abwehr möglichst ähnlichem also auch starke Partner suchen, so daß bei diesen Paaren eine symmetrische Abwehr aller Gefühls-, Agressivitäts- und Passivitätsprobleme bestünden.

Das kann aber offensichtlich nur einen Teil der Paare betreffen, da einige unserer Typen auch noch eine Profilähnlichkeit mit dem Typ 10 der Stichprobe zeigen. Dieser Paartyp beschreibt Beziehungen selbstunsicherer, gehemmter, bedrückter Frauen mit attraktiven, unbeschwerten Männern. Bei anderen Krankheitsgruppen wird von obengenannten Autoren diese Paarstruktur als Auswirkung der Krankheit verstanden, weil sich die erkrankten Frauen in der Partnerbeziehung nicht mehr für vollwertig halten und unter dem Gefühl des Mangels an Attraktivität leiden, während die Männer als Gegenpol lebensfrohen Optimismus verbreiten. Auf Ulkuspaare bezogen könnte dies vielleicht heißen, daß hier Passivität, Depressivität und negative soziale Resonanz auf die Partner projiziert werden und auch für die Partnerin ihre Funktion in einer gemeinsamen Paarkollusion haben (s. oben).

Eine ähnliche komplementäre Rollenaufteilung (wie sie auch überwiegend aus unseren obigen Ergebnissen interpretiert werden konnte) zeigt sich beim Ulkuspaartyp 3, der dem Typ 3 der Repräsentativstichprobe an Ehepaaren entspricht. Dieser Paarbeziehungstyp zeigt die ausgeprägte traditionelle Rollenteilung mit dominanten Männern und gefügigen Frauen, wobei auch die Einschätzung bezüglich der Attraktivität und Liebesfähigkeit komplementär erlebt wird und die Männer selbstsicherer und offener beschrieben werden als die Frauen. Dieses Beziehungsmuster erinnert an den durchsetzungsfähigen, ungeduldigen, etwas unterkontrollierten Ulkusmann mit geduldiger Frau, die dient, pflegt, bewundert, sich selber aber depressiv fühlt und sich unwert vorkommt.

Inwieweit es wirklich typische Beziehungsmuster bei Ulkuspaaren gibt, ist nach dieser vergleichenden Paaruntersuchung noch schwerer zu beantworten. Es gibt zwar überwiegend die komplementäre psychosoziale Kollusion, aber symmetrisch konkurrierende Paarbeziehungen gibt es ebenfalls. Beide Formen kommen bei vielen anderen Krankheiten wie auch bei gesunden Paaren als Typen vor. Sie sind zwar nicht identisch, es bestehen nur Profilähnlichkeiten, aber immerhin, kann man dann überhaupt noch von krankheitstypischen Beziehungsmustern sprechen? Im Grunde ist natürlich von einer Paaruntersuchung nicht mehr zu erwarten, als das, was die Spezifitätsfrage aus der Einzeluntersuchung nur hergibt; es gibt zwar nicht *den* Ulkuskranken, aber doch häufig wiederkehrende, insofern also auch typische Persönlichkeitskonfigurationen (s. zur Taxonomie Meyer 1985). Das Problem wird weiter noch dadurch kompliziert, wie auch die vorgelegte Untersuchung beweist, als diese Typen eben auch bei anderen Krankheitsbildern wieder vorkommen. Damit wird die Krankheitspezifität der Ergebnisse noch weiter verdünnt. Allerdings muß man auch in Rechnung stellen, daß mit solchen Meßinstrumenten wie dem Gießen-Test nur relativ allgemeine psychologische Grunddimensionen erfaßt werden können und nicht die klinisch differenzierteren Variablen. Das Thema Unabhängigkeit–Abhängigkeit spielt z. B. bei der Herzneurose, der Colitis ulcerosa und der Ulkuskrankheit gleichermaßen eine Rolle; Inhalte, Triebfixierungen, Selbstorganisation und Abwehrformation sind jedoch grundverschieden. Die Frage nach einer gewissen Spezifität bzw. Typologie kann daher nur zusammen mit anderen klinischen Befunden beantwortet werden.

Zur Paardynamik von Ulkuspatienten im Erstinterview

A. Daniel

Untersuchungsstichprobe, methodisches Vorgehen und theoretischer Hintergrund

In der vorliegenden Untersuchung wurden 10 Paare, von denen jeweils ein Partner an chronisch rezidivierenden Duodenalulzera litt, in 2 psychoanalytisch orientierten Erstinterviews in ihrer häuslichen Umgebung untersucht. Die Indexpatienten waren 9 Männer und 1 Frau. Das Durchschnittsalter der Patienten betrug 44 Jahre, das der Partner 42 Jahre. Die Hausbesuche wurden zunächst aus organisatorischen Gründen durchgeführt und im Verlauf der Untersuchung beibehalten, da sie einen erheblichen Informationszuwachs brachten.

Im Mittelpunkt des Forschungsinteresses stand das Beziehungsgefüge der Partner, d. h. das psychosoziale Abwehrarrangement, wobei nicht nur eine Verschränkung individueller Abwehrvorgänge zu intradyadischen Abwehrmechanismen gefunden werden konnte, sondern darüber hinaus – wie in der Folge aufgezeigt werden soll – fand diese Abwehr auch eine konkrete Verankerung in der Umgebung der untersuchten Paare.

Die Ergebnisse der vorliegenden Untersuchung stützen sich im wesentlichen auf Expertendiskussionen (die Expertenrunde bestand aus den akademischen Mitarbeitern des Funktionsbereiches Psychosomatik im Klinikum der Universität Frankfurt, in denen die Interviewerin jedes Interview in freier Form vorstellte[1]).

Zur Beschreibung der Beziehungsstrukturen erwies sich das von Willi (1975) in Anschluß an Dicks (1967) entwickelte Kollusionsmodell als außerordentlich brauchbar. Es stellt eine Möglichkeit der Konzeptualisierung von Paarkonflikten dar. Zum Verständnis der folgenden Ausführungen sei dieses Modell, dessen Sprache hier Verwendung finden soll, an dieser Stelle kurz skizziert: Willi versteht unter Kollusion ein von den Partnern meist unbewußt miteinander inszeniertes Zusammenspiel aufgrund eines gleichartigen, unbewältigten

---

[1] Näheres über Stichprobe und methodisches Vorgehen s. Daniel 1987.

neurotischen Grundkonflikts. Dieser Grundkonflikt wird in verschiedenen Rollen ausgetragen und begünstigt bei einem Partner progressive (ein Überspielen von Schwäche mit einer „Erwachsenheitsfassade") und beim anderen regressive (ein Zurückfallen auf kindliche Verhaltensweisen) Selbstheilungsversuche. Dieses progressive und regressive Abwehrverhalten bewirkt im wesentlichen die Anziehung der Partner, da ein jeder hofft, durch den anderen von seinem Grundkonflikt erlöst zu werden. Die Wiederkehr des Verdrängten läßt diesen kollusiven Selbstheilungsversuch jedoch im längeren Zusammenleben scheitern (Willi 1975).

Willi beschreibt 4 Kollusionsmuster, die sich weitgehend mit den in der Psychoanalyse beschriebenen Phasen der psychosexuellen Entwicklung decken: Die orale Kollusion, die anal-sadistische Kollusion, die phallische Kollusion und die narzißtische Kollusion.

Die phallisch-ödipale Kollusion mag an dieser Stelle als Beispiel zur Illustration dienen: Hier steht die „männliche Bewährung" eines Partners (meist des Mannes) als progressive Position neben einer Akzeptanz von „passiv-femininen" Tendenzen beim anderen Partner. Verdrängt werden auf der einen Seite „passiv-feminine" Tendenzen, auf der anderen Seite „männliche" Rollenansprüche. Es handelt sich hierbei um eine typisch komplementäre Beziehungsstruktur.

Willi beschreibt jedoch auch symmetrische Beziehungsstrukturen: Im chronischen ehelichen Machtkampf beispielsweise entgehen die Partner durch andauernde Kämpfe um die Machtposition in der Beziehung der unbewußten Angst, sich eigenen Gefühlen von Abhängigkeit, Ohnmacht und Hilflosigkeit stellen zu müssen. Soweit die Ausführungen zum theoretischen Hintergrund.

In der vorliegenden Untersuchung konnten bei allen Paaren Beziehungsmuster im obengenannten Sinne herausgearbeitet werden. Von ulkusspezifischen Beziehungsstrukturen kann jedoch aufgrund der begrenzten Anzahl der untersuchten Fälle nicht gesprochen werden. Dennoch erscheint es gerechtfertigt, die gefundenen Paarbeziehungsmuster bei der Entscheidungsfindung für mögliche psychotherapeutische Interventionen zu berücksichtigen.

Ergebnisse der Paaruntersuchung

In der vorliegenden Untersuchung konnte sowohl bei den Indexpatienten als auch bei den Partnern aufgrund der Dynamik der Interviews und aufgrund biographischer Angaben auf das Vorherrschen unbewältigter oraler Konflikte geschlossen werden. Frühe orale Entbehrungen, Mangel an Fürsorge und auch narzißtische Mangelzustände standen im Vordergrund.

Versagungen auf anderen psychosexuellen Entwicklungsstufen waren von vergleichsweise untergeordneter Bedeutung. Hier sind in erster Linie anale Fixierungen zu nennen.

Folgerichtig betrafen die häufigsten von den Paaren spontan intendierten Gesprächsinhalte orale Themen, etwa Versorgung, passives Habenwollen, Abhängigkeit, Neid und Gier. Dem folgten anale Themen: Hier sind Unabhängigkeit, Macht und Kontrolle zu nennen.

Sofern überhaupt ödipale Konflikte von den Paaren angesprochen wurden, geschah dies mit dem Ziel ihrer Bagatellisierung. Die Frage, inwieweit ödipale Konflikte durch eine Regression auf frühere Entwicklungsstufen abgewehrt wurden, konnte aus den Erstinterviews nicht beantwortet werden. Hier könnten ggf. länger dauernde Paartherapien Aufschluß geben.

Ein erwachsener und angemessener Umgang mit dem Bereich der Sexualität war beispielsweise bei keinem der untersuchten Paare zu erkennen. Eine auch nur entfernte Berührung dieses Themas löste bei einigen Paaren Verlegenheit in Form von „Kicheranfällen" aus.

Auch ein angemessener Umgang mit dem Affekt der Aggression konnte bei den Paaren nicht gefunden werden.

„Stabile" Kollusionen

Bei 4 der untersuchten Paare wurde der unbewältigte orale Grundkonflikt, der bei beiden Partnern gefunden werden konnte, im Sinne einer oralen Kollusion abgewehrt. In der vorliegenden Untersuchung war es immer der Indexpatient, der den regressiven Abwehrpart des „Pfleglings" übernommen hatte, während dem Partner der progressive Part der „pflegenden Mutter" zukam. Im Zentrum dieser Beziehungen stand die wechselseitige Befriedigung oraler Bedürfnisse beider Partner. Bereits die ursprüngliche Partnerwahl hatte der Errichtung einer stabilen Kollusion gedient. Die Erwartungen der Partner ergänzten sich ideal: Beispielsweise suchte in einem Fall die Ehefrau eine „pflegerische Aufgabe", nachdem der von ihr über Jahre gepflegte kranke Großvater gestorben war; der Indexpatient suchte nach einer gescheiterten Ehe eine „pflegende Mutter", die ihm die Zuwendung geben konnte, die er zuvor vermißt hatte. In dem genannten psychosozialen Abwehrarrangement konnte der Indexpatient nach der Eheschließung nicht nur seine psychosomatische Erkrankung über mehrere Jahre kompensiert halten (die Ulkuserkrankung hatte bereits vor der Eheschließung über mehrere Jahre bestanden), sondern auch einen vor der Eheschließung über ungefähr 2 Jahrzehnte bestehenden schweren Alkoholabusus aufgeben.

In dem genannten Fallbeispiel versorgte die Ehefrau nicht nur den Indexpatienten zu ungewöhnlichen Zeiten mit besonders zubereiteter Nahrung (z. B. heißem Milchbrei), sondern sie bemühte sich, auch nur geringfügige Erregungen (z. B. „böse" Träume) durch Streicheln und (buchstäbliches) Zudecken zu dämpfen, in einer Form, wie dies üblicherweise nur aus dem Umgang von Müttern mit Kleinkindern bekannt ist.

In den „stabilen" Kollusionen wurde auch ein narzißtischer Gewinn für beide Partner deutlich. Während die Indexpatienten wie im obengenannten Beispiel eine Mittelpunktstellung im familiären Verband einnahmen, bezogen die Partner eine narzißtische Gratifikation sowohl aus der gesellschaftlichen Anerkennung ihrer Rolle als auch durch eine Bestätigung ihres oral-narzißtischen Größenselbst, welches durch eine Identifikation mit der „Idealmutter" eine Bestätigung erfuhr.

War es den Paaren – wie im genannten Beispiel – gelungen, ein stabiles (wenn auch kollusives) Gleichgewicht herzustellen, entstand der Eindruck, daß die Partner an einer Veränderung ihrer Lebenssituation nicht im mindesten interessiert waren, sondern sich auf Dauer in den „stabilen" Kollusionen eingerichtet hatten. Diese Konstellation dürfte sicherlich Ursache für die allenfalls dürftig vorhandene Zugänglichkeit dieser Paare für psychotherapeutische Bemühungen sein. Neben den Abwehrmechanismen Spaltung, Verleugnung und Projektion, die aufgrund des unbewältigten Grundkonflikts erwartet wurden, konnten bei den Paaren in „stabiler" Kollusion auch noch einige Besonderheiten des Abwehrverhaltens beobachtet werden. So zeigte sich in auffällig gehäufter Weise ein materiell „greifbares" Korrelat intrapsychischer und intradyadischer Spaltungsprozesse in der häuslichen Umgebung der Paare. Das obenbeschriebene Paar hatte beispielsweise auf dem Zufahrtsweg zum Haus innerhalb eines eigentlich öffentlichen Waldgeländes einen verschließbaren Schlagbaum errichtet. Damit wurde der innerpsychische Vorgang einer Abspaltung des Bösen (repräsentiert im vorliegenden Fall durch „streunende Amerikaner" und „Erbschleicher") externalisiert und in der Umgebung des Paares verankert. Die konkreten, wenn auch überwiegend als solche phantasierten bösen Aggressoren wurden von dem Paar in der Außenwelt verfolgt. Die strenge Trennung zwischen „gut" innerhalb der Welt des Paares und „böse" außerhalb erfolgte im genannten Fall und in fast allen Fällen passenderweise gleichsinnig bei beiden Partnern.

Ersterkrankungen oder ein Rezidiv traten in den beschriebenen „stabilen" Kollusionen in aller Regel im Zusammenhang mit Situationen auf, die eine Veränderung des häuslichen und/oder beruflichen Gleichgewichts (im vorliegenden Fall Ablösungstendenzen eines Kindes und ein ungewollter Arbeitsplatzwechsel) – und damit möglicherweise eine drohende Einschränkung von Bedürfnisbefriedigung – ankündigten. Die Funktion der Erkrankung konnte in diesen Fällen als Versuch einer Wiederherstellung des familiären Gleichgewichts interpretiert werden.

Orale Versorgung während des Interviews

Eine besondere Erwähnung verdient auch die orale Versorgung der Interviewerin durch die Paare während der Interviews. Diese Versorgung spielte nicht nur verbal eine wichtige Rolle, sondern wurde von den Paaren konkret in Szene gesetzt. Es wurden Getränke, Kaffee und Kuchen und sogar komplette Mittagessen von den Paaren angeboten.

An dieser Stelle sei nun ein typisches Versorgungsbeispiel vorgestellt: In einem Fall erfolgte die Versorgung mit Getränken immer nur dann, wenn emotionale Spannungen auftauchten, die Interviewerin etwa Gefühle wie Enttäuschung und Wut ansprach. Diese mußten dann, ähnlich wie Mitscherlich (1968) es in dem von ihm beschriebenen Fall des Gastwirts schildert, in oral-aggressiver Weise „heruntergeschluckt" werden. Die Ehefrau beendete das erste Interview mit den Worten: „Nun ist lange genug geschwätzt worden, jetzt kommen endlich Kaffee und Kreppeln auf den Tisch". Da das mehr einem Befehl als einem Angebot gleichkam, war in der aktuellen Situation eine Ablehnung nicht möglich.

Es sei an dieser Stelle ausdrücklich betont, daß es sich bei den dargestellten Getränke- und Speiseangeboten nicht um die übliche Art konventioneller Höflichkeitsbezeugungen handelte, da solche Höflichkeitsgesten üblicherweise die Möglichkeit des Neinsagens offenlassen. In den beschriebenen Fällen wurde eindeutig signalisiert, daß eine mögliche Ablehnung nicht nur einer groben Unhöflichkeit gleichgekommen wäre, sondern auch einen Abbruch der Beziehung zur Interviewerin bedeutet hätte.

„Instabile" Kollusionen

Von 2 der untersuchten Paare wurden die zugrundeliegenden Konflikte im Sinne einer symmetrischen Kollusion in einem ehelichen Machtkampf abgewehrt.

Beispielsweise wehrte ein Paar die jeweils individuell bestehenden Abhängigkeitswünsche progressiv ab. Dies schlug sich konkret nieder in einem Zirkel aus heftigen Anwürfen der Indexpatientin gegenüber dem Ehemann wegen dessen vermeintlichen Versäumnissen gegenüber der Familie einerseits; der Ehemann seinerseits beantwortete diese Vorwürfe mit erbitterter Verteidigung und Rechtfertigung bis hin zu körperlicher Gewalt gegenüber Ehefrau und Tochter.

Neben den auf S. 107 genannten frühen Abwehrformen konnten hier auch reifere beobachtet werden, wobei insbesondere der Abwehrmechanismus der Intellektualisierung eine Rolle spielte. So wurde bei dem obengenannten Paar häufig jeder auftauchende Affekt mittels intellektueller Verarbeitung seiner Gefühlskomponente beraubt. Übrig blieben „sachliche" Argumente, die es dem Paar immer wieder erlaubten, sich der Thematisierung psychischer Konflikte zu entziehen (die temporär auftretenden Ablösungswünsche des Ehemannes waren auf diese Weise nicht etwa angstbesetzt, sondern konnten als notwendige Schritte auf dem Weg zur Erreichung eines abstrakten Selbständigkeitsideals abgehandelt werden). Das Paar hatte außerdem eine früher unternommene und ungefähr 1 Jahr dauernde Paartherapie ungeschehen gemacht, indem die Aufspaltung zwischen „guter" Ehefrau und „bösem" Ehemann, die in der Therapie ansatzweise aufgehoben werden konnte, wiederhergestellt wurde.

Das Krankheitsrezidiv der Ehefrau konnte in dieser – wie auch der anderen symmetrischen – Kollusion als durch eine Wiederkehr verdrängter Anteile (im genannten Fall Versorgungswünsche) verursacht verstanden werden.

Gelten symmetrische Kollusionen schon i. allg. als schwer auflösbar (Willi 1978), so scheint dies auf Ulkuspaare in symmetrischer Kollusion in besonderem Maße zuzutreffen. Bezogen auf Psychotherapie stand im Vordergrund der Wunsch nach ganz konkreter Hilfe. Im skizzierten Fall handelte es sich um ein Rentenbegehren.

„Dekompensierte" Kollusionen

Nach den „stabilen" und „instabilen" nun zu den „chaotischen"[2] oder „dekompensierten" Kollusionen, die in 2 Fällen gefunden werden konnten. Hier wurde die vorherrschende orale Thematik nicht wie bei den zuvor beschriebenen Paaren im Sinne einer komplementären oder symmetrischen Kollusion abgewehrt, sondern es herrschte zum Zeitpunkt der Untersuchung aufgrund aktueller Konflikte ein chaotisch

[2] Das Wort „chaotisch" findet hier im umgangssprachlichen Sinne Verwendung und meint Unordnung, Durcheinander.

anmutendes Bemühen beider Partner, die Konfliktsituation „in den Griff" zu bekommen. Es konnte ein schneller Wechsel verschiedener Abwehrformen beobachtet werden, dem zu folgen der Interviewerin nur schwer möglich war.

In einem Fall konnte noch eindeutig rekonstruiert werden, daß die jetzige Situation durch den Zusammenbruch einer zuvor stabilen oralen Kollusion entstanden war. In diesem Fall war die reale Grundlage für die Kompensation früh erlittener Frustrationen zusammengebrochen: Der Indexpatient hatte eine weit überdurchschnittlich dotierte Arbeitsstelle verloren und konnte somit sein ungewöhnlich aufwendiges Haus nicht mehr finanzieren. Hinzu kamen weitere innerfamiliäre Konflikte, die ebenfalls zu dem Chaos beitrugen.

In dem anderen Fall war der Prozeß der „Chaotisierung" schon so weit fortgeschritten, daß eine Rekonstruktion der früheren Abwehrformen nicht mehr möglich war. Allein während der beiden Interviews wechselte der Indexpatient im Erleben der Interviewerin vom hilflos abhängigen Säugling zum Mann von Welt, der Verführungsangebote machte. Ebenso schwankte die Ehefrau völlig unvorhersehbar zwischen Schutz suchender körperlicher Annäherung an die Interviewerin und verbalen Unabhängigkeitsbekundungen. Ein Ansprechen dieser Situation führte günstigstenfalls zu einer Aufforderung der Interviewerin durch den Indexpatienten, doch endlich etwas „Richtiges" (das Heranschaffen von richtigen Medikamenten oder das Beschaffen eines Arbeitsplatzes nach den Wünschen des Patienten usw.) zu unternehmen.

Der beschriebene Zustand wurde von den Betroffenen offensichtlich als in unkontrollierbarer Weise quälend erlebt. Ein Ausweg, etwa eine Trennung, schien jedoch aus vielerlei Gründen nicht möglich.

In diesen „chaotischen" oder „dekompensierten" Kollusionen kam es gewöhnlich unter der Belastung mehrerer aktueller Konflikte zu Krankheitsrezidiven. Es handelte sich hierbei um Konflikte aus den Bereichen Familie (Objektverluste, Verselbständigungstendenzen von Kindern usw.) und/oder Beruf (Verlust des Arbeitsplatzes oder Verlust der Sicherheit gebenden sozialen Bezugsgruppe), sowie um eine Wiederkehr verdrängter Anteile bei einem oder auch beiden Partnern.

Zur Frage der Behandelbarkeit

Die zuletzt beschriebenen Paare hatten aus eigenem Antrieb, wenn auch aus unterschiedlichen Gründen, psychotherapeutische Hilfe gesucht, während die Paare in „stabiler" Kollusion von den jeweils behandelnden Internisten geschickte Paare waren. Näheres Hinsehen zeigte jedoch, daß die Paare, die aus eigenem Antrieb gekommen waren, die organmedizinischen Hilfsangebote für sich erschöpft hatten.

Anlaß zum Aufsuchen eines Psychotherapeuten waren in den untersuchten Fällen immer äußere Konflikte, nicht innerpsychische Schwierigkeiten. Psychotherapeutische Hilfe bedeutete folglich für diese Paare nicht ein Verstehen und Klären von psychischen Konflikten, sondern wurde im Sinne einer Wiederherstellung der zuvor stabilen – meist oralen – Kollusion mißverstanden. Jedoch auch die Partner in symmetrischen Beziehungsstrukturen, die ein deutlich höheres Konfliktpotential in die Stunden brachten, erwarteten lediglich eine konkrete, meist äußere Hilfe.

Häufig wurde die Übernahme elterlicher Funktionen vom Psychotherapeuten erwartet: Etwa Erziehungsmaßnahmen gegenüber dem Partner, der drohte, die eingewöhnten Muster seiner üblichen Verhaltensweisen zu verlassen. Häufig wurde auch das Ausstellen von Bescheinigungen erwartet, von denen sich die Patienten gewisse Vergünstigungen erhofften (z. B. das Zurückversetzen an einen zuvor geschätzten Arbeitsplatz). Eine psychotherapeutische Behandlung mit einer begrenzten Stundenzahl war allen Paaren, die sich motiviert zeigten, angeboten worden, wurde jedoch nur in 2 Fällen von den Paaren angenommen. Von diesen Paaren erschien ein Paar zum vereinbarten Zeitpunkt nicht und begründete dies später damit, daß die Wartezeit zu lange gewesen sei (diese hätte de facto 5 Wochen betragen), das andere Paar zog sich nach wenigen Sitzungen zurück, da die konkreten Hilfeleistungen, die v. a. der Indexpatient erwartet hatte, ausblieben (er hatte gehofft, die Interviewerin könne ihm helfen, eine ähnlich hoch bezahlte Arbeitsstelle zu finden wie die, die er verloren hatte).

Zusammenfassung und Diskussion

Die vorliegende Untersuchung von 10 Paaren, von denen jeweils ein Partner an einem Ulcus duodeni erkrankt war, zeigte, daß das Kollusionskonzept von Willi ein brauchbares Instrument zum Verständnis auch dieser psychosomatischen Erkrankung und ihrer Auswirkung auf die Objektbeziehungen darstellt. Einschränkend sei jedoch darauf hingewiesen, daß dieses Konzept zwar einerseits eine Orientierung über die Partnerwahl und den Paarkonflikt ermöglicht, andererseits jedoch in der Realität vielschichtige Strukturen durch die Reduktion auf einen gemeinsamen Grundkonflikt vereinfacht.

Zusammenfassend seien noch einmal – in der Sprache dieses Modells – die bei Ulkuspatienten und deren Partnern hervorstechendsten Phänomene dargestellt: Es zeigten sich Kollusionen auf oraler und analer Ebene. Ödipale Kollusionen fehlten. In der Hälfte der Fälle wurden die zugrundeliegenden oralen Konflikte im Sinne einer stabilen oralen Kollusion abgewehrt. Diese boten beiden Partnern in aller Regel ein hohes Maß an oraler Befriedigung. Hier wurden auch narzißtische Gratifikationen sichtbar. Zu einem Krankheitsausbruch oder Rezidiv kam es in diesen Komplementärbeziehungen i. allg. durch Konflikte, die von außen an die Dyade herangetragen wurden. In weiteren 2 Fällen konnten symmetrische Beziehungsstrukturen, die die Form eines ehelichen Machtkampfs angenommen hatten, gefunden werden. In diesen analen Kollusionen kam es durch das Aufbrechen innerer Konflikte, die mit Hilfe der Kollusion nicht mehr in der Verdrängung gehalten werden konnten, zu einem Krankheitsrezidiv.

In 2 anderen Fällen konnte ein Wechsel zwischen unterschiedlichen Konfliktebenen und Richtungen der Abwehr beobachtet werden, nachdem früher stabile Kollusionen zusammengebrochen waren. Die Paarbeziehungen wurden in diesen Fällen vor dem Krankheitsausbruch durch mehrere aktuelle Konflikte belastet.

Das Entstehen der oben beschriebenen Kollusionen konnte in allen Fällen als Selbstheilungsversuch angesehen werden. Bereits die ursprüngliche Partnerwahl diente der Errichtung einer stabilen Kollusion. Wo es gelungen war, ein stabiles – wenn auch kollusives – Gleichgewicht herzustellen, entstand der Eindruck, daß die Paare sich in der Kollusion eingerichtet hatten und keine Änderung anstrebten.

Vielmehr bedienten sich die Paare zur Aufrechterhaltung der einmal hergestellten Familienhomöostase spezifischer Abwehrmechanismen, die in ihrem Muster typisch für das vorliegende Krankheitsbild erscheinen. Es handelte sich hierbei um orale und anale Abwehrmechanismen, die in aller Regel von den Paaren gleichsinnig verwendet wurden.

Psychotherapeutische Hilfe wurde von den Paaren nur dann gesucht, wenn die konfliktneutralisierende Wirkung der Symptombildung versagte. Hilfe bedeutete für die Paare jedoch nicht ein Verstehen und Klären der Konfliktsituationen, sondern wurde konkretistisch im Sinne einer Wiederherstellung der zuvor stabilen Kollusion mißverstanden. Vermutlich dürfte der hohe Krankheitsgewinn, der primär eine Entlastung von inneren Konflikten und sekundär große Vergünstigungen durch die Umgebung bietet, für die Veränderungsresistenz der Paare verantwortlich sein.

Über-Ich-Pathologie und Ulkuserkrankung – zur Psychodynamik einer Paarbeziehung

H. Schoenhals

Die Psychodynamik einer Paarbeziehung, in der ein Partner ein Magenulkus hat, wird anhand von Material aus der psychotherapeutischen Arbeit mit diesem Paar dargestellt. Dabei soll der Stellenwert der Ulkuserkrankung für die Psychodynamik des Erkrankten und für die Paarbeziehung herausgearbeitet werden.

Der Versuch, mit diesem Paar im Rahmen der Aufgaben einer psychotherapeutischen Ambulanz zu arbeiten, wurde trotz der zweifelhaften Prognose unternommen, auch weil die Aussichten, daß auch nur einer von beiden bei einem niedergelassenen Psychotherapeuten eine Einzeltherapie bekommen hätte, äußerst gering waren: Es handelte sich um Patienten, die selten in einer psychotherapeutischen Praxis landen, weil sie auf innere Konflikte mit Agieren und Spaltung reagieren und strukturelle Mängel mit konkretistischen und psychosomatischen Mitteln ausgleichen. Hier wurde ein Setting mit einer Wochenstunde ohne zeitliche Begrenzung vereinbart; nach 14 Monaten wurde die Behandlung von seiten des Paars beendet.

Fallbeschreibung

Gut gelaunt und gespannt auf das, was mich bei dem Ehepaargespräch erwartet, hole ich Herrn und Frau S. in mein Behandlungszimmer. Nachdem wir uns gesetzt haben, schaue ich sie näher an. Sie sind beide Anfang 30. Mir fällt auf, daß sie die gleichen Schuhe und modisch geschnittene, aber billige Hosen tragen. Wie Zwillinge, denke ich zunächst. Dann sehe ich, wie klein und dünn sie ist. Sie erinnert an eine Maus, ihr spitzes, blasses Gesicht sieht verkniffen und bedrückt aus. Dagegen ist er ziemlich groß, trägt einen Schnurrbart und macht zunächst den Eindruck, als ob er ganz gut zurechtkäme. Dann passiert etwas Eigenartiges. Innerhalb von Sekunden überfällt mich das Gefühl, massiv unter Druck gesetzt zu sein. Es ist, als ob eine bleierne „Schwere" von diesem Paar ausginge, gegen die ich mich nicht wehren kann. Ich bekomme Sodbrennen und muß mehrmals aufstoßen. Daß meine Stimmung so plötzlich umschlagen kann, finde ich alarmierend.

Frau S., eine Italienerin, die gutes Deutsch spricht, beginnt das Gespräch: „Ich komme, weil ich Magenschmerzen habe und weil ich zuviel rauche." Außerdem halte sie es nicht mehr aus, denn sie brauche einen Partner, der mit ihr redet. Ihr Mann könne nicht reden und ziehe sich total zurück. Ich schaue ihn an, um mein Bild von ihm zurechtzurücken. Nun denke ich, daß er erheblich gestört sein müsse und daß ich es sehr schwer haben werde, ein Gespräch zu dritt zu führen, wenn er nicht sprechen kann. Doch dann überrascht mich wiederum, daß Herr S. munter einsteigt und sich genauso rege beteiligt wie seine Frau. Er erklärt, wie sie früher immer Streit gehabt hätten, der aber nirgends hinführte, so daß er mit der Zeit immer mehr dazu überging zu sagen: „Mache, wie Du es für richtig hältst." Frau S. meint, genau das bringe sie so auf, denn sie möchte Hilfe bei den großen Entscheidungen haben. Er wisse gar nicht, wie das sei, wenn der Gerichtsvollzieher ins Haus komme, und sie fühle sich dann total im Stich gelassen. Und daß er vor einem Jahr eine Freundin gehabt habe, das werde sie ihm nie verzeihen.

Die Vorwürfe gegen ihren Mann werden immer lauter, und jedes Mal, wenn er ansetzt, dazu Stellung zu nehmen oder auf ihre Fragen eine Antwort zu geben, unterbricht sie ihn. Sie fragt immer wieder: „*Warum* hast Du das gemacht?" Und er fragt immer wieder: „*Was* habe ich falsch gemacht?" Dieses Interaktionsmuster von Vorwurf und Verteidigung, besonders in der Form dieser beiden Fragen, wird zum Hauptbeziehungsmodus während der 14 Monate Zusammenarbeit mit ihnen. Daß er sich im Erstgespräch schließlich zurückzieht, kann ich gut verstehen, weil sie ihn so sehr mit vorwurfsvollen Fragen behämmert. Auch ich resigniere und ziehe mich zurück, nachdem ich mehrmals versuche, ihre realen Belastungen anzusprechen (er hatte sich beruflich selbständig gemacht, weswegen sie Schulden haben). Sie läßt mich aber nicht ausreden, unterbricht mich mit: „Das ist es nicht! Es ist das Psychische, was mich so belastet." Ich versuche, meine Resignationstendenz in eine Deutung umzusetzen, indem ich darauf aufmerksam mache, wie das Problem zwischen ihr und ihrem Mann jetzt zwischen uns sei: Ich kann nichts sagen. Darauf sagt sie fast schreiend: „Ich darf unsere reale Situation nicht schwarz sehen, sonst fühle ich mich ausgeliefert." Sie überschüttet mich nun derart mit tränenreich und verzweifelt geäußerten Selbstmordabsichten, daß der Druck, unter den ich mich gesetzt fühle, noch stärker wird. Ich habe das Gefühl, jede meiner Bewegung würde zu einer noch schlimmeren Verstrickung führen.

Dann erzählt Frau S., daß sie mit ihren 30 Jahren schon 6 Operationen gehabt habe, inklusive einer Totaloperation und 2 Magenoperationen wegen eines rezidivierenden Ulkus (Billroth I und II), so daß sie „praktisch keinen Magen" mehr habe. Sie müsse mehrere kleine Mahlzeiten am Tag zu sich nehmen, aber auch dann komme sie nicht zurecht, müsse sich übergeben und fühle sich schlecht. Sie habe bereits einen Rentenantrag gestellt, der auch genehmigt werde, aber sie fühle sich trotz dieser kleinen Hoffnung total unfähig, weiterzuleben. Sie habe Hilfe bei den Ärzten gesucht, sei aber mehrfach falsch behandelt worden. Nun verweigerten sich außerdem die Chirurgen, sie trotz des immer noch rezidivierenden Ulkus nochmal zu operieren. Deshalb seien sie jetzt hier. Ihr Bericht belastet mich sehr, nicht nur wegen der bedrückenden Tatsachen, sondern auch wegen der versteckten querulatorischen Anklagen gegen die Ärzte. Meine Versuche, diese Anklagen anzusprechen, schlagen fehl, weil sie ihren Groll verleugnet. Die Ärzte seien die einzigen, die versucht hätten, ihr zu helfen. Der Druck, den ich nun ausschließlich von ihr ausgehend erlebe, wird unerträglich. Ich kann mir nicht vorstellen, warum dieser Mann diese Frau so liebt – seine Aussage wirkt glaubhaft – und mit ihr sein Leben verbringen möchte, wenn ihre hinter Klagen verborgenen Anklagen einen solchen Druck ausüben.

Im 2. Gespräch versuche ich, mehr über die Biographien der beiden zu erfahren. Von ihr bekomme ich wenig Information, denn sie benutzt den Abwehrmechanismus der Spaltung: in Deutschland sei alles häßlich, zu Hause in Italien sei alles warm, wunderbar und voll Liebe gewesen. Dem Fragebogen kann ich entnehmen, daß ihr Vater wegen einer Ulkuserkrankung schon mit 32 Jahren Rentner war. Später erfahre ich von ihr, daß ihr Vater Alkoholiker war, daß die Eltern sich stets stritten und daß die Mutter aus Wut sogar die Wohnung aufteilte: den kleineren Teil für den Vater, den größeren für sich und ihre 3 Kinder. Den Vater erlebte Frau S. als lieb und gutmütig, die Mutter als streng und strafend: „Aber das ist normal." Frau S. machte eine Lehre und verlobte sich. Als sie dann entdeckte, daß ihr Verlobter ihr untreu war, ging sie, 18 Jahre alt, nach Deutschland, wo sie sich in ihren jetzigen Mann verliebte, ihn sehr schnell heiratete und mit ihm ein Jahr später ein Kind bekam. Die ersten paar Jahre ihrer Ehe wohnten sie, zusammen mit seiner Mutter, bei seinen Großeltern mütterlicherseits.

Die Biographie von Herrn S. bleibt noch länger im Dunkeln als die seiner Frau. Über seine Mutter hatte er selbst keine klaren Informationen, vermutet aber, daß sie als Prostituierte auf der Reeperbahn in Hamburg arbeitete. Er weiß, daß beide Eltern mehrere uneheliche Kinder haben. Er wurde bei seinen Großeltern mütterlicherseits groß, die ihn sehr streng erzogen, die er aber trotzdem mochte. Als er 6 Jahre alt war, kam die Mutter dazu, die ihm gegenüber brutal war. Wenn er seinen Brei nicht essen mochte, schlug ihn die Mutter, bis ihm das Blut aus dem Mund floß. Sie drückte seinen Kopf in den Brei und zwang ihn anschließend, den blutigen Brei aufzuessen. Die Großmutter sei zu hilflos gewesen, ihn zu schützen, der Großvater sei selbst „ein Kind" gewesen. Als Jugendlicher kam Herr S. in eine Erziehungsanstalt. Er war ein „schwerer Junge", worauf er heute noch sehr stolz ist. Wahrscheinlich war er ziemlich verwahrlost, aber er führt das nicht näher aus. Wenn über die Herkunft von Herrn S. gesprochen wird, ist das Paar sich einig: Seine Mutter war böse. Sie sind auch beide davon überzeugt, daß die Mutter die Großmutter umgebracht hat, weil sie deren Lunge nicht rechtzeitig abgesaugt hat (Großmutter hatte Luftnot wegen Herzinsuffizienz).

Mir wird bald klar, daß die Konfliktverarbeitung des Paars darin besteht, das Böse abzuspalten und zu projizieren. Zuerst mache ich ihre Abwehr mit. Ich sehe das Böse ganz bei der Frau und betrachte ihn als armes Opfer. Sie verfolgt ihn mit Anklagen wie ein archaisches, sadistisches Über-Ich in Person. Sie wirft ihm giftig und mit Nachdruck vor, daß er ihr verheimliche, wo er gewesen sei, daß er wieder getrunken und sie geschlagen habe, daß er wahrscheinlich bei einer Dirne gewesen sei, daß er sie nie geliebt, sondern schon immer gehaßt habe, daß er so schlimm wie seine Mutter sei, die ein „Hitlerkind" gewesen sei. Er verteidigt sich, sagt, daß er bei der Arbeit gewesen sei, daß er es bereue, getrunken und sie geschlagen zu haben, aber sie habe ihn geradezu provoziert; er widerspricht ihrem Vorwurf, daß er sie hasse, denn er habe sie immer geliebt. Ich empfinde ihre Vorwürfe auch provokativ und nehme es ihm ab, wenn er sagt, sie bringe ihn dazu, so bösartig zu ihr zu sein.

Als ich dann mehr über seine Herkunft erfahre, kann ich dieses Bild revidieren. Ihrer Beschreibung nach kann ich mir lebhaft vorstellen, wie er einen Topflappen um seinen Finger kreisen läßt und dann anzüglich pfeift, um sie sadistisch zu quälen. Auch ihre Schilderungen, wie er die Kunden unnötig beleidigt und quält, 2 Parklücken mit seinem Wagen blockiert und seine beiden Töchter, 11- und 13jährig, schlägt, sind überzeugend glaubhaft.

Kommentar

Ich verstehe die Notgemeinschaft der beiden so: Sie klagt ihn ständig an, während er sich wie ein schwerer Junge clever herauswindet. Oft sehe ich ihn in der Stunde wie vor einem Staatsanwalt (seiner Frau), der verzweifelt versucht, seine Schuld nachzuweisen, während er ihn mit einem hämischen Lächeln auflaufen läßt. Dabei soll ich offensichtlich die Rolle des Richters spielen. Sie verfolgt ihn, möchte das Böse in ihm aufdecken: „Du haßt mich doch!" Mit Hilfe von Projektionen entlastet sie sich so von der selbstvernichtenden Verurteilung eines bösen Introjekts. Wenn es ihr gelingt, stellt sie eine ähnliche Konstellation her wie sie zwischen ihren Eltern früher bestand: Sie, die strenge, Über-Ich-hafte Mutter, verfolgt und beschimpft den „bösen" Alkoholikervater, der dann ein Ulkus entwickelt. Je cleverer Herr S. sich jedoch verteidigen kann, um so verzweifelter wird sie, denn damit bleibt das Böse bei ihr. In der Rolle des Sadisten zwingt er sie raffiniert, das Böse in sich hineinzufressen, sozusagen den blutigen Brei aufzuessen, bis sie Magenschmerzen und -blutungen bekommt und das Böse aus sich herausschneiden lassen muß. Insofern hat sie recht, daß er wie seine böse Mutter ist: Indem er sich mit dem Aggressor identifiziert, rächt er sich an der „bösen Mutter" bzw. seiner Frau. Jetzt ist es nicht mehr möglich, das Böse aus dem Magen herauszuoperieren, und so bringt das Paar nun mir das Böse. Dieses Verständnis überzeugt mich, auch von der Gegenübertragung her: Ich fühle mich während und nach ihrer wöchentlichen Stunde ziemlich schlecht, empfinde mich als unfähige Therapeutin, sadistisch und voller Schuldgefühle und möchte „den Druck" bzw. das Paar öfters lossein. Ihre Geschenke (ausgetrocknete Pralinen und teurer Champagner) die ich übrigens nicht verzehre, belasten mich, besonders deshalb, weil eine Bearbeitung der Bedeutung dieser Geschenke mit ihnen nicht möglich ist. Meistens ist mir leicht übel. Ich habe das Gefühl, das Böse ist nun „in mir". Als mir die Gegenübertragung bewußter wird und ich diese Gefühle bei mir ertragen kann, kann ich sie dann auch für meine Arbeit mit dem Paar verwenden.

Mit der Zeit deute ich mehrfach, daß sie mir ein unerträgliches Paket voll böser und übler Gefühle mitgebracht haben, da sie nicht mehr damit leben können. Sie fühlen sich verstanden und über Wochen ziemlich entlastet. Unsere Arbeit ist in dieser Zeit sehr fruchtbar. Sie sprechen innerhalb und außerhalb der Stunden über ihre Schwierigkeiten mit Grausamkeit und Schuldgefühlen. Frau S. wird bewußt, wie strafend sie mit sich selbst umgeht unter dem masochistischen Deckmantel: „Familie an erster Stelle, ich an letzter Stelle". Als sie ihren Mann beschimpft, weil er sich teures Handwerkszeug kaufe und sich selbst an die erste Stelle setze, mache ich sie auf ihre Wut und ihren Neid aufmerksam und sage, daß sie von ihrem Mann wünsche, was sie für sich selbst nicht tun könne, nämlich, sich selbst zu lieben. Sie versucht dann, aus dieser masochistischen Rolle auszusteigen, indem sie sich einen teuren Rock leistet. Daraufhin wird sie aber krank: ihr Blutdruck fällt stark ab und sie muß mehrmals hintereinander erbrechen. Weinend sagt sie mir: „Solche Schuldgefühle habe ich!" Außerdem sei nicht nur ihr Mann böse, meint sie, sondern sie auch. Sie habe in letzter Zeit sehen können, wie sehr sie ihn provoziere.

Herr S. zieht zum ersten Mal seine Jacke aus und redet offener in den Stunden. Er berichtet einen ihm wichtigen Traum: Er sei von einem sehr bösen Mann verfolgt worden, während er eine Treppe nach unten in einen Keller hinabstieg. Er habe den Mann erschossen, worüber die Polizei sehr froh war. Er sei naßgeschwitzt und voller Angst aufgewacht.

Ich sage, daß es ihm im Traum gelungen sei, das Böse zu vernichten, daß er aber Angst gehabt habe, weil es ihm fast nicht gelungen wäre. Seine Angst vor seiner brutalen Seite schildert er nun während der nächsten 3 Stunden. Er müsse absolute Kontrolle über sich bewahren, sonst wäre er nur noch grausam und böse. „Alkohol darf ich nicht trinken." Im Grunde genommen sei er seiner Frau für ihre Vorwürfe dankbar, denn sie helfe ihm, dem Bösen auf die Schliche zu kommen und es unter Kontrolle zu halten. Er kenne keinen anderen Ausweg. Sie helfe ihm, gut zu sein.

Eindrucksvoll und einfühlend beschreibt Frau S., wie ihr Mann seine Lügen brauche, um „sich ‚zu' zu machen" und sie nicht „an sich 'ranzulassen". Er ergänzt: „Sie darf nicht an mein ‚Ich' 'ran. Mein Ich habe ich, und noch niemand ist 'rangekommen – so lange ich mich erinnern kann." Er habe Angst vor totaler Verurteilung, vernichtenden Vorwürfen und „trouble". Auch bei der Arbeit habe er immer gelogen, „nur so", obwohl er schon immer gern offener gewesen wäre. Am ehesten könne er ehrlich sein, wenn er bei ihrer Familie in Italien sei oder bei der Freundin, mit der er ein Jahr zuvor fremdgegangen sei. „Aber ich bin nie ganz offen. *Nie.*"

Kommentar

„Sich öffnen" bedeutet eine existentielle Gefahr für Herrn S., denn er befürchtet, nur aus „Bösem" zu bestehen. Wegen dieser Befürchtung droht ständig eine tiefe Depression und das Gefühl des Selbstwertverlusts – vielleicht sogar des Selbstverlusts – da sein mörderischer Haß das liebevolle Gute zerstören könnte. Er kann sein labiles Selbstwertgefühl einigermaßen stabilisieren, indem er sein archaisches Über-Ich externalisiert und sich von seiner Frau verfolgen läßt, sich dabei aber vor ihr versteckt und schützt. So erlebt er seine verfolgende und dadurch böse Frau wie eine Art Hilfs-Ich, das das Gute und Liebevolle bewahrt.

Nach der ersten Behandlungspause ist alles schlimmer. Herr S. ist sadistisch und heimtückisch, Frau S. entsetzlich vorwurfsvoll, und ich fühle mich resignativ. Sie fordert eine sofortige Veränderung und meint, sie will „sich trennen". Ob sie sich von ihrem Mann oder von mir und den Stunden oder in sich trennen müsse, bleibt unklar. Es ändere sich nichts und sie halte alles nicht mehr aus. Meine Deutung, daß wir eben eine lange Trennung gehabt hätten und daß sie das Gefühl habe, ich lasse mir zuviel Zeit und operiere das Böse nicht schnell genug weg, bejaht sie mit Nachdruck. Ich zeige ihnen nun, wie sie in ihrer Verzweiflung versuchen, mit dem Bösen umzugehen, solange sie keine andere Hilfe haben: Er werde böse, behandele sie sadistisch, und sie werde zum Verfolger und Staatsanwalt, dem er dann ausweiche. Dabei sei sie der Verlierer, denn das Böse bekomme sie von ihm zurück. So versuchten beide, „die Bombe" jeweils beim anderen zu deponieren. Sie hören mir sehr aufmerksam zu und schweigen. In der darauffolgenden Stunde ist die Atmosphäre so entspannt, daß wir sogar lachen können. Sie berichtet: Etwas sei passiert, was sie nicht recht verstehen könnten. Ihr Mann habe einen Krankenschein für das Nachbarskind holen sollen und sei verspätet und angetrunken nach Hause gekommen. Komischerweise habe er sie nicht gequält und sie ihn auch nicht. Auf meine Frage, ob er das verstanden hätte, beschreibt er, wie es ihm völlig egal gewesen sei. Er habe Vorwürfe von ihr erwartet, die aber ausblieben. Seitdem sei es zwischen ihnen sehr gut geblieben. Sie sagt zu mir: „Letzte Woche sagten sie, ich sei sein schlechtes Gewissen, und ich glaube, daß ich, als er betrunken war, richtig sehen konnte, wie überlastet und unterdrückt er sich fühlte. Er tat mir in dem Moment leid. Ich sagte ihm: ‚Du mußt wirklich was Schlimmes erlebt haben.' Er sagte: ‚Stimmt.'" Er erzählt nun sehr viel über sich in dieser Stunde, z. B. wie er sich betrinke, wenn er sich überfordert fühle, um abzuschalten. Er könne sogar sehr gemein werden, um den anderen von sich wegzuhalten, was er aber danach sehr bereue.

In den darauffolgenden 2 Stunden reden beide von ihren Schuldgefühlen, aber auch von ihren realen finanziellen Schulden, die sie jetzt besser in den Griff bekommen. Er meint, er habe das Gefühl, schuld an vielem zu haben, aber er trage die Schuld nicht allein. Reale Schuld sei schon immer wie ein Fluch seiner Familie gewesen, er denke an den „Beruf" der Mutter, die unehelichen Kinder usw. Beide freuen sich über ihre Einsichten, und es sieht so aus, als ob alles besser werden könnte.

In den darauffolgenden Wochen gibt es einen schweren Rückschlag, und es gelingt uns nicht mehr, den Anschluß an unsere gute Verständigung zu finden. Sie rufen an, um die Stunden abzusagen, und wenn die Sitzungen stattfinden, verfolgen sie einander nach dem Vorwurf-Verteidigungs-Muster. „Es verändert sich nichts", sagt sie. „Meine Frau erträgt es nicht, daß es uns gut geht", sagt er. Ich verstehe den Rückschlag als negative therapeutische Reaktion und denke, daß die gelungene Aufhebung der Spaltungsmechanismen nicht aufrechterhalten werden kann. Ich sage, es habe sich sehr viel sehr schnell verändert, und ich spreche ihre Angst vor dem Neuen an. Ich überlege mir, ob ich als böses Objekt erlebt werde und frage, ob ich sie enttäuscht hätte, oder ob sie das Gefühl hätten, daß ich ihnen nicht genug helfe, das Neue zu verarbeiten und behalten. Dies lehnen sie strikt ab, ich sei doch ihre einzige Hoffnung. Der entsetzliche Druck und das Agieren – sie verfolgt ihn und er betrinkt sich und schlägt sie – nehmen so sehr zu, daß ich sehr besorgt werde. Sie ruft mich zwischen den Stunden an, um mir ihre Verzweiflung mittels Suizid- und/oder Mordabsichten mitzuteilen, sagt aber dann häufig die Stunden ab. Zur Weihnachtszeit kündigt sie an, sie müsse sich trennen. Wenn sie nach der Weihnachtspause sich nicht wieder meldeten, hieße das, daß sie in Italien geblieben sei. Er sagt hinzu: „Ich würde dann auch dort bleiben." Nur dort gäbe es eine liebevolle Atmosphäre. Nur dort könne er seine Grausamkeit unterlassen.

Nach der Pause melden sie sich nicht. Ich denke, daß diese Trennung erst mal eine Beruhigung durch Spaltung bewirken und dadurch ein entsetzliches Agieren, das alle bereuen würden, verhindern könnte. Einige Monate danach höre ich von einer Kollegin, die das Paar in einem erneuten Erstgespräch gesehen hatte, daß sie später aus Italien zurückgekommen seien, zu mir aber nicht zurückkommen wollten, da sie das Gefühl hätten, sie seien mir „zu viel".

Kommentar

Im Rückblick denke ich, daß ich, die „gute" Therapeutin, in Gefahr war, die „böse" Therapeutin zu werden. Ich war aber die einzige Hoffnung des Paars, weshalb sie alle Deutungen in dieser Richtung ablehnen mußten. Sie hatten Angst, daß ich es mit ihnen nicht aushalten könnte (daß sie mir „zu viel" wären) und daß ich sie dann wegschicken bzw. „zum Teufel schicken" würde. Das Böse hätte dann das Gute zerstört. Möglicherweise erlebten sie meinen Versuch, ihre Enttäuschung in mir zu deuten, als Über-Ich-haften Vorwurf, etwa in dem Sinn: „Nun wollen Sie also *mich* beschuldigen!" und sie befürchteten meine Rache. Also blieb ihnen nichts anderes übrig, als sich „zu trennen", d. h. sich von mir zu trennen, d. h. Gut und Böse zu trennen. Anscheinend nur so konnten sie mich als eine „gute" Therapeutin, die sie nicht zum Teufel schickte, behalten. Diese Handlung war eine Wiederholung. Auch die Chirurgen und sonstigen behandelnden Ärzte von Frau S. wurden verlassen, da ihre „Hilfe" nicht als ausreichend empfunden wurde. Den Groll gegen sie verleugnete das Paar, um sie als externalisierte gute Objekte behalten zu können. So ähnlich mußten sie nun mit der Psychoanalytikerin verfahren, sich konkret von ihr trennen und ihren Groll gegen sie verleugnen, um sie als externalisiertes gutes Objekt behalten zu können.

Diskussion

Für das Verständnis der Paardynamik werden die theoretischen Ausführungen Melanie Kleins über die Entstehung eines pathologischen Über-Ichs bei Melancholikern und bei Kriminellen herangezogen.

In ihrer Arbeit „Zur Psychogenese der manisch-depressiven Zustände“ beschreibt Klein die Notwendigkeit der Spaltung von Gut und Böse in der frühen Entwicklung des Menschen (Klein 1935). Ihrer Auffassung nach gehen die introjizierten Objekte der allerfrühesten Entwicklung in den Aufbau des Über-Ichs ein. Während der Entstehung dieses archaischen Über-Ichs kann es passieren, daß die Trennung der guten und bösen Aspekte mißlingt. Dies kann besonders dann zu einer pathologischen Entwicklung führen, wenn, aus inneren und äußeren Gründen, die Polarität des tyrannischen Bösen und des vollkommenen Guten extreme Ausmaße annimmt.

> Wie ich oben erwähnte, bemüht sich das Ich, die guten von den bösen und die realen von den phantastischen Objekten getrennt zu halten. Das Resultat ist eine Auffassung von extrem bösen und extrem vollkommenen Objekten, d. h. die Liebesobjekte werden in vieler Hinsicht übermäßig moralisch und streng. Gleichzeitig wird, da das Ich seine guten und bösen Objekte in sich nicht wirklich getrennt halten kann, ein Teil der Grausamkeit der bösen Objekte und des Es den guten Objekten zugeschoben und so die Strenge ihrer Forderungen verstärkt. Diese strengen Forderungen dienen dem Zwecke, das Ich in seinem Kampfe gegen seinen unbeherrschbaren Haß und seine bösen verfolgenden Objekte, mit denen es teilweise identifiziert ist, zu unterstützen. Je stärker die Angst vor dem Verlust der Liebesobjekte wird, um so mehr kämpft das Ich, sie zu retten, und je schwerer die Aufgabe der Wiederherstellung wird, um so strenger empfindet es die Forderungen, die vom Über-Ich ausgehen (Klein 1935, S. 65).

So kann man die sadistische, verfolgende Qualität des Über-Ichs bei Frau S. theoretisch besser einordnen. Das Böse wird quasi vom Über-Ich verfolgt. Sie möchte das quälende böse Objekt weghaben, vernichten, doch läuft sie Gefahr, gleichzeitig das gute Objekt zu verlieren, denn das gute und das böse Objekt sind nicht mehr getrennt. Ihre Bemühungen gehen deshalb dahin, diese zu externalisieren und erneut zu trennen bzw. zu spalten. Ihr Verlobter ist der Böse, ihr Mann der Gute; ihr Mann ist der Böse, sie die Gute; Deutschland ist das Land des Bösen, Italien das Land des Guten; der ulzerierende Prozeß ist das Böse, ihr sonstiger Körper das Gute usw.

Man kann sich vorstellen, wie ein Circulus vitiosus resultiert. Je sadistischer die Anklagen und Forderungen des Über-Ichs, desto stärker werden die Haßgefühle und die Zerstörungswut; diese gefährden aber die Existenz der inneren Objekte, auf die das Ich unbedingt angewiesen ist; folglich werden die sadistischen Anforderungen des Über-Ichs noch grausamer. Dieser Über-Ich-hafte Sadismus sichert die Existenz der inneren Objekte, indem die Vernichtung gebremst bzw. umgedreht und in Form der Bestrafung auf das Ich gerichtet wird. Es ist wie in einem Polizeistaat: Je aufsässiger das Volk wird, desto brutaler und verstärkter wird die Polizei eingesetzt, um das Regime zu stützen. Der Drang nach Entlastung durch Buße, Bestrafung und masochistische Unterwerfung nimmt konsequent zu. Die Entlastung von Schuldgefühlen durch Bestrafung und Entbehrung führt aber wiederum zu einem entsetzlichen Mangelzustand und einer Steigerung der Liebesbedürfnisse. Inzwischen sind jedoch die guten Objekte im psychischen Erleben kaum noch auffindbar, die Befriedigung von Liebesbedürfnissen weitgehend unmöglich, die Herstellung des Selbstwertgefühls undenkbar. Folglich nehmen Haßgefühle gegen die sadistischen Objekte zu usw.

In bezug auf die psychische Struktur ähnelt Herr S. seiner Frau. Auch er hat mit einer ausgeprägten Über-Ich-Problematik zu tun. Daß er seine Über-Ich-Problematik auch externalisiert, wird in seinem asozialen Verhalten sichtbar (Erziehungsheim, sich betrinken, Schläge austeilen, gemein sein). Um diese pathologische Über-Ich-Struktur besser erfassen zu können, wird die theoretische Ausführung von Klein (1934) über die Entstehung von kriminellen Tendenzen herangezogen.

Klein sagt, daß asoziale Tendenzen nicht aufgrund eines zu schwachen oder fehlenden Über-Ichs entwickelt werden, sondern im Gegenteil wegen eines extrem strengen und überwältigenden Über-Ich. Sie schreibt weiter:

> In der frühen sadistischen Phase, die jeder Mensch in der normalen Entwicklung durchmacht, schützt sich das Kind vor der Angst, die es vor seinen übermächtigen Objekten hat, indem es in seiner Phantasie die Gewalt umdreht und gegen sie verwendet; bei dieser Eliminierung seiner Objekte versucht es, die unerträglichen Drohungen seines Über-Ichs zum Schweigen zu bringen. Ein Circulus vitiosus entsteht: die Angst des Kindes zwingt es, seine Objekte zu vernichten; dies vermehrt die Angst, die es wiederum zwingt, sich gegen seine Objekte zu wenden. Dieser Circulus vitiosus scheint den asozialen und kriminellen Tendenzen eines Individuums zugrunde zu liegen (Klein 1934, S. 259).

Es ist nun interessant, diese Über-Ich-Pathologie mit der in der oben zitierten Arbeit „Zur Psychogenese der manisch-depressiven Zustände“ zu vergleichen. Bei dem „Kriminellen“ wird die Vernichtung des Ich durch die sadistischen Objekte verhindert, indem die Attacke umgedreht und gegen diese Objekte gerichtet wird. Bei dem, der sich der depressiven Position nähert, wird die Vernichtung der existentiell notwendigen inneren Objekte verhindert – denn das Ich weiß inzwischen, daß es ohne sie nicht existieren kann –, indem die vernichtende Attacke umgedreht und in Form von masochistischer Bestrafung gegen das Ich gerichtet wird. Auch hier geht es jedoch primär um die Sicherung der eigenen Existenz. Der „Depressive“ ist dem „Kriminellen" allerdings einen Schritt voraus, indem er die existenzielle Notwendigkeit des Objekts für seine eigene Existenz erleben kann.

Beide diese Existenz sichernden „Lösungen" führen zum Circulus vitiosus. Die Externalisierung und verschränkte Manifestierung dieser beiden Zirkel wird sichtbar in dem psychosozialen Arrangement der Ehepartner S. Bevor dies näher beschrieben werden kann, muß aber noch einiges über den Unterschied zwischen den beiden Über-Ich-Pathologien und Abwehrmöglichkeiten von Frau und Herrn S. gesagt werden.

Klein sagt, daß der Kriminelle sich so verhalte, als ob es in der Welt nur Feinde, Bösartige, Rachsüchtige und Haßerfüllte gäbe. Erst nach einer langen Analyse könnten die tief versteckten und zarten Gefühle von Güte und Liebe entdeckt werden. Hier ist auch Herr S. ein Beispiel, der meinte, daß es nichts Gutes in ihm gäbe und daß er sein Mißtrauen als Versteck brauche, um niemanden an sein „Ich" heranzulassen. Nach der Erfahrung und Theorie von Klein sieht es aber nur so aus, daß ihm positive Gefühle und ideale Objekte fehlen.

Auch de Boor meint in seinem Artikel „Psychosomatische Symptome und delinquentes Verhalten" (1976), daß die idealen Objekte bzw. das Ich-Ideal bei dem Kriminellen schwach ausgebildet seien. De Boor vergleicht die Strukturen von Delinquenten und Psychosomatikern. Er meint, beide zeigten eine starke Fixierung auf einem oralen Triebniveau, einen Mangel an reifen Ich-Funktionen und v. a. eine ausgeprägte Über-Ich-Störung. „Inhalte und Funktionen des Über-Ich sind bei psychosomatisch Kranken auf einem frühen Niveau stehengeblieben und durch Merkmale wie Rigidität, Überstrenge, Aggressivität gekennzeichnet; nach meinen Beobachtungen gilt das gleiche für die Delinquenten" (de Boor 1976, S. 639). Ein Unterschied nach de Boor bestehe darin, daß der Psychosomatiker, im Gegensatz zum Delinquenten, ein stärker ausgebildetes Ich-Ideal habe, dessen Realisierung durch angemessene aggressive Selbstbehauptung eher möglich sei. Seine Tendenz zur Externalisierung und zum Agieren sei folglich weniger ausgeprägt als bei dem Delinquenten. Er tendiere eher zur Selbstdestruktion in Form somatischer Erkrankung und reagiere erst im Konfliktfall alloplastisch. Dem Delinquenten stehen nur alloplastische Mittel zur Verfügung.

Nun zu dem psychosozialen Arrangement des Ehepaars: Das Ich-Ideal von Frau S., d. h. die phantasierten Idealobjekte, die die italienischen Eltern darstellen, fungiert bei Herrn S. als Ersatz für sein fehlendes bzw. zu schwach ausgebildetes Ich-Ideal. Er liebt seine Frau, weil sie „so lieb und gut" sei und erlebt ihr Herkunftsland Italien als den Ort, wo seine asozialen Tendenzen zu verschwinden scheinen. Die Über-Ich-hafte Rolle seiner Frau ermöglicht ihm also nicht nur die Externalisierung eines unerträglichen, vernichtenden Gewissens, sondern auch die Aufrichtung idealer Vorbilder. Ohne seine Frau bestehe er nur aus Bösem, meint er.

Für Frau S. ist ihr Mann zunächst die Verkörperung des idealen, guten Objekts, vielleicht auch deshalb, weil er in ihr das Gute und Liebevolle sieht, was sie mit ihrem idealen Selbstbild bestätigt. Das Böse wird von beiden in der ersten Zeit ihrer Ehe auf seine Mutter, das „Hitlerkind", projiziert. Doch dann entsteht die gleiche Misere in ihrer Beziehung, die in ihren inneren Strukturen vorhanden ist: das böse sadistische Objekt wird zum Verfolger. Frau S. erlebt ihren Mann als sadistisch und haßt ihn dafür, weshalb ihre Über-Ich-haften Anforderungen wachsen. Sie projiziert ihren eigenen Haß auf ihn, wodurch der von ihm ausgehende Sadismus noch stärker von ihr erlebt wird. Ihren Haß gegen ihn bringt sie z. T. in Form eines sadistischen Über-Ich unter. „Du haßt mich, du bist böse", sagt sie zu ihm. Dieses sadistische Über-Ich, das sie für Herrn S. repräsentiert, muß er wiederum zerstören, um zu überleben. Er darf sich nicht zum Bösen erklären lassen, weil das für ihn eine vernichtende Verurteilung bedeuten würde. Indem er sich dagegen wehrt, wird er in der Tat sadistischer. Frau S. fürchtet, auch das ideale Objekt durch ihre Zerstörungswut zu verlieren, was ihren eigenen Untergang bedeuten würde. Folglich versucht sie, diese Vernichtung zu verhindern, indem sie sich den sadistischen Über-Ich-haften Forderungen masochistisch unterwirft: Sie stellt sich selbst an letzte Stelle und erlaubt sich immer weniger Bedürfnisbefriedigung.

Der psychische Masochismus reicht aber nicht aus, das Ausmaß der wachsenden Qual konkret erlebbar zu machen, und Frau S. entwickelt ein Magenulkus. Der strukturelle Mangel – ausbleibende Reifung des Über-Ich – führt zu einer Konkretisierung. Fehlende psychische, d. h. innere Verarbeitungs- und Erlebnismöglichkeiten müssen durch äußere ersetzt werden. Da der Sadismus von Frau S. sich nicht weiter in ihrem Verhalten gegenüber ihrem Mann konkret niederschlagen darf, weil das existentiell wichtige innere Objekt dadurch gefährdet werden würde und weil der psychische Masochismus nicht konkret genug ist, schlägt sich ihr Sadismus in Form eines destruierenden Prozesses in der Magenschleimhaut nieder. Dieser Ausdrucksmodus ist jedoch nicht als Resultat eines symbolischen Vorgangs zu verstehen, sondern als konkretistischer Niederschlag eines noch nicht ausgereiften psychischen Zustands. Der orale Modus entspricht der frühen Entwicklungsphase dieses primitiven Konflikts. Die chirurgischen Eingriffe sind eine konkretistische Lösung dieses Konflikts: Damit wird das Böse herausgeschnitten, und gleichzeitig erfolgt eine

Bestrafung. Die Partnerbeziehung wird vorübergehend von der sadistischen Verfolgung befreit, während der Chirurg die Rolle des hilfreichen, wenn auch strafenden Objekts übernimmt.

Als der Chirurg mit seinen Mitteln am Ende ist, wird seine Rolle an die Psychoanalytikerin weitergegeben. Sie wird v. a. als gutes Objekt erlebt. Gleichzeitig ist sie aber auch via projektiver Identifizierung das sadistische und bestrafende Objekt. Sie wird zunächst von dem Paar nicht bewußt so erlebt, aber ihre somatischen Reaktionen – Sodbrennen, Aufstoßen und Übelkeit – und später ihre bewußter gewordenen sadistischen Impulse in der Gegenübertragung – sprechen dafür, daß sie unbewußt von dem Paar die Rolle des bösen Objekts bekommen hat. Das Paar muß nun nicht mehr an seinem psychosozialen Arrangement festhalten. Die beiden lockern die strenge Spaltung zwischen extrem Gutem und Bösem und erleben vorübergehend eigene Schuld. Nach Klein würde das heißen, daß sie sich (progressiv) in die Richtung der „depressiven Position" bewegten. In der weiteren Entwicklung könnte es aber dem Paar nun bewußt werden, daß die Psychoanalytikerin für sie auch ein böses, sadistisches Objekt, d. h. sowohl gut als auch böse ist. Damit würde dem Paar bewußt werden, daß sie auch sowohl gut als auch böse wären. Es würden intensive Trauer- und Schuldgefühle entstehen, die eine schmerzhafte emotionelle Verarbeitung erfordern würden.

Das Paar greift statt dessen noch stärker auf den sadomasochistischen Beziehungsmodus zurück, den es nun in konkreten Schlägereien ausagiert. Bezeichnenderweise werden zu dieser Zeit die sehr ernstzunehmenden Morddrohungen von Frau S. von Selbstmorddrohungen begleitet, denn für sie bedeutet Objektverlust gleich Ich-Verlust. Um diese Katastrophe zu verhindern, ist „Trennung" notwendig. Die wiederholte Bemerkung von Frau S., sie müsse sich trennen, kann auf widersprüchliche Weise verstanden werden: Zum einen als ein progressiver Trennungsvorgang – sie müsse sich davon trennen, ihre eingeschliffenen Spaltungstendenzen zu wiederholen, um die depressive Position zu erreichen; zum anderen als ein regressiver Trennungsvorgang – sie müsse Gut von Böse trennen, um die Spaltung wiederherzustellen. Das Paar wählt die letztere Lösung, die Wiederherstellung der Spaltung.

In ihren Beschreibungen pathologischer Verläufe der frühkindlichen Entwicklung achtet Klein selbst nicht so sehr auf Umwelteinflüsse und Interaktionsangebote äußerer Objekte als auf die innere Trieb- und Phantasiewelt des Kleinkindes. Es wäre jedoch eine logische Folgerung aus ihren Beobachtungen und Theorien, daß gerade die Umwelt einen entscheidenden Einfluß darauf nimmt. Diese Kritik wird vielfach von ihren Nachfolgern geäußert – s. hier z. B. Winnicott

(1962, S. 177), Fairbairn (1952, S. 154) und Guntrip (1961, S. 230). Auf jeden Fall kann man sehr gut nachvollziehen, wie die Über-Ich-Problematik sowohl bei Frau S. als auch bei ihrem Mann im Rahmen ihrer jeweiligen Biographien entstanden ist. Die asozialen Verhältnisse von Herrn S.' Familie, die strenge Erziehung von seiten der Großeltern und Mißhandlungen von seiten der Mutter machen sein Mißtrauen gegenüber Objekten einfühlbar. Die Spaltungstendenzen in der Familie von Frau S., der Alkoholismus des Vaters und die rigide Strenge der Mutter machen das Schicksal ihrer Über-Ich-Entwicklung ebenfalls verständlich.

Zum Schluß noch folgende Bemerkung: Diese Darstellung macht vielleicht verständlicher, wie diese Partner in ihren psychischen Strukturen und Verarbeitungsmodi zueinander passen und wie sich die Ulkuserkrankung im Rahmen der Psychodynamik ihrer Beziehung entwickelt. Sie entsteht nämlich aus einem unerträglich gewordenen psychosozialen Arrangement. Diese Ausführung soll aber keinesfalls so verstanden werden, daß alle Ulkuskranken eine derartig gestörte Struktur in diesem extremen Ausmaß aufweisen, noch daß die Partner der Ulkuskranken die psychische Struktur eines Kriminellen haben. Abwehrmodi und Strukturen bei Ulkuskranken können sehr verschieden aussehen. Overbeck und Biebl (1975) unterscheiden 5 hypothetische Charakterisierungen von Ulkuskranken: 1) der psychisch „gesunde", 2) der charakterneurotische, 3) der soziopathische, 4) der „psychosomatische" und 5) der „normopathische" Ulkuskranke. Die hier dargestellte Ulkuspatientin würde am ehesten unter Kategorie 3 fallen:

3) Soziopathische Ulkuskranke
Die Ich-schwachen, passiv-abhängigen Patienten mit extremer Objektangewiesenheit, die zu Triebdurchbrüchen oder paranoid-querulatorischen Verhaltensweisen neigen, die ihre oralen Konflikte auch als „asoziale Patienten" (z.B. ulkuskranke Alkoholiker, Rentenneurotiker) agieren, schon bei kleinen äußeren Versagungen an Liebe und Zuwendung erkranken, und deren Magen-Darm-Störung als ein ihren psychischen Bedürfnissen entsprechender Organmodus oder physiologisches Korrelat verständlich erscheint (Overbeck u. Biebl 1975, S. 562–63, s. auch S. 23 in diesem Buch).

Es ist übrigens interessant, daß diese Charakterisierung nicht Frau S. allein betrifft, sondern eine Zusammenstellung der Charakterzüge von ihr *und* ihrem Mann ist. Bei ihm sind mehr die asozialen Züge vertreten, bei ihr die paranoid-querulatorischen und psychosomatischen. Die Ulkuserkrankung ist nicht nur das Symptom der Patientin, sondern auch des Paars. Eine interessante Frage wäre, ob die Ulkuserkrankung im Rahmen einer Paarbeziehung immer dann auftritt, wenn das psychosoziale Arrangement (hier das interpersonelle Ausagieren einer gemeinsamen Über-Ich-Problematik) aus welchen Gründen auch immer dekompensiert.

Das Magengeschwür des Kindes und Jugendlichen

G. Biermann

Das Magen- und Duodenalgeschwür gehörte früher zu den selteneren psychosomatischen Erkrankungen im Kindesalter. Als nach dem Kriege ein erstes Lehrbuch der Kinderheilkunde erschien, suchte man es vergeblich im Sachregister. Zehn Jahre später wurden in verschiedenen Ländern Sammelstatistiken über Magengeschwüre von Kindern und Jugendlichen veröffentlicht, aus der BRD von Schäfer (1959) sowie Nitsch (1962). Man beschäftigte sich nun intensiver mit diesem Krankheitsbild, seiner psychosomatischen Krankheitsentstehung in Abhängigkeit von Reifung und Entwicklung des Kindes, Erbfaktoren, überlieferten Familienprägungen, im Sinne einer Symptomtradition, bis zu psychosozialen Konflikten als einer Zivilisationskrankheit.

Sieht man pathologisch-anatomisch die Ursache des Ulkusleidens in einem peptischen Geschwür, dann sind zunächst alle jene Erosionen auszuschließen, welche zentral-toxisch von der Meningitis bis zu Verbrennungen ausgelöst werden. Sie werden im frühen Kindesalter beobachtet, während das peptische Geschwür erst mit 4 Jahren manifest wird.

Das Magengeschwür hat seine Vorläufer, die als psychosomatische Reaktionsmuster (Hoff u. Ringl 1964) schon in früher Kindheit beobachtet werden. Es sind dies neben allgemeinen Eßstörungen die Dreimonatskoliken und später die Nabelkoliken.

Dreimonatskoliken

Zu den frühesten psychosomatischen Störungen im Magen-Darm-Bereich gehören die sog. Dreimonatskoliken, über deren psychologische Erklärungen jüngst von Lüpke (1986) berichtete. Sie treten meist einige Wochen nach der Geburt auf, gleichzeitig mit längeren Wachphasen und intensiveren Reaktionen des Säuglings auf seine Umgebung und enden im Alter von 3 Monaten.

Es wird ein gieriges Trinken dieser Kinder bei starker Reaktionsbereitschaft und erhöhter Muskelspannung beobachtet. Die kolikartigen

Schmerzen treten meist attackenweise auf und stehen in keinem Zusammenhang mit den verabreichten Mahlzeiten. Spitz (1967) beschrieb bei seinen Untersuchungen - auf Anregung von Benjamin Spock - das Zusammenspiel von Hypertonus des Säuglings, als „körperlichem Entgegenkommen", und ängstlicher Besorgtheit der Mutter, wobei ein schuldbewußtes ständiges Zufüttern, um das Kind zu beruhigen, die Symptomatik nur verstärkte.

Von Lüpke (1986) sieht im Hypertonus dieser Säuglinge nicht eine Mitursache der Koliken, sondern diese schon als Reaktion auf die vielen Reize aus der Außenwelt, welche die empfindsamen Kinder bei unzureichendem Reizschutz durch die Mutter nicht „verdauen" können.

Wenn diese Koliken erfahrungsgemäß nach 3 Monaten meist abklingen, bleibt doch evtl. eine ungelöste Grundproblematik der Mutter-Kind-Beziehung als frühes psychosomatisches Reaktionsmuster erhalten und ist Ursache nachfolgender Störungen, z. B. anhaltender Nabelkoliken.

Nabelkoliken

Das Krankheitsbild der Nabelkoliken, bei dem vom Kinde anfallartig auftretende Leibschmerzen in die Gegend des Nabels lokalisiert werden, wurde von Moro erstmals 1914 diagnostiziert. Schon ihm fiel die neuropathische Konstitution dieser Kinder auf, während spätere Untersucher auf die Vasolabilität, die vegetativ-nervöse Erregbarkeit der Kinder mit Nabelkoliken hingewiesen haben.

Die Vorstellung, daß sich ein schmerzhafter organischer Krankheitsprozeß ohne Brückensymptome an dem Rudiment des Nabels festgesetzt hat, ist pathologisch-anatomisch wenig überzeugend. Um so inhaltsreicher ist eine symbolhaltige Bedeutung des Nabels im Rahmen einer Mutter-Kind-Dyade als Nahtstelle der einstmals lebenserhaltenden Verbindung zwischen Mutter und Kind. Sie spielt mit der Geburt eines Kindes durch den Nabel in der Mythologie vieler Völker (Ziolko u. Hückel 1980, 1981), aber auch im magisch-animistischen Denken jüngerer Kinder eine Rolle. So kann in den Phantasien des Kindes bei der Schnittentbindung eines Geschwisters dieser Bereich erneut magisch besetzt werden. Manipulationen des jungen Kindes um den Nabel lassen diesen zu den erogenen Zonen möglicher Lustbefriedigung rechnen.

Der Nabel erhält für Mutter und Kind in enger symbiotischer Beziehung einen erhöhten Stellenwert. Macht man doch älteren symbiotischen Kindern und ihren Müttern gern den Vorwurf, sie müßten endlich einmal voneinander abgenabelt werden. So demonstrieren Nabelkoliken muttergebundener Kinder den Wunsch nach regressiver Rückkehr ins verlorene Paradies intrauteriner Geborgenheit, wobei es sich meist um empfindsame, leicht verletzliche Kinder handelt.

Ein 5jähriger Junge mit Nabelkoliken artikulierte diese Wünsche, sich auf dem Schoß der Mutter anklammernd, mit den Worten: „Am liebsten möchte ich in dich hineinkriechen."

Für den magischen Gehalt des Symptoms spricht auch die leichte suggestive Beeinflußbarkeit mit dem rituellen Besetzen des Schmerzbereichs um den Nabel durch einen bedeutungsvollen Gegenstand, im Sinne eines Übergangsobjekts. Es sind auch die Behandlungserfolge mit Röntgenleeraufnahmen sowie die Erfahrungen von Chirurgen zu erwähnen, „man müsse nur einmal – mit der Laparotomie – die Sonne in den Leib scheinen lassen".

Nabelkoliken können als Schulbauchweh im Rahmen einer Schulkrankheit im Schulstreß bei sensiblen, schulisch überforderten Kindern auftreten (Biermann 1977).

In einer früheren Arbeit wurde auf die Bedeutung von Nabelkoliken im Zusammenhang mit Erbrechen als Konversionssyndrom im Reifungskonflikt junger Mädchen hingewiesen (Biermann 1955).

Nabelkoliken von Kindern werden in Familien Ulkuskranker beobachtet, wobei sie evtl. schon eine Vorstufe der eigenen Ulkuskrankheit des Kindes darstellen. Im Familienmilieu hypochondrischer Magenkranker ist die Übernahme des Symptoms der Magenbeschwerden als psychische Symptomtradition im Identifizierungsprozeß gegeben.

Ulkuskrankheit des Kindes

Im Bereich der Mundwelt des Kindes (Biermann 1982) spielen sich die ersten und innigsten Beziehungsaufnahmen des Kindes ab, vom Stillen und Genährtwerden bis zum, bisweilen aggressiv getönten, Einverleiben und der Inbesitznahme von Nahrung und anderem. Hierzu gehört auch der Austausch von Liebe und Zärtlichkeit im Bereich des Mundes.

Für die Übersäuerung der Magenschleimhaut gilt, daß ihr Ausmaß auch von psychischen Faktoren gesteuert wird. Wir sprechen im Tierversuch von der Ärgersekretion der Katze, und die Beobachtungen von Magenfisteln durch Mirsky (1961), darunter auch beim Kleinkind Monika, haben dies im weiten Umfang für den Menschen bestätigt.

In der biographischen Anamnese des ulkuskranken Kindes finden sich häufig frühe Frustrationen in der oralen Phase, die um Angsterfahrungen kreisen. Hierzu rechnet auch eine antiorale, emotional versagende Haltung eines streng asketischen Vaters (Schwidder 1969). Andererseits handelt es sich bei den Müttern von Ulkuskindern häufig um symbiotische, überfürsorgliche Mütter, die jegliche natürliche Aggression ihres Kindes unterdrücken, so daß diese sich „selbstverzehrend“ nach innen richten. Der Vergleich mit der Autoaggression eines gehemmten Asthmakindes scheint gegeben. Näher aber als bei diesem liegt für das ulkuskranke Kind der Leib der Mutter, in dessen Bereich es Geborgenheit sucht und findet. Bettruhe und diätetische Maßnahmen fördern ein beidseitiges regressives Zueinanderstreben. Es findet sich noch bei jugendlichen Ulkuskranken, die bei versäumter Nachreifung im Kranksein nie erwachsen sein wollen und können. Mit Recht – und Stolz – spricht daher häufig die Schwester auf einer Station Ulkuskranker von diesen als „ihren Kindern“, zumal wenn sie noch mit der Sonde gefüttert werden.

Übermäßige Bescheidenheit und Anspruchslosigkeit sowie Minderwertigkeitsgefühle sind charakteristische Verhaltensweisen ulkuskranker Kinder. Sie stehen im Konflikt, bei gleichzeitigen oralen Versagungen dazu erzogen zu werden, unabhängig und tüchtig zu sein.

Das Ulkus des Schulkindes hat also auch mit einer Leistungsproblematik zu tun. Das innere Bild eines aggressiv-gehemmten Ulkuskindes kann mit der Psychodiagnostik anhand von projektiven Puppenspiel-, Zeichen- und Erzähltests ermittelt werden. Bisweilen wird es erst, (bei anhaltender mütterlicher Symbiose) im Ablösungskonflikt des Jugendlichen, in Pubertät und Adoleszenz zum Vorschein kommen, mit einem Durchbruch, mit Tendenzen zur Verwahrlosung.

Um familienneurotische Konstellationen zu ermitteln, empfiehlt sich als Milieustudie ein Hausbesuch. Dies gilt besonders für ein Ulkusleiden in der Familie, das im Sinne der Symptomtradition vom Kinde übernommen ist. Die leiderfahrene „Mutter“ eines ulkuskranken Vaters und Kindes hat evtl. schon als Kotherapeutin des Arztes die Behandlung beider von diesem abgekoppelt und ohne Wissen desselben in eigene Regie übernommen, was deren Abhängigkeit von ihr festigt. Bei einer derartigen Symptomtraditon prägen Rituale um das Essen in der Familie von früh an die Erlebnis- und Erfahrungswelt des Kindes, die später mit der Ulkuskrankheit zu seinem eigenen Schicksal werden.

Krankengeschichten

Ferdinand

Ferdinand wurde wegen eines therapieresistenten Magengeschwürleidens zur psychotherapeutischen Behandlung überwiesen. Er war damals 12 Jahre alt und wurde als äußerst erziehungsschwierig und milieugeschädigt geschildert. Die Mutter des Jungen, eine extrem adipöse Frau, die bei den Gesprächen aus geringsten Anlässen in hochgradige Erregungszustände geriet, war aufgrund wiederholter psychiatrischer Gutachten als eine „psychopathische Persönlichkeit", bei querulatorischem Wahn, Verdacht auf „Schizophrenie" geschildert. Ihre Angaben zur biographischen Anamnese waren nur bedingt glaubwürdig. Sie berichtete, sie sei in gutbürgerlichen Verhältnissen als Tochter eines höheren Offiziers in Böhmen aufgewachsen. Die Ehe der Eltern wurde später geschieden. Intellektuell gut begabt, absolvierte sie die Schule ohne Schwierigkeiten, bestand das Abitur und begann mit einem Jurastudium. Sie konnte es, bedingt durch die Kriegs- und Nachkriegsverhältnisse, nicht zum Abschluß bringen. Danach war sie als Sekretärin tätig. Ferdinands Mutter bekam 4 uneheliche Kinder vom selben Vater. Sie war nicht zu bewegen, näheres über Ferdinands Vater zu berichten, und hatte auch ihre Kinder nicht über ihn informiert.

Das älteste Kind starb im Alter von 4 Jahren an toxischen Masern. Die beiden jüngsten Geschwister, ein Bruder und eine Schwester, Zwillinge, wurden geboren, als die Mutter wegen Unterschlagungen eine Gefängnisstrafe verbüßte. Während sich die Mutter um diese Kinder auch später nur wenig kümmerte, nachdem sie beide in einem Heim untergebracht hatte, wandte sie ihre ganze Liebe Ferdinand zu. Sie hatte ihn nach einer normal verlaufenen Schwangerschaft und Geburt mit Zufütterung 2 Jahre gestillt. Das Kind entwickelte sich danach in den Jahren, in denen es wegen Berufstätigkeit der Mutter in einer Krippe, dann in einer Pflegestelle untergebracht war, unauffällig. Als Ferdinand 2 Jahre alt war, nahm sie ihn das erste Mal für eine längere Zeit zu sich. Das Kind wurde wegen der Berufstätigkeit der Mutter und ihrem vaganten, zur Verwahrlosung neigenden Lebensstil von der Großmutter betreut, mit der sie zusammenwohnten. So fehlte Ferdinand von Anbeginn das Leitbild eines männlich-väterlichen Erziehers.

Es entwickelte sich eine symbiotische Beziehung zwischen Ferdinand und seiner Mutter, die in der Pubertät zu einer Haßliebe gegenseitiger Abhängigkeit wurde. Die Großmutter, die wegen eines Herzleidens und Magenbeschwerden wiederholt im Krankenhaus lag, war den Anforderungen der Erziehung des allmählich schwierig gewordenen Jungen nicht gewachsen und versuchte, ihre Insuffizienz mit Verwöhnung zu kompensieren.

Mit 8 Jahren stellten sich bei Ferdinand erstmals Leibschmerzen ein, die zunächst vom Kinderarzt als Nabelkoliken gedeutet wurden. Als aber Blutungen auftraten, wurde eine klinische Abklärung erforderlich, wobei man ein Magengeschwürleiden feststellte. In der Folgezeit war der Junge deswegen wiederholt in klinisch-stationärer Behandlung. Im Wechsel mit den Attacken von Magenbeschwerden kam es immer wieder zu gewaltsamen Auseinandersetzungen zwischen Mutter und Sohn, so daß mehrmals von Nachbarn die Polizei alarmiert wurde, die unweit ihrer Wohnung im sozialen Wohnungsbau ein Revier hatte.

Als Ferdinand mit 12 Jahren wieder einmal in der Kinderklinik lag, wurde wegen der schwierigen Milieuverhältnisse zu einer psychotherapeutischen Behandlung geraten.

Die psychodiagnostischen Untersuchungen bestätigten die symbiotische Beziehung der ambivalenten Haßliebe zwischen Mutter und Sohn. So erzählte er im Sohnerzählungstest (Ungricht 1955) folgende Geschichte: „Der Sohn hielt die Hände auf dem Rücken und sah aus dem Fenster in die Nacht hinaus ... Er überlegte, ob er morgen einen Ausflug machen sollte. Am nächsten Tag fragte er seine Mutter. Er fuhr in die Berge mit dem Fahrrad, begleitet von seiner Mutter. Und als sie am Abend zu Hause waren, hatte es ihm so gefallen, daß er den ganzen Abend davon erzählte. Er wollte aber alleine weggehen, und so ging er eines Nachts heimlich davon, durch den Wald. Plötzlich wußte er nicht mehr weiter, er suchte und suchte. Er bekam Angst und wollte nach Hause. Und so mußte er die ganze Nacht im Wald bleiben. Am Morgen merkte die Mutter das Fehlen des Kindes und ging auf die Suche. Als sie mitten im Wald war, sah sie ihren Jungen unter einem Baum schlafen. Sie nahm ihn und trug ihn nach Hause. Als der Junge am selben Abend am Fenster stand, sagte er, er wolle nie mehr alleine weggehen."

Im Menschtest (Abraham 1978) deutete er sein Ablösungsstreben an, indem er einen jungen Mann zeichnete, der sich, den Türklopfer in der Hand, mit Rucksack und Wanderstab auf den Weg machte. Der Aufforderung, hierzu noch eine Frau zu zeichnen, kam er nicht nach. Im Zeichentest „Verzauberte Familie" (Kos u. Biermann 1973) zeichnete er zunächst anstelle des Vaters ein Bild von Hitler, um danach das Blatt sofort zu zerreißen.

Im Wartegg-Zeichentest brachte er in Feld 8, mit dem Anmutungszeichen familiärer Geborgenheit, eine Burg mit einem verschlossenen Tor. Ein Hausbesuch – sozialer Wohnungsbau in einer Randsiedlung der Großstadt – bestätigte die chronische Konfliktsituation des Zusammenlebens für alle Beteiligten in einem gemeinsamen Schlafraum für Großmutter, Mutter und Kind. Autogenes Training, woran zunächst gedacht war, ließ sich mit täglichen Übungen dort nicht verwirklichen (Biermann 1975). Es fehlte jeglicher Freiraum für den 12jährigen. Das paranoide Verhalten der Mutter, ihre hochgradigen Erregungszustände ließen vorgesehene familientherapeutische Maßnahmen gemeinsamer Gespräche scheitern.

Die psychotherapeutischen Gespräche mit Ferdinand hatten seine Verselbständigung mit zukünftiger Berufsplanung zum Ziel, wobei eine spätere Aussöhnung mit der Mutter nicht aufgegeben wurde. Diese spürte bald die Ablösung und Entfremdung des Jungen, der ihr als einziges ihrer 4 Kinder, bei zunehmend altersbedingter Kränklichkeit – Adipositas, Daibetes, ein leichter Schlaganfall – geblieben war. So kämpfte sie mit allen Mitteln um ihr Kind, auch gegen den Therapeuten, den sie bei Behörden – Jugendamt und Familienfürsorge – als Jugendverderber bezichtigte.

Ferdinand war es inzwischen gelungen, seine lückenhafte Schulbildung aufzuholen und zu einem Hauptschulabschluß zu kommen, wobei er als Thema seiner Abschlußarbeit Albert Schweitzer wählte und dafür viel Lob erntete. Zur weiteren Berufsplanung mit dem Ziel der mittleren Reife und des Abiturs schien allerdings das häusliche Milieu des Jugendlichen nicht tragbar. Dieser Plan ließ sich für den begabten Jungen bei Widerständen der Mutter nur mit einer Amtsvormundschaft und Fürsorgeerziehung verwirklichen. Als man Ferdinand schließlich ohne Wissen der Mutter in ein entfernt gelegenes Erziehungsheim brachte, tat die Mutter den klassischen Ausspruch: „Und wenn ich zum Nordpol laufen müßte, ich finde heraus, wo ihr ihn hingebracht habt."

In diesem psychotherapeutisch geführten Heim lernte Ferdinand, sich weiter mit seinen Schwierigkeiten auseinanderzusetzen und seine Schulausbildung, später auch seine berufliche Tätigkeit fortzuführen. Es blieb die Abhängigkeit von seiner Mutter, weshalb er es bewußt vermied, den früheren Wohnort aufzusuchen. Tauchte aber die Mutter auf, die schon wenige Wochen nach seiner Übersiedlung ins Heim dessen Ort ausfindig gemacht hatte, dann reagierte er darauf hilflos mit vegetativen Kollapszuständen, als Ausdruck seiner Angstneurose. Den inzwischen erfolgten Tod der geliebten Großmutter an einem Magenkrebsleiden hatte er nur schwer überwunden.

In all den Jahren blieb er seitens seines Magenleidens relativ beschwerdefrei. Aggressionen reagierte er im politischen Einsatz auf APO-Veranstaltungen und Auseinandersetzungen mit Rechtsradikalen ab, wobei es wiederholt zu Kontroversen mit der Polizei – dem „Vater Staat" – kam. Ferdinand hatte inzwischen sein Studium als Sozialpädagoge begonnen. Eine erste unreife Beziehung, bei der es zu Gewalttätigkeiten gegenüber der jungen Frau, einer Kinderpflegerin kam, ging nach einigen Jahren auseinander. Das Kind, ein Junge, an dem er sehr hing, blieb bei der Mutter. In den Jahren ehelicher Spannungen kam es zu einem Rezidiv seines Magengeschwürleidens mit notwendiger klinisch-stationärer Behandlung. Er ließ sich zu einer Vagotomie überreden, die aber keine endgültige Heilung brachte.

Ferdinand kümmerte sich in dieser Zeit mehr um seine beiden Geschwister und half dem Bruder, seine beruflichen Pläne zu verwirklichen. Dieser war schon früher an einer Kolitis erkrankt, er fühlte sich an fremdem Ort alleingelassen. In depressiver Grundstimmung verübte er in einer aussichtslos erscheinenden Lebenssituation Selbstmord. Ferdinand traf dieser Schicksalsschlag sehr. Er versuchte seine Schwester, die inzwischen ein uneheliches Kind bekommen hatte, in seine Nähe zu bekommen. Die alternde Mutter, die einen erneuten Schlaganfall erlitten hatte, war ohne Kontakt zu ihren beiden überlebenden Kindern.

Die Familien-, Lebens- und Krankengeschichte Ferdinands, die sich über 15 Jahre verfolgen ließ, zeigte vielfältige, für ein Ulkusleiden charakteristische Aspekte:

Von Anbeginn spielte bei Ferdinand Verwöhnung in der Erziehung eine dominierende Rolle. Nachdem die Mutter ihr erstes Kind verloren hatte, band sie das nachfolgende Kind, Ferdinand, als Wunsch- und Ersatzkind besonders eng an sich, Ferdinand blieb im Unterschied zu seinen Geschwistern bei der Mutter und der Großmutter. Er entwickelte eine besonders liebevolle Beziehung zur Großmutter. In Symptomtradition hatte er Anteil am Magenleiden der Großmutter, bis sie an Magenkrebs starb; er hatte sie häufig ohne Wissen der Mutter im Krankenhaus besucht. Die Mutter ließ den Jungen an ihren eigenen oralen Neigungen, die in ihrer Maßlosigkeit die extreme Fettsucht bedingten, teilhaben.

Gleichzeitig trat, bei wachsender Ich-Stärke des Kindes, im Ablösungskonflikt die Ambivalenz, die Haßliebe in der Mutter-Sohn-Beziehung in Erscheinung. Sie nahm im Stande der Vaterlosigkeit und dem negativen Leitbild der Mutter Verwahrlosungszüge an, mit aggressiven Durchbrüchen auf beiden Seiten. Als sich dann mit Blutungen das Magengeschwürleiden herausstellte, das wiederholte Krankenhausaufenthalte erforderlich machte, erlebte Ferdinand erneut Phasen einer ungeteilten Verwöhnung, indem er, bei seinem jungenhaften Charme, bald der Liebling der Krankenschwestern war.

Mit der Person des Therapeuten trat erstmals für ihn eine Vaterfigur in Erscheinung, die bei einer anhaltenden positiven Übertragung die weiteren Jahre bestimmte. Sie wurde im Heim der Jugendlichen von den dortigen Erziehern abgelöst. So hatte er bei seiner späteren Hochzeit außer seiner Mutter nur den Therapeuten der ersten Behandlung sowie einen Erzieher aus dem Heim eingeladen.

Der Therapeut übernahm bei dem vaterlosen 12jährigen Jungen bis zu seinem Aufenthalt im Heim als 16jähriger auch väterliche Erzieheraufgaben.

Sein erstes Bild, die Menschzeichnung eines zur Wanderung aufbrechenden Jugendlichen, wies den Weg der Behandlung: sich freizumachen von alten Bindungen und sein Schicksal selbst in die Hand zu nehmen. Diese Behandlung war dadurch erschwert, daß Ferdinand in einem gut 20 km entfernten Stadtteil wohnte, so daß ihm der Therapeut sein altes Fahrrad auslieh – als eine Art Übergangsobjekt (Winnicott 1969). Es wurde niemals von ihm zu Verwahrlosungstendenzen – Herumstreunen u. a. – mißbraucht.

Die symbiotisch fixierte Mutter, die ohne ihr Kind, wie es sich auch immer aufführte, nicht leben konnte (Biermann 1968), erfuhr nun, daß man ihr das einzige Kind, zu dem sie noch eine Beziehung hatte, ihren Lebensinhalt, nehmen wollte. So richtete sie alle ihre Aggressionen gegen den Therapeuten und gegen Behandlungsmaßnahmen. Gleichzeitig zeigte sich aber auch eine positive Übertragung zum Therapeuten, der während all der Jahre seine Bemühungen um die Mutter Ferdinands nicht aufgegeben hatte. So wollte sie unbedingt ihren jüngsten Sohn bei seiner Kolitiserkrankung vom Therapeuten behandelt wissen.

Je mehr sich Ferdinand von der Mutter löste, desto mehr trat die Auseinandersetzung mit dem Vater in den Vordergrund, nachdem er ihn anfangs als Hitler vernichtet hatte. Dieses Bemühen um den Vater nahm zeitweilig das Bild einer Vatersuche an, wie es von den sog. „Parzivalkindern" bekannt ist (Bolterauer u. Haider 1973). Die männlich-väterliche Atmosphäre im Heim erleichterte ihm diese fällige Auseinandersetzung und damit auch den Eintritt in eine männlich geprägte Berufswelt. Die endgültige Berufsfindung war durch Identitätskrisen verzögert, die zeitweilig von leichten Krankheitsrückfällen, jedoch ohne Krankenhausaufenthalte begleitet waren. Durch den Wegzug des Therapeuten konnte auf sein Krankheitsverhalten, z. B. die Entscheidung der Vagotomie, kein Einfluß genommen werden. Er befand sich bis zur Planung und Durchführung seines Studiums als Sozialpädagoge noch im Stadium einer verlängerten Sozialadoleszenz (Moeller 1969).

Geblieben waren ungelöste aggressive Komponenten seines Verhaltens, die er nunmehr, bei reifender politischer Orientierung, mit der Teilnahme an Demonstrationen und ähnlichem auslebte, immer wieder einmal in direkter Konfrontation mit der „väterlichen" Autorität der Polizei. Es blieb eine Abhängigkeit von der Mutter, die für ihn zum Schicksal (Schottländer 1947) geworden war, wobei zunehmend auch Mitleid sein Verhalten der alterskranken Mutter gegenüber bestimmte. Sowie die Mutter aber persönlich in Erscheinung trat, wurde er bis zum vegetativen Kollaps ein hilfloses Kleinkind. In seiner noch unreifen ersten ehelichen Beziehung lebte in der Frau wieder das Bild der Mutter auf, so daß er sich auch ihr gegenüber zu Gewalttätigkeiten hinreißen ließ, was er nachträglich, in seiner Rolle als Sozialpädagoge, schuldbewußt bereute.

Dafür empfand er starke väterliche Gefühle für seinen kleinen Sohn, dessen Trennung mit der Scheidung der Eltern, nach wenigen Jahren der Ehe, von ihm schmerzlich erfahren wurde. Er übertrug seine väterlichen Gefühle auf die jüngere Schwester, die in ihm eine Vaterfigur erblickte; er beriet sie in ihren beruflichen und Lebensplänen und war immer für sie erreichbar. Der wechselhafte Verlauf der Entwicklung Ferdinands erklärt zwanglos den wiederholten Rückgriff auf sein altes Leiden, auch mit vorübergehendem Krankheitsgewinn. So erscheint, trotz einer zweiten, beständigeren eheähnlichen Beziehung des jungen Mannes, die Krankengeschichte Ferdinands, bei durchaus offener Prognose noch nicht abgeschlossen.

Stefan

Mit 14 Jahren wurde Stefan wegen eines Magengeschwürleidens zur psychotherapeutischen Behandlung überwiesen.

Stefan ist als Einzelkind aufgewachsen. Sein Vater, gleichfalls einziges Kind, erinnert sich eines strengen Elternhauses. Er war Berufssoldat geworden und war seit Kriegsende Facharbeiter in verantwortlicher Stellung eines Industriebetriebes. Ernst und verschlossen nimmt er in Erziehungsfragen eine starrsinnige, autoritäre Haltung ein. Die Mutter ist von unsicherem, empfindsamem Wesen und ihrem Mann ganz untergeordnet. Als älteste von 4 Geschwistern erinnerte sie sich einer harmonischen Kindheit, bis sie mit 13 Jahren ihre Mutter an einer Grippepneumonie verlor. Als sie ein Jahr später eine Stiefmutter bekam, bleibt das Verhältnis zu dieser von Anfang an getrübt. Sie ging bald als Bürohilfe außer Haus, heiratete früh und gab mit der Geburt des Kindes sogleich ihren Beruf auf. Später war sie wieder halbtags berufstätig. In den Nachkriegsjahren mußte sie lange mit der Mutter und Schwester des Mannes in Wohngemeinschaft leben, was zu erheblichen Einschränkungen und Spannungen führte.

Die Mutter empfindet ihre Berufstätigkeit als Ausgleich und leidet darunter, daß sie bei dem pedantisch-kritisierenden Wesen des Mannes lediglich die Bedienerin ihrer „beiden Männer" ist. Als sie vor einem Jahr wegen Überarbeitung einen Nervenzusammenbruch erlitt, gab sie die Arbeit endgültig auf.

Wegen der Erziehung des Jungen, dessen Verwöhnung ihr vorgehalten wird, kommt es immer wieder zum Streit der Eltern. Das 4 Wochen übertragene Kind war in Steißlage mit einem Geburtsgewicht von 10 1/2 Pfund zur Welt gekommen. Der Junge wurde in der Notzeit unmittelbar nach Kriegsende von der Mutter ein Jahr brustgestillt. Er reagierte früh heißhungrig auf jede Mahlzeit. Wegen einer Abstilldyspepsie lag er 4 Wochen in der Kinderklinik, zu einer Zeit, in der es noch keine geregelten Besuchszeiten (Biermann u. Biermann 1982), zumal auf der Säuglingsstation gab. Er brauchte ein Jahr, um die mit schweren Trennungsängsten verbundene Krise zu überwinden. Als er im Alter von 2 Jahren wegen einer Diphtherie nochmals ins Krankenhaus kam, nahm ihn die Mutter nach einer Woche wieder nach Hause, weil er an starkem Heimweh litt.

Stefan entwickelte sich zu einem eigenwilligen Kind, hatte aber keine eigentliche Trotzphase durchgemacht. Er hatte von Anfang an einen unruhigen Schlaf, mit Pavor-nocturnus-Zuständen. Er blieb im Essen heikel und empfindlich, während die Mutter seit seiner Ernährungsstörung um sein Essen besorgt war. Die verwöhnende Haltung der Mutter verstärkte sich, als Stefan mit 3 Jahren eine leichte Kinderlähmung durchmachte, was wieder mit einem Krankenhausaufenthalt verbunden war. Es blieb über mehrere Jahre eine geringe Schwäche des rechten Fußes zurück.

Stefan war ein scheues, ängstliches Kind, das leicht weinte. Er war bis zu seiner Einschulung Bettnässer, worunter er sehr gelitten hatte. Bei durchschnittlichen Leistungen war er in der Schule eifrig und gewissenhaft. Er blieb in seinen Spielen noch kindlich und hatte wenig Kontakt zu anderen Kindern. Er wurde von seinen Eltern nicht sexuell aufgeklärt. Aus Angst, daß ihm etwas zustoßen könne, hatten die Eltern ihn nie allein gelassen. Mit 6 Jahren, vor der Einschulung, wurde Stefan wegen häufiger Mandelentzündungen tonsillektomiert, was wiederum einen Krankenhausaufenthalt zur Folge hatte. Zu dieser Zeit hatte er schon häufiger Attacken von Nabelkoliken. Mit 9–10 Jahren klagte er öfters über krampfartige Schmerzen im Oberbauch. Mit 11 Jahren wurde bei ihm eine Gastritis festgestellt. Bei anhaltenden Beschwerden ergab das Röntgenbild bei dem 14jährigen einen narbig deformierten Magenausgang sowie ein frisches Geschwür. Die letzten Jahre hatte die Mutter darunter gelitten, daß die Ärzte die Erkrankung ihres Kindes nicht ernst genommen hatten und sein Magenleiden als „nur nervös" abgetan hatten. Die Mutter nahm den großen Jungen nachts zu sich ins Bett, wo die Beschwerden schwanden, wenn sie ihm über den Leib streichelte oder eine Wärmflasche auflegte. Dabei spielte die Mutter auch mit ihrem Kind magische Tierspiele, um ihn abzulenken. Als er im Krankenhaus war, nahmen seine Beschwerden immer zu, wenn die Mutter einmal in der Woche zur Besuchszeit erschien. Er hatte im letzten Jahr den Besuch einer Wirtschaftsaufbauschule, trotz seines hohen IQ von 135, nicht geschafft, weil er wegen häufigen Erbrechens oft fehlen mußte.

Der akzelerierte Junge ist leicht übergewichtig. Seine weichen Gesichtszüge zeigen einen kindlichen Ausdruck. Stefan wirkt insgesamt gehorsam und wohlerzogen, ein „Muttersöhnchen". Bei affektiver Labilität ist er reizbar und selbstunsicher, er zeigt erhebliche Kontaktstörungen zur Umwelt. In der Schule hatte er keine Freunde gehabt. Bei infantilem, muttergebundenem Wesen wird er als charakteristische „kindliche Ulkuspersönlichkeit" bezeichnet.

Als ein psychosomatisch interessierter Medizinalpraktikant auf der Chirurgie, auf die Stefan zur Gastrektomie eingewiesen war, im Team der Ärzte auf die Möglichkeit einer psychotherapeutischen Behandlung hinwies, ließ sich der Chefarzt überzeugen und veranlaßte die Überweisung in die Kinderklinik. Auf der psychosomatischen Abteilung wurde Stefan sogleich einer Gruppe von 4 Patienten mit unterschiedlichen psychosomatischen Störungen zugeteilt. Es wurde mit dem autogenen Training in der Gruppe begonnen. Im Laufe von 6 Wochen schwanden kontinuierlich die Beschwerden Stefans, bei entsprechendem Abbau der medikamentösen Behandlung. In der Gesprächstherapie setzte sich der Jugendliche mit der Reifungsproblematik seines Alters, den Beziehungskonflikten zu seinen Eltern sowie mit seinen beruflichen und Lebenszielen auseinander.

Gleichzeitig war die Mutter in eine analytische Müttergruppentherapie (Biermann 1969a, b) aufgenommen worden, nachdem sich der Vater schon bei den ersten Beratungsgesprächen von Therapieangeboten mit seiner Arbeitsüberlastung distanziert hatte. In der Gruppentherapie erwies sich die Mutter als aufnahmebereit und einsichtig, was besonders ihre symbiotische Fixierung an ihren Jungen betraf. Sie lernte es, im Übereinkommen mit ihrem Mann, dem 14jährigen mehr Freiheiten des Ausgangs zu gewähren und damit die Teilnahme an Veranstaltungen anderer Jugendlicher seiner Subkultur zu ermöglichen und in der Wahl seiner beruflichen Ziele unabhängig von den Wunschvorstellungen seines Vaters eigene Entscheidungen zu treffen. In den Gruppengesprächen der Mütter lernte sie außerdem, daß sie mit den Sorgen um ihr Kind nicht allein stand und daß im Grunde die anderen ähnliche Probleme mit Kindern und dem Ehemann zu bewältigen hatten; das trug zu ihrer Schuldentlastung und Ich-Stärkung bei. Zur Lösung ihrer Abhängigkeit vom Manne und ihrer Verselbständigung gehörte auch der Erwerb des Führerscheins. Bis dahin war sie gezwungen, von ihrem Mann mit dem Auto zur Behandlung gebracht und abgeholt zu werden, was sie mit den Gesprächen während der Fahrten als eine Kontrollfunktion ihres Mannes empfand.

Diese Gruppenbehandlung wurde noch über Monate fortgesetzt, nachdem der Junge beschwerdefrei entlassen, allerdings noch längere Zeit ambulant in einer Wiederholergruppe des autogenen Trainings nachbetreut worden war (Biermann 1975). Er blieb weiter beschwerdefrei, was einige Jahre katamnestisch verfolgt werden konnte.

Einige therapeutische Überlegungen

Eine zunächst an der Symptomatik orientierte biographische Anamnese (Biermann 1986), welche die familienneurotischen Störungen aufdeckt, steht am Beginn einer jeden Therapie eines ulkuskranken Kindes. Bisweilen deckt erst ein Hausbesuch ein charakteristisches Fehlverhalten im Bereich der Familie, den wahren therapiebedürftigen Indexpatienten am „Tatort“ auf.

Manchmal benötigen Eltern mit und ohne eigene spezifische Symptomatik das ulkuskranke Kind, um eigene pathologische Bedürfnisse im neurotischen Gleichgewicht innerfamiliärer Beziehungen zu befriedigen. Wird dies nicht erkannt und entsprechend in den Therapiemaßnahmen berücksichtigt, kann eine rite eingeleitete, zunächst erfolgreiche Behandlung des Kindes an einem kritischen Zeitpunkt abgebrochen werden, entweder von der in ihrer Symbiose bedrohten Mutter oder in deren Stellvertretung durch die Autorität des Vaters. In derartig gelagerten Fällen ist eine Familientherapie unerläßlich.

Eine klinisch-stationäre Behandlung ergibt sich, wenn eine akute Magenblutung zur Einweisung führt. Dazu sind medizinische Maßnahmen vordringlich. Bei einem längeren Klinikaufenthalt wird man – bei entsprechenden Einrichtungen und Angeboten – dem Kind eine Spieltherapie, dem Jugendlichen eine Gesprächstherapie, unter Einschluß von Entspannungsübungen des autogenen Training, einzeln oder in der Gruppe anbieten. Im Schutze derselben lassen sich systematisch die vorübergehend erforderlichen medikamentösen und anderen Maßnahmen einer medizinischen Therapie abbauen. Bei dieser mehrdimensionalen Behandlung müssen alle ärztlichen Anordnungen sinnvoll mit der Psychotherapie abgestimmt sein.

Eine parallel laufende ambulante Familientherapie bereitet die Rückkehr des gesunden Kindes im häuslichen Milieu vor. Für den Erfolg ist die Kenntnis der betreffenden Familienstruktur, der Handlungsweisen aller Familienmitglieder um das ulkuskranke Kind erforderlich.

Das Ulkusleiden des Kindes ist eine ernste, langwierige Krankheit. Nichtbewältigte emotionale Konflikte können zu jedem späteren Zeitpunkt von Reifung und Entwicklung den Krankheitsprozeß reaktivieren. Dies erfordert eine langfristige, tiefenpsychologisch orientierte Beobachtung des Kindes, mit Beratung seiner Familie durch den Kinderarzt, in seiner Rolle als Familienarzt.

III. Psychosoziale Determinanten der Prognose bei operierten Ulkuskranken

Der Operationserfolg bei chronisch Ulkuskranken in seiner Abhängigkeit von psychosozialen Faktoren*

G. Overbeck, D. Eckensberger, K. Möhlen, H. Troidl,
H. Rohde, W. Lorenz

Es ist naheliegend, anzunehmen, daß die allgemeinen sozialen Lebensbedingungen eines Patienten von Einfluß sind für den Erfolg oder Mißerfolg einer medizinischen Behandlung. Bereits die materiellen Bedingungen, wie Einkommen, Wohnung und berufliche Position, entscheiden z. B. mit darüber, ob nach der medizinischen Behandlung weiterbestehende kleinere Beschwerden so kompensiert werden können, daß doch insgesamt eine den Patienten befriedigende Lebensqualtität erreicht werden kann. Abwechslungsreiche Diät, häufigere kleine Mahlzeiten und Rücksichtnahme auf krankheitsbedingte Behinderungen verursachen nicht nur z. T. erhebliche Kosten, sondern setzen auch weitgehende Eigenbestimmung des Patienten bei der Planung seines Tages- und Arbeitsablaufs voraus und sind nicht mit jeder Art von beruflicher Tätigkeit vereinbar. Kontrolle in der Nahrungsaufnahme, Übung im Verzicht, gezielte Auswahl des Essens sind darüber hinaus Verhaltensweisen, die eher in oberen sozialen Schichten erlernt werden, in denen auch der Stellenwert des Essens insgesamt geringer erscheint und es mehr Möglichkeiten gibt, sich Befriedigung auf anderen Gebieten zu verschaffen. Entsprechend erbrachte eine englische Studie (Cay, Philip et al. 1975), die versuchte, den Operationserfolg bei chronisch Ulkuskranken unter diesem komplexen Gesichtswinkel der gesamten postoperativ erreichten Lebensqualität des Patienten zu erfassen, das Ergebnis, daß die Erfolgsbeurteilung der Ärzte, die ausschließlich auf postoperativen körperlichen Beschwerden aufbaute, z. T. erheblich von der Einschätzung der Patienten abwich, da die Patienten ihre Erfolgsbeurteilung im Verhältnis zu den Eingliederungsmöglichkeiten in ihr gewohntes Leben abgaben. Daraus resultierte z. B., daß trotz vorhandener postoperativer Beschwerden und mäßiger bis schlechter Beurteilung durch die Ärzte die Patienten mit dem Operationserfolg zufrieden waren oder ihn z. T. sogar als gut beurteilten, wenn man sie die gesamte postoperativ hergestellte „quality of life“ beurteilen ließ. Umgekehrt konnten auch

---

* Erstmals erschienen in *Therapiewoche,* Heft 28/1978.

bei mäßigen und guten Beurteilungen der Ärzte nach der Visick-Skala die Patienten den gesamten postoperativen Zustand als schlecht bezeichnen, weil trotz der geringen körperlichen Beschwerden bei allgemein schlechten sozialen Bedingungen Behinderungen und Einschränkungen der gewohnten Lebensweise hinzukamen, die die Patienten veranlaßten, die „quality of life", die nach der Operation erreicht war, als schlecht zu empfinden.

Der Vorteil der zitierten Untersuchung war, daß der ärztlichen Beurteilung des Operationserfolges eine Beurteilung durch den Patienten gegenübergestellt wurde und daß der bloßen Aufsummierung von postoperativen körperlichen Komplikationen und Beschwerden eine Beurteilung folgte, die die Symptome in den Kontext der gesamten Lebenslage des Patienten einbezog. Das heißt, es wurde versucht, den Gesamtzustand eines Patienten zu beurteilen, in dem er sich nach seiner Operation hinsichtlich körperlicher Beschwerden, Lebensgewohnheiten, sozialer Lage und familiärer Beziehungen befand.[1]

Abhängigkeit des Operationserfolgs von präoperativen psychologischen und soziologischen Daten

Unser Ansatz, Zusammenhänge zwischen psychosozialen Faktoren und Operationserfolg zu untersuchen, geht aber in eine andere Richtung. Wir wollen versuchen, den Operationserfolg selbst – nach herkömmlichen, rein medizinischen Kriterien beurteilt und nach der Visick-Klassifikation von Chirurgen, Internisten und Patienten eingestuft – in seiner Abhängigkeit von präoperativ erhobenen psychologischen und soziologischen Variablen zu untersuchen:

[1] Der Nachteil bei dieser Art der Beurteilung ist, daß in dem verwendeten Fragebogen sehr heterogene Bereiche zusammengefaßt werden und das Gesamtergebnis der Beurteilung sehr stark von der Zahl der verschiedenen Bereiche und ihrer Gewichtung im Fragebogen abhängt. Damit liegt in der Konstruktion des Fragebogens selbst schon eine gewisse Vorgabe für die Bedeutung, die man den postoperativen Symptomen für die gesamte Lebensqualität einräumt (z. B. können einige schlechte Werte bei den Symptomen bei guten Werten in den anderen Bereichen eine gute Gesamtbeurteilung ergeben). So erhält man vielleicht auch hier eher eine Einstufung durch den von Ärzten konstruierten Testbogen und erfährt nicht unbedingt die wirkliche Bedeutung, die die postoperativen Beschwerden für den Patienten haben.

Angewandte psychosomatische Untersuchungsmethoden

Interviewverfahren:
psychoanalytische Erstuntersuchung (einzeln),
Paargespräch (zusammen mit Ehepartner),
Sozialanamnese.

Testpsychologie:
Gießen-Test, Selbst- und Fremdbild (GT-S und F),
Freiburger Persönlichkeitsinventar (FPI),
Rosenzweig-Picture-Frustration-Test (RPFT),
Körperbeschwerdebogen (BSB).

Gruppeneinteilung:
klinisch-psychosomatisch,
testpsychologisch,
soziologisch.

Während bei der oben zitierten Untersuchung die These lautete, daß die Beurteilung des Operationserfolgs nicht nur auf die körperlichen Symptome allein, sondern auf die gesamte psychosoziale Lebenssituation des Patienten bezogen werden muß, lautete unsere Hypothese, daß bereits auch der medizinische Operationserfolg – also die subjektiven und objektiven körperlichen Beschwerden der Patienten nach der Operation – durch spezifische psychologische und soziologische Merkmale beeinflußt werden kann. An Vorergebnissen war dazu aus der psychosomatisch-psychotherapeutischen Literatur bekannt, daß unter den operativen Versagern mehr psychiatrische Auffälligkeiten (Pascal 1974) und neurotische Merkmale (Weiner 1956; McColl u. Drinkwater 1966) gefunden wurden als bei erfolgreich operierten Magenpatienten. Von Weiner (1956) wurden ungünstige soziale Verhältnisse und von Szasz (1947) die unbefriedigende Arbeitsplatzsituation und der geringe Erfolg in der Arbeit als wesentliche, den Erfolg einer operativen Behandlung einschränkende Faktoren herausgestellt.

Während diese Ergebnisse erst durch vergleichende Beurteilung bei der Nachuntersuchung gewonnen wurden, haben wir, da es zu den besonderen Zielen unserer Untersuchung gehörte, etwas über die voraussagbaren Beziehungen zwischen präoperativ bekannten psychosozialen Faktoren und postoperativem Befund zu erfahren, psychologische und soziologische Daten auch schon vor der Operation erhoben. Dabei wurde im Rahmen der internistischen und chirurgischen präoperativen Untersuchung auch ein psychotherapeutisch-psychosomatisches Erstgespräch mit den Patienten durchgeführt, eine ausführliche Sozialanamnese erhoben und verschiedene psychologische Testbogen gegeben (Gießen-Test GT, Freiburger Persönlichkeitsinventar FPI, Rosenzweig-PFT und die Körperbeschwerdenliste BSB). Aus den

Tabelle 1. Präoperative psychosomatische Merkmale von 11 Operationsversagern

Methode	Befund	Aussagekraft
Interview	oral-passiv, soziopathisch, depressiv	(+)
Testpsychologie (GT, FPI, RPFT)	keine signifikanten Unterschiede gegenüber erfolgreich operierten Patienten	–
Körperbeschwerdebogen (BSB)	außer Magenbeschwerden auch noch viele andere Körperbeschwerden	+
Gruppeneinteilung testpsychologisch	zu den charakterneurotischen Gruppen gehörig (oral-passiv-depressiv-überkompensatorisch)	(+)
soziologisch	Aussiedler; Patienten in mittleren Führungspositionen	+

erweiterten Daten der Sozialanamnese und des Krankheitsverhaltens (Eckensberger et al. 1977) haben wir mit Hilfe einer Q-Faktorenanalyse 7 klinisch-soziologische Untergruppen gebildet. Aus den Variablen des Gießen-Tests haben wir davon unabhängig, aber ebenfalls unter Zuhilfenahme klinisch-psychosomatischer Beobachtungen, mittels eines komplizierten statistischen Verfahrens (Eckensberger et al. 1977) 6 klinsich-testpsychologische Gruppen gebildet, um zu einer besseren diagnostischen Übersicht und klinisch brauchbaren Einteilung zu gelangen. Nach Erhalt der postoperativen Ergebnisse der Einjahreskatamnese haben wir versucht, diese vom Chirurgen, Internisten und Patienten gegebenen Beurteilungen in Beziehung zu den von uns präoperativ erhobenen psychologischen und soziologischen Daten zu setzen.[2, 3]

Ergebnisse

1) Die statistische Auswertung der verschiedenen psychologischen Tests (GT, FPI, Rosenzweig-PFT) bei 43 operierten und nachuntersuchten Patienten mit Ulcus duodeni[3] erbrachte nach den bisher vorliegenden Ergebnissen keine signifikanten Unterschiede zwischen den 32 mit gutem, 5 mit mäßigem und 6 mit schlechtem Erfolg operierten Ulkuskranken (Tab. 1).

[2] Über die ausführliche Auswertungsmethodik und die vollständigen Ergebnisse wird an anderer Stelle berichtet.

[3] Zu chirurgischer Diagnose und Operationsverfahren s. Seidel et al. (1973).

2) Die statistische Auswertung der Körperbeschwerdenliste (BSB) bei 43 operierten und nachuntersuchten Patienten ergab, daß die Patienten, die vor der Operation im BSB außer Magenbeschwerden auch noch andere, vor allem Herz- und Kreislaufbeschwerden, angaben, postoperativ die schlechteren Operationsergebnisse aufwiesen.
3) Eine gewisse, wenn auch nicht wegen – der zu kleinen Zahlen – statistisch signifikante Zugehörigkeit der operativen Versager oder Problemfälle zu den nach soziologischen und psychologischen Merkmalen präoperativ gebildeten Untergruppen läßt sich in Tendenzen erkennen: Unter den soziologischen Gruppen haben die „Aussiedler“ und „Graduierte in mittleren Führungspositionen“ schlechtere Ergebnisse, unter den psychologischen Gruppen sind v. a. die *charakterneurotischen* Patienten davon betroffen.

Zunächst überrascht das völlig negative Ergebnis der Testbatterie. Das hat z. T. statistische Gründe, die z. B. in der zu kleinen Zahl der Versager liegen, oder auch in z. T. erheblichen Ausfällen durch Unvollständigkeit bei den einzelnen Tests. Es mag aber auch andere Gründe haben, auf die weiter unten noch eingegangen wird. Immerhin hat die Körperbeschwerdenliste BSB ein Ergebnis erbracht, nämlich, daß bei Patienten, die präoperativ außer Magenbeschwerden auch noch eine Reihe anderer Körperbeschwerden angeben, der Operationserfolg skeptisch zu beurteilen ist. Man könnte nun sagen, daß vorher vorhandene Herzbeschwerden eben nicht durch die Magenoperation behoben werden können. Diese gehen aber wohl nur z. T. in das postoperative Gesamtbild mit ein, auch die auf die Magensymptomatik bezogene Erfolgsbeurteilung ist bei diesen Patienten schlechter. Es ist daher eher daran zu denken, daß bei diesen Patienten die gesamten Körperbeschwerden schon primär Ausdruck psychischer Spannungen waren und daß dieses Ausdrucksmuster auch nach der Operation weiterbesteht. Auch hohe postoperative Werte im Pentagastrintest wären so u. U. – nach der Vagotomie – auf rein psychisch-hormonalem Wege vorstellbar. Da nach Eysenck eine hohe Zahl geklagter Körperbeschwerden einen Hinweis auf Neurotizismus bietet, erschiene so der BSB besonders geeignet, die „neurotischsten“ Patienten unter den Ulkuskranken bereits präoperativ herauszufinden.

Daß der Operationserfolg bei den neurotischen Patienten am problematischsten zu sein scheint, deckt sich in etwa auch mit den Befunden bei den nach rein psychologischen Kriterien des GT gebildeten Gruppen von Ulkuskranken (Eckensberger et al. 1977), wenn es auch allerdings hier nur gewisse Indizien sind. Bei den mehr oral-passiven charakterneurotischen Patienten zeigen 4 von 12 ein schlechtes Operationsergebnis, bei den mehr aktiv-überkompensatorischen charakterneurotischen Patienten sind Skepsis (die Patienten erschienen nicht mehr zur Operation) in 3 Fällen und mäßiger Erfolg in 2 Fällen bei 10 Patienten anzutreffen. Ähnlich scheint es auch bei den Patienten zu sein, die wir als psychisch „gesund" bezeichnet haben, weil bei ihnen bedeutsame Verlusterlebnisse (Heimat, Geschäft, Arbeitsplatz, Familie) am Anfang ihrer Magenanamnese standen und sie außer starker depressiver Verstimmung die wir als reaktiv einstuften, sonst keine psychischen Auffälligkeiten zeigten. Inzwischen würden wir diese Patienten aber eher doch wegen des langwierigen Krankheitsverlaufs, der protrahierten Trauerarbeit und anderem als „neurotisch-depressiv" bezeichnen. Hier ist auch die gegenwärtige depressive Grundstimmung für die Patienten fast bedeutsamer als die Magenbeschwerden, so daß auch bei ihnen Skepsis[4] (3) und mäßiger Erfolg (2) bei 5 von 10 Patienten anzutreffen sind. Da die erwähnten neurotischen Patienten überwiegend auch zu bestimmten soziologischen Gruppen, wie Angestellte in mittleren Führungspositionen, Aussiedler und Flüchtlinge, gehören, ergibt sich daraus ein Hinweis, daß bei diesen Patienten neurotische Konflikte sowohl intrapsychisch wie auch im sozialen Raum eine zentrale Rolle spielen. Dies wird z. B. dadurch bestätigt, daß der Operationserfolg bei der soziologischen Gruppe der „jungen karriereorientierten Meister und Graduierten in mittleren Führungspositionen" ebenfalls problematisch zu sein scheint. Von 12 Patienten dieser Gruppe sind 4 nicht mehr zur Operation erschienen, bei 3 Patienten war der Operationserfolg mäßig bis schlecht.

Bei dieser Gruppe kann es sicherlich nicht an allgemein ungünstigen sozialen Bedingungen gelegen haben, die den Operationserfolg problematisch machten, denn diese Gruppe verfügt über den höchsten sozialen Status von allen untersuchten Patienten. Die berufliche Situation dieser Patienten in mittleren Führungspositionen bietet aber eine der klassischen psychodynamischen Auslösesituationen für die Ulkuskrankheit, da die Patienten zwar einerseits leitend, aber auch meist als der zweite Mann (Juniorchef, Stellvertreter) abhängig sind und krank werden, wenn sie sich eingeengt, in ihren ehrgeizigen Erwartungen bedroht, bei Beförderungen übergangen oder enttäuscht sehen. Der

[4] Skepsis und mäßiger Erfolg sind wahrscheinlich nicht nur additiv, sondern in einem inneren Zusammenhang zu sehen und vermitteln wohl etwas von der Grundeinstellung der neurotischen Ulkuskranken gegenüber der Magenoperation.

permanente Konflikt zwischen dem Streben nach Unabhängigkeit und der Angst davor, und dem Wunsch, abhängig zu bleiben, führt zu Neid, Ungeduld, Kränkung und Ärger, was den Patienten z. T. auch bewußt ist und von ihnen als krankheitsauslösend angesehen wird (die Patienten geben im BSB ihre Krankheit als eher seelisch bedingt an). Da diese Situation durch die Operation nicht beigelegt wird, sind einerseits die Skepsis der Patienten gegenüber der Operation wie auch der mäßige Operationserfolg gut zu verstehen. Allerdings darf man nicht ableiten, daß diese Situation des „zweiten Mannes" objektiv pathogen wäre, sondern sie wird es erst, wenn sie subjektiv mit den Affekten erlebt wird, die oben geschildert wurden. Das wird sie aber nur, wenn im Leben des Betreffenden Abhängigkeits-Unabhängigkeits-Konflikte, oral-passive oder -aggressive Bedürfnisse und Fixierungen schon immer eine große Rolle gespielt haben. Dabei muß man auch sehen, daß letztlich diese psychische Konfliktlage und der neurotische Wiederholungszwang auch dazu beigetragen haben, daß die Patienten sich in solche Positionen hineinmanövriert haben oder darin verharren.

Eine ähnliche Wechselbeziehung von soziologischen und psychologischen Faktoren findet sich auch bei einer anderen, allerdings sehr kleinen Gruppe, nämlich den „abwärts-mobilen Aussiedlern". In diese soziale Position haben sich diese Patienten z. T. durch ihre latenten Riesenerwartungen und Schlaraffenlandphantasien vom Westen gebracht. Daß sich zu ihrem Status als Aussiedler[5] auch noch sozialer Abstieg gesellt – was durchaus nicht bei allen Aussiedlern der Fall ist –, hängt möglicherweise mit den sehr passiven Einstellungen dieser Patienten, ihren depressiven Enttäuschungserwartungen[6] und Rückzugsneigungen zusammen. Da diese Frustrationen verständlicherweise durch eine Operation nicht geändert werden können, verwundert es auch nicht, wenn von 6 operierten Patienten nur einer einen guten Erfolg zeigt, während 5 mäßig bis schlecht abschneiden. Es scheint sich also auch bei diesen Patienten die orale Konfliktdynamik weiter auf psychisch-hormonalem Weg in den physiologischen Korrelaten der Magen-Darm-Symptomatik Ausdruck zu verschaffen.

[5] Eine ähnliche Entwicklung scheint sich nach vorläufigen Beobachtungen auch bei vielen Gastarbeitern anzubahnen. Es ist zu befürchten, daß diese Patienten, die z. T. noch in großer Zahl wegen ihrer Magenbeschwerden die medizinischen Polikliniken aufsuchen, in einigen Jahren zur chirurgischen Klientel gehören werden.

[6] Hier bestehen Überschneidungen mit den psychologischen Untergruppen der oral-passiven und depressiven charakterneurotischen Patienten.

Operationserfolg im Zusammenhang postoperativer Wirkungen und Veränderungen

So einleuchtend diese Überlegungen vielleicht im einzelnen sein mögen, so muß man doch noch einmal feststellen, daß das bisherige Gesamtergebnis zur Voraussagbarkeit des Operationserfolgs in psychosomatischer Hinsicht eher Indizien geliefert hat als deutliche Ergebnisse. Diese Indizien besagen zusammengefaßt, daß der Operationserfolg skeptisch zu beurteilen ist, wenn es sich um neurotische Patienten mit oraler Problematik handelt – gleich, ob in passiver, aktiv-überkompensatorischer oder depressiver Ausprägung – und diese Patienten sich in sozialen Positionen finden, die diese Konfliktthematik aktuell unterhalten. Wir möchten nicht verhehlen, daß wir diesen psychosomatischen Zusammenhang bei einer weit größeren Patientenzahl als den jetzigen Operationsversagern unterlegt haben und daß wir auch bei den übrigen chronisch Ulkuskranken psychosomatische Hypothesen – wenn auch verschiedener Art – aufgestellt haben. Daher stehen wir offengestanden – und hier liegt ein gegensätzliches Interesse bei Chirurgen und Psychosomatikern trotz gemeinsamer Untersuchung vor – dem Operationserfolg überhaupt sehr skeptisch gegenüber und fragen uns nach dieser Untersuchung natürlich, warum das psychosomatische Ergebnis so mager bzw. der Operationserfolg so gut ist, wenn doch durch die Operation die unserer Meinung nach krankmachende psychsoziale Situation der Patienten gar nicht verändert wird (vgl. Zauner 1967).

Auf diese Frage bieten sich 2 Antwortenkomplexe an:

1) Bei einer Nachuntersuchung 1/2–1 Jahr nach der Operation können noch psychische Begleitwirkungen der operativen Behandlung wirksam sein.

   Das heißt z. B., daß eine solche aufwendige Operation, einschließlich der umfangreichen Voruntersuchungen, nicht gewisser heterosuggestiver Elemente (wie die Überzeugung der operierenden Chirurgen von ihrer Methode) entbehrt und auch autosuggestive Elemente wirksam sind, wie die Überzeugung der Patienten, daß jetzt endlich (nach den weniger beeindruckenden und ja auch bisher erfolglosen konservativen Behandlungen) etwas Richtiges geschehen ist. Diese suggestiven Wirkungen, wie auch die Gewißheit, daß es die letzte Möglichkeit in der Behandlungspalette darstellt, halten sicher eine Zeitlang an, wobei bei manchen Patienten eine magisch-beschwörende Einstellung zum Operationserfolg direkt zum Ausdruck kam („toi, toi, toi, Herr Doktor"; Auf-Holz-Klopfen etc.).

Ferner können über die Operation die bei den Ulkuskranken so wichtigen oral-passiven Bedürfnisse eine Zeitlang befriedigt werden. Die Operation selbst bedeutet schon eine große Zuwendung („Herr Doktor, die Zeit im Krankenhaus war die schönste Zeit meines Lebens") und legalisiert über die anschließende Genesungszeit im sozialen Raum der Patienten wenigstens für eine gewisse Zeit ihren Anspruch auf Pflege, Zuwendung, Schonung, Sonderstellung.
Schließlich kommt hinzu, daß durch das hohe soziale Prestige der Chirurgie der Operationserfolg, im Unterschied zu anderen Behandlungsverfahren, als sozial besonders erwünscht erlebt wird, und gerade die Patienten, die auch schon vor der Operation durch ihre Überangepaßtheit auffielen, zeigten z. T. auch nachher deutliche Gefälligkeitshaltungen dem Erfolg der Behandlung gegenüber [„es geht mir prima, es soll ja das beste (die Marburger chirurgische Behandlungsmethode) sein, was es gibt ..."].

2) Der derzeitige Operationserfolg geht mit *körperlichen, seelischen* oder *sozialen* Veränderungen bei den Patienten einher.

Zunächst besteht die Möglichkeit des Syndromwandels zu anderen Körperbeschwerden. Auf diese Möglichkeit ist z. B. von Browning (1953) schon hingewiesen worden, der fand, daß anstelle der Magensymptomatik andere, z. T. auch psychosomatische Beschwerden, wie Migräne, Hypertonie, Arthritis und Hauterkrankungen, getreten waren. Bei unseren Patienten sind ebenfalls andere, nicht die Magensymptomatik betreffende Körperbeschwerden erstmals aufgetreten oder stehen jetzt ganz im Vordergrund. Wenn man auch von einem umschriebenen Syndromwandel z. Z. noch nicht sprechen kann, so überwiegt doch bei 10 Patienten jetzt ein relativ unscharfes Krankheitsbild, das sich meist aus einem allgemeinen Erschöpfungszustand, Herz- und Kreislaufbeschwerden zusammensetzt (vgl. Schwidder 1965), von Einzelsymptomen wie Kopfschmerzen und Potenzstörungen abgesehen. 3 Patienten zeigen gleichzeitig auch neue seelische Symptome. Alle 10 Patienten gehören zu den mit gutem Erfolg operierten Patienten. Zur postoperativen psychischen Symptomatik ist festzuhalten, daß bei 3 Patienten ein auffällig magisch-hypomanisches Verhalten festgestellt wurde, das deutlich über die sonst bei vielen Patienten spürbare Besserung der Stimmungslage nach der Operation und den Rückgang der Magenbeschwerden hinausging. Bei 5 Patienten wurde ein gereizt-aggressiver, dysphorischer oder depressiver Stimmungszustand (vgl. Zauner 1967; Schwidder 1965) angetroffen, bei 3 Patienten liegen jetzt angstneurotische Symptome vor. Diese psychischen Symptome gehen oft mit unklaren Grenzen in die körperlichen Beschwerdebilder des allgemeinen Erschöpfungszustands und der Herz- und Kreislaufstörungen über, so daß man sie dort eher einordnen konnte, oder traten damit kombiniert auf (3). Alle 11 Patienten mit diesen psychopathologischen Veränderungen gehören – bis auf eine Ausnahme, bei der der Operationserfolg als mäßig beurteilt wurde – zu den mit Erfolg operierten Patienten.

An sozialen Auffälligkeiten und Veränderungen stellten wir katamnestisch fest: 4 Patienten fühlen sich in den engeren zwischenmenschlichen Beziehungen deutlich zufriedener, weil sie eine größere Gratifikation erleben (z. B. „Hahn im Korb", nach Auszug der Brüder; „die ganze Familie ist jetzt viel netter"; die Ehefrau ist jetzt „ganz für mich da" – nach Auszug von den Schwiegereltern; es wurde ein echter „Freundeskreis" geschaffen). 2 Patienten zeigen positive Veränderungen am Arbeitsplatz im Sinne adäquaterer Tätigkeit und Weiterqualifizierung und haben das Gefühl, daß sie etwas aktiv erreicht haben und sich mit ihren Wünschen durchsetzen konnten. Bei 11 Patienten bahnt sich eine negative soziale Entwicklung an oder ist schon eingetreten. Dies reicht von beginnendem sozialem Abstieg (4) über z. Z. immer noch bestehende Arbeitsunfähigkeit (4) bis zu bereits vollendeter Berentung (3). Von diesen 17 Patienten mit sozialen Veränderungen zeigten 3 gleichzeitig auch psychische Auffälligkeiten (2 sind hypomanisch in Verbindung mit beruflicher Veränderung oder Verbesserung des Familienklimas; ein Patient mit beginnendem sozialem Abstieg zeigt angstneurotische Symptome). Sechs weitere Patienten zeigten auch gleichzeitigen körperlichen Syndromwandel [ein Patient mit beruflicher Weiterqualifizierung hat jetzt Kopfschmerzen; 3 Patienten, die z. Z. noch arbeitsunfähig (1) bzw. schon berentet (2) sind, klagen über Narbenschmerzen; 2 Patienten mit Arbeitsunfähigkeit bzw. beginnendem sozialem Abstieg klagen

Tabelle 2. Einjahreskatamnese einer prospektiven Studie an 65 chronisch Ulkuskranken (Ulcus duodeni)

	Operation indiziert	Operation verweigert	Operierte Patienten (n = 51)			
			keine Nachuntersuchung	Operationsversager	erfolgreich operiert(e Patienten)	
					mit Syndromwandel	ohne Syndromwandel
n	65	14	8	11	12	20

über allgemeinen Erschöpfungszustand]. 14 von diesen 17 Patienten mit bedeutsamen psychosozialen Veränderungen gehören zu den erfolgreich operierten Patienten (bei 2 Patienten wurde der Erfolg als mäßig, bei einem Patienten als schlecht bezeichnet).[7]
Wenn man die psychosomatische Katamnese (Tab. 2) zusammenfaßt, ergibt sich, daß bei 32 Patienten, die 1 Jahr nach der Magenoperation einen guten Operationserfolg aufweisen, entweder Veränderungen im sozialen Bereich erkennbar sind oder/und sich ein Syndromwandel in Richtung auf andere körperliche oder seelische Beschwerdebilder abzeichnet. 5 Patienten davon scheinen sich allein mit Hilfe sozialer Veränderungen gesundheitlich stabilisiert zu haben. Bei 9 Patienten finden sich neben sozialen Veränderungen auch körperlicher Syndromwandel (6) oder neue seelische Beschwerdebilder (3). Weitere 8 Patienten zeigten bei unveränderten sozialen Bedingungen Syndromwandel zu neuen seelischen (4), körperlichen (1) oder kombinierten (3) Beschwerdebildern. Auch wenn man nur die gravierenden postoperativen Veränderungen berücksichtigt (Arbeitsunfähigkeit bzw. Rente, schwerwiegender körperlicher und seelischer Syndromwandel), kann man bei 12 Patienten wegen der neu hinzugetretenen negativen Veränderungen den Operationserfolg in einer umfassenderen Beurteilung nicht mehr als gut bezeichnen. Wenn man zu diesen Patienten die 11 primären Operationsversager (Visick: mäßig bis schlecht) hinzunimmt, bleiben von 51 operierten Patienten nur 20!,

[7] Wenn man die Patienten mit postoperativen Veränderungen auf ihre Zugehörigkeit zu den präoperativ gebildeten psychologischen und soziologischen Gruppen untersucht, lassen sich leichte Tendenzen erkennen. Unter den erfolgreich operierten Patienten mit sozialen Veränderungen (14) finden sich 6 aus der soziologischen Gruppe der „Schwerarbeiter", von den psychologischen Gruppen scheint die soziopathische (4) und die oral-passive (3) etwas stärker betroffen. Unter den erfolgreich operierten Patienten mit ausschließlich seelisch-körperlichen Syndromwandel (8) finden sich jeweils 3 Patienten aus der Gruppe der „Graduierten und Meister" und der „oral-passiven" Neurotiker. Wenn man Operationsergebnis und übrige postoperative Veränderungen zusammen betrachtet, ergibt sich unter dem Blickwinkel der Gesamtvoraussage die größte Operationsproblematik für die soziologischen Gruppen der „Graduierten und Meister" (10 von 12), der „Aussiedler" (5 von 7) und „Schwerarbeiter" (14 von 19). Nach psychologischen Kriterien beurteilt, schneiden in der Gesamtbetrachtung die oral-passiven (10 von 12) und neurotisch-depressiven (9 von 10) Patienten am schlechtesten ab. Die Zugehörigkeit des Operations*erfolges* zu bestimmten Gruppen ist nicht klar zu erkennen (relativ am besten schneiden noch die „alexithymen" Patienten ab). Die unzureichende Möglichkeit der Aussage über die übrigen psychologischen und soziologischen Gruppen rührt z.T. aber auch daher, daß in diesen Gruppen die Ausfälle durch Operationsverweigerung, fehlende Nachuntersuchung, komplizierende chirurgische Tatbestände und Unvollständigkeit der Daten manchmal beträchtlich sind.

bei denen man bisher noch von einem guten Operationserfolg sprechen kann, und weitere 8, über die man bisher nichts weiß, da sie nicht mehr zur Nachuntersuchung erschienen sind. Dieses Ergebnis ist nicht so überraschend, wenn man davon ausgeht, daß die chronische Ulkuskrankheit als eine psychosomatische Erkrankung anzusehen ist und durch die chirurgische Operation allein nur ein beschränkter Erfolg für die psychophysische Gesamtsituation der Patienten herbeigeführt werden kann. Nach den bisherigen Beobachtungen sieht es jedenfalls so aus – und das sind freilich noch eher Hypothesen als Ergebnisse, die sicher noch der weiteren Bestätigung bei der Vier- und Siebenjahreskatamnese bedürfen –, daß Patienten mit intensiver oraler Konfliktdynamik auch nach der Operation weiter ihre Magenbeschwerden behalten (die bisherigen Operationsversager), wenn es ihnen nicht gelingt, durch Veränderungen ihrer psychosozialen Beziehungen ihre oralen Konflikte befriedigend zu lösen. Dies scheint z. T. jenen Patienten gelungen zu sein, die z. Z. keine Magenbeschwerden mehr haben, sich jetzt aber in Schon- und Sonderrollen in der Familie verwöhnen lassen oder sich inzwischen in unqualifizierteren Tätigkeiten oder als Abeitsunfähige und Rentner vom Sozialversicherungssystem versorgen lassen (vgl. Zauner 1967).

Der große Eingriff der chirurgischen Operation kann bei diesen Patienten eine solche Entwicklung sogar begünstigen, da die Operation die wegen dieser begehrlichen Tendenzen bestehenden Schuldgefühle mindern und unbewußte Strafbedürfnisse befriedigen kann sowie das Verlangen der Patienten nach einer Sonder-(Kranken-)rolle legitimiert. Dies gilt besonders dann, wenn nach der Operation neue Beschwerden bestehen, die die Patienten auf den postoperativen Zustand beziehen können. Auch die Art des körperlichen oder seelischen Syndromwandels zeigt in Fällen, in denen keine Magensymptomatik mehr besteht und es auch keine erkennbaren psychosozialen Veränderungen gegeben hat, daß der Grundkonflikt der Patienten auch nach der Operation unverändert weiterbesteht. Bei diesen Patienten findet nun die symbiotische Abhängigkeitsproblematik in Zeichen der sozialen Angst, rentenneurotischer Tendenzen, depressiver Symptome und in Herz- und Kreislaufbeschwerden[8] ihren Ausdruck.

Mit diesen Ausführungen sollte darauf aufmerksam gemacht werden, welche komplexen Beurteilungskriterien einer medizinischen Erfolgsbeurteilung zugrunde gelegt werden müssen, die sich nicht nur vordergründig mit der Besserung begrenzter Beschwerdebilder befaßt, sondern versucht, den Gesamtzustand der Patienten nach Anwendung

[8] Über die Zusammenhänge zwischen Ulkuskrankheit und Herzneurose s. Overbeck (1973).

bestimmter Behandlungsverfahren zu beurteilen. In unserer gemeinsamen chirurgisch-internistisch-psychosomatischen Studie zeigte sich bei diesem Vorgehen, daß auch nach gelungener chirurgischer Behandlung der Ulkussymptomatik – und das war überwiegend der Fall – die Ulkuskranken damit noch nicht in jedem Fall geheilt waren, sondern daß sich ihre Krankheit weiter in anderen körperlichen oder seelischen Störungen oder in sozialen Auffälligkeiten bemerkbar macht.

Zur Psychosomatik des operierten Ulkuskranken – eine Vierjahreskatamnese*

K. Möhlen, E. Brähler, H. Rohde, G. Overbeck

Einleitung

Die hier vorgelegten Ergebnisse zu Langzeitverläufen beim Ulcus duodeni stammen aus einer gemeinsamen Studie der Chirurgischen Universitätsklinik Marburg und der Psychosomatischen Klinik der Universität Gießen. Es bestand das gemeinsame Interesse, die postoperative Entwicklung von Patienten mit einem chronischen Ulcus duodeni möglichst umfangreich zu verfolgen. Somatische, psychische und soziale Faktoren wurden berücksichtigt und gemeinsam ausgewertet. Die hier besprochenen Ergebnisse sind Teile der Vierjahreskatamnese.

Die meisten Arbeiten, die sich mit dieser Frage beschäftigen, beziehen sich auf Verläufe bei gastrektomierten oder hemigastrektomierten Patienten (Browning u. Houseworth 1953; Schwidder 1965, Zauner 1967; s. a. Bräutigam u. Christian 1975; Schüffel u. Uexküll 1979). In diesen Studien werden die postoperativen Verläufe bezüglich des Ulkus zwar meist positiv bewertet, die psychischen und sozialen Entwicklungen aber überwiegend negativ beschrieben. Ähnliche Befunde ergaben sich auch nach schonenderen Eingriffen wie der Vagotomie (Szasz 1949; Stevenson et el. 1979).

Bei unseren Patienten wurde eine selektive Vagotomie mit Drainage durchgeführt. Über die chirurgische Beurteilung des Operationserfolgs bei dieser Methode wurde ausführlich berichtet (Troidl et al. 1979). Bei der damaligen Nachuntersuchung 1/2–1 Jahr nach der Operation ergab sich bezüglich des chirurgischen Operationserfolgs für die selektive Vagotomie mit Drainage eine geringere Erfolgsquote als bei anderen Operationsverfahren. Von 62 Patienten wurden 8 als „Operationsversager“ eingestuft (Rezidiv, erhebliche Beschwerden oder unzureichende Säurereduktion). Die individuelle Ulkuschirurgie

* Erstmals erschienen in *Psychotherapie · Psychosomatik ·Medizinische Psychologie,* Heft 1/1982.

Tabelle 1. Stichprobe. Vierjahreskatamnese bei operierten Ulcus-duodeni-Patienten

	n (%)	Männer/ Frauen	Alter bei Operation $\bar{x}$
Gesamtstichprobe	51 (100%)	45/6	41,7
Nachuntersuchte	42 (82%)	36/6	42
Fehlende	9 (18%)	9/–	40,7
davon: verstorben	1	1/–	
Untersuchung abgelehnt	2	2/–	
postalisch nicht erreichbar	6	6/–	

(selektive Vagotomie mit Drainage und/oder Resektion) sowie die selektiv proximale Vagotomie ohne Drainage schnitten bei der Erfolgsbeurteilung besser ab.

In der jetzigen Vierjahreskatamnese wurden 42 Patienten nachuntersucht, dies waren 82% der Ursprungsstichprobe. Diese Patienten waren präoperativ neben der chirurgischen Diagnostik auch nach testpsychologischen (Eckensberger et al. 1977) und soziologischen Kriterien (Eckensberger et al. 1976) sowie in einem psychosomatischen Interview (Overbeck u. Biebl 1975) untersucht worden. Über erste Tendenzen bezüglich der Abhängigkeit des Operationserfolges von psychosozialen Faktoren 1/2–1 Jahr nach der Operation wurde bereits berichtet (Overbeck et al. 1978). Im Unterschied zu den dortigen vorläufigen Beobachtungen und Hypothesenbildungen ging es bei der jetzt durchgeführten Vierjahreskatamnese um die systematische und methodisch verbesserte Erfassung der Beziehungen zwischen Operationserfolg und körperlichen, seelischen und sozialen Faktoren.

Methoden

Die Patienten wurden zur Nachuntersuchung bis zu 3mal schriftlich einbestellt und gebeten, die chirurgische Klinik aufzusuchen. Zum Teil wurden die Hausärzte eingeschaltet oder auch die Patienten persönlich (telefonisch) angesprochen. Auf diese Weise ergab sich eine Nachuntersuchungsquote von 82%. Ein Patient war zwischenzeitlich verstorben, 2 lehnten die Nachuntersuchung ab und 6 waren postalisch nicht mehr erreichbar bzw. meldeten sich nicht nach 3maliger Aufforderung. Einen Überblick über die Stichprobe auch in bezug auf die Verteilung von Alter und Geschlecht gibt Tabelle 1.

Mit jedem Patienten wurde durch einen der Autoren (Möhlen) ein 30- bis 40minütiges halbstrukturiertes Interview geführt. Der Patient hatte im 1. Teil des Gesprächs Gelegenheit, sich frei zu äußern, er konnte die Gesprächssituation weitgehend von sich aus sowohl thematisch wie atmosphärisch gestalten. Im 2. Teil stellte der Untersucher zu bestimmten Themen gezielte Fragen. Es ging dabei um folgende 3 Bereiche:

1) Körper (7 Items):
   Auf einer 7stufigen Einschätzungsskala beurteilte der Untersucher gemeinsam mit dem Patienten die Differenz zwischen dem jetzigen und dem präoperativen Befund. Eingeschätzt wurden die Magenbeschwerden, der körperliche Gesundheitszustand insgesamt, Inanspruchnahme ärztlicher Hilfe, Beeinträchtigung durch andere Körpererkrankungen und die Leistungsfähigkeit. Außerdem wurde der Patient danach gefragt, ob er meine, daß ihm die Operation geholfen habe und er ärztlich ausreichend versorgt wurde.
2) Sozialer Bereich 11 Items):
   Hier wurden festgehalten: Arbeitsfähigkeit, Berentung, Rentenantrag gestellt, Veränderungen in der Familie, offengebliebene Wünsche und die finanzielle Lage. In 2 Items wurde eingeschätzt, ob die Wohnverhältnisse und der berufliche Status verbessert, verschlechtert oder gleichgeblieben waren. In weiteren 3 Items wurde 7stufig die Geborgenheit innerhalb der Familie, das Ausmaß von Beziehungen zu Nachbarn, Bekannten, Freunden oder Vereinen und die Zufriedenheit im Beruf eingeschätzt.
3) Psychisches Befinden und soziales Verhalten (11 Items):
   Hier wurden eingeschätzt (7stufig): Ausgeglichenheit, Reizbarkeit, Streit, Durchsetzungsvermögen, Freizeitinitiative, Schonhaltung, Grund zum Klagen, Erwartungen an die Zukunft sowie Konsum von Medikamenten, Alkohol und Zigaretten.

Nach dem Untersuchungsgespräch schätzte der Untersucher die Stimmung des Patienten auf einer Stimmungsskala ein und beurteilte ihn in einem Gießen-Test-Fremdbild (Beckmann u. Richter 1972). Vor dem Untersuchungsgespräch schätzte sich der Patient selbst im Gießen-Test-Selbstbild ein und füllte einen Gießener Beschwerdebogen aus (Brähler u. Scheer 1979, Brähler 1978).

Chirurgischerseits wurden folgende Untersuchungen vorgenommen: ein Säuresekretionstest (Pentagastrin), eine Röntgenuntersuchung (Magen-Darm-Passage), eine Cholezystographie und eine Gastroskopie. In einem abschließenden Gespräch wurde der Patient gezielt zu

Tabelle 2. Untersuchungsmethoden. Vierjahreskatamnese bei operierten Ulcus-duodeni-Patienten (n = 42)

	Untersuchungsmethoden	n
Psychosomatik	Halbstrukturiertes Interview	39
	Gießen-Test-Fremdbild (GT-F)	39
	Gießen-Test-Selbstbild (GT-S)	41
	Gießener Beschwerdebogen (GBB)	41
Chirurgie	Säuresekretionstest (Pentagastrin)	23
	Röntgen (MDP)	30
	Gastroskopie	23
	Cholezystographie	26
	Visick-Beurteilung Chirurg	41
	Visick-Beurteilung Patient	40

seiner Magen-Darm-Symptomatik befragt und durch den Chirurgen eine Beurteilung nach einer von Visick angegebenen Einteilung vorgenommen (Visick 1948). Diese Beurteilung des Operationserfolges nahm auch der Patient für sich selbst vor. Zur Information sei hier die Definition der Einteilung nach Visick aufgeführt.

Einschätzung des Operationserfolges (nach Visick):

I Sehr gut: keine Beschwerden, außer Völlegefühl nach großen Mahlzeiten.

II Gut: keine Schmerzen, milde, gelegentlich auftretende Beschwerden, die durch Ausruhen, kleinere Mahlzeiten und Vermeiden gewisser Nahrungsmittel vermeidbar sind.

III Genügend: mäßige Beschwerden, die gelegentlich ärztliche Behandlung erfordern und das gewohnte Leben nicht sehr beeinträchtigen, zwischenzeitlich beschwerdefrei.

IV Ungenügend: nicht gebessert, oder erhebliche Beschwerden, die das gewohnte Leben stark beeinträchtigen.

Dieses umfangreiche Nachuntersuchungsprogramm konnte nicht bei allen Patienten voll durchgeführt werden. Die Bestimmung der Säuresekretion, die Gastroskopie sowie das Röntgen wurden gelegentlich abgelehnt. Hierfür liegen daher niedrigere Auswertungsquoten vor. Tabelle 2 gibt einen Überblick.

Die vorliegende Arbeit beschäftigt sich mit den Ergebnissen des psychosomatischen Interviews und den chirurgischen Untersuchungen. Über die Ergebnisse der Testpsychologie (GT und GBB) wird an anderer Stelle berichtet (Möhlen u. Brähler 1984).

Tabelle 3. Ergebnisse der chirurgischen Untersuchungen. Vierjahreskatamnese bei operierten Ulcus-duodeni-Patienten

	in Ordnung n		Befund n	
Magen-Darm-Passage (MDP)	27		3	
Gastroskopie	18		5	
Cholezystogramm	26		0	
Säurereduktion	ausreichend n		nicht ausreichend n	
	12		11	
Visick-Grade	I	II	III	IV
Patientenurteil	10	14	6	0
Chirurgenurteil	20	15	4	2

Ergebnisse

Chirurgische Daten

Die gastroskopische Untersuchung ergab bei 5 Patienten einen positiven Befund. 2 Patienten hatten ein Rezidivulkus (duodeni), einer ein Ulcus ventriculi, bei einem Patienten konnte eine Pylorusenge und bei einem weiteren eine Bulbusdeformierung diagnostiziert werden. Bei der Magen-Darm-Passage wurde bei 3 Patienten der Verdacht auf ein Rezidivulkus ausgesprochen, der sich jedoch bei keinem der Patienten gastroskopisch bestätigen ließ. Das Cholezystogramm war bei allen Patienten ohne pathologischen Befund. Der Säuresekretionstest mit Pentagastrin ergab, daß nur bei der Hälfte der Patienten eine ausreichende Reduktion der Säuresekretion vorlag (Tabelle 3 gibt einen Überblick).

Bei der Durchsicht der Vierfeldertafeln von Säuresekretion, MDP und Gastroskopie zeigen sich keine statistisch signifikanten Zusammenhänge dieser Daten untereinander. Vor allem die Erwartung, daß eine unzureichende Säurereduktion in erhöhtem Maße zur Rezidivulkusbildung tendiere, ließ sich aus dieser Stichprobe nicht belegen. Dabei kann allderdings gesagt werden, daß die beiden Rezidivulzera bei Patienten festgestellt wurden, die auch eine nichtausreichende Säurereduktion aufwiesen (s. Tabelle 4).

Die Beurteilung des Operationserfolgs durch den Patienten selbst ergab, daß 80 % das Urteil sehr gut oder gut abgaben. Bei den übrigen bestanden noch mäßige Beschwerden, die gelegentlich eine ärztliche

Tabelle 4. Zusammenhänge der Daten (I)

		Gastroskopie Kein Befund	Befund
Säurereduktion	ausreichend	9	2
	nichtausreichend	8	2

Tabelle 5. Zusammenhänge der Daten (II)

		Visick (Chirurg) I	II	III	IV
Säurereduktion	ausreichend	4	5	1	2
	nichtausreichend	7	3	1	0

Behandlung erforderlich machten. Die rundum zufriedenen Patienten (n = 24) waren auf die Ursprungsstichprobe (n = 51) bezogen, allerdings nur 47%. Vom Chirurgen konnten insgesamt 41 Patienten auf den Operationserfolg hin beurteilt werden, 85% davon (n = 35) wurden unter dem Urteil sehr gut oder gut eingestuft. Bezogen auf die Ursprungsstichprobe waren dies 66%. Die Korrelation dieser Ergebnisse untereinander erbrachte eine signifikante Beurteilungsübereinstimmung (0,49) zwischen Chirurg und Patient. Ein statistischer Zusammenhang zwischen der Einschätzung des Operationserfolges durch Patient bzw. Chirurg und den Befundergebnissen aus Gastroskopie, Säuresekretionstest, Magen-Darm-Passage ergab sich allerdings nicht! Also auch hier wieder keine statistisch nachweisbare Beziehung zwischen unzureichender Säurereduktion und einer weniger günstigen Einschätzung des Operationserfolgs. Es war erwartet worden, daß ein Zusammenhang besteht zwischen einer unzureichenden Säurereduktion und einer negativen klinischen Beurteilung durch Chirurg bzw. Patient. Es ergab sich eher eine Tendenz in die gerade nicht erwartete Richtung (s. Tabelle 5).

Bei einer Gegenüberstellung von Patienten- und Chirurgenurteil bezüglich des Operationserfolgs zeigt sich, daß der Chirurg dazu tendiert, günstigere Urteile als der Patient abzugeben. Die 16-Felder-Tafel in Tabelle 6 gibt einen Überblick über die Übereinstimmung und Abweichung der subjektiven Urteile. Bei insgesamt 13 abweichenden Urteilen zwischen Chirurg und Patient schätzte der Chirurg in 10 Fällen das Operationsergebnis besser ein als der Patient selbst.

Tabelle 6. Operationserfolg im Urteil von Chirurg und Patient (Einteilung nach Visick-Graden) (n = 30). Vierjahreskatamnese bei operierten Ulcus-duodeni-Patienten

Patient Chirurg	I	II	III	IV
I	8	5	1	
II	2	8	4	
III		1	1	
IV				

Psychosomatisches Interview

Körper

Die 7 Items zu somatischen Erkrankungen, ärztlicher Versorgung und Leistungsfähigkeit zeigen im Mittel folgende Ergebnisse. Die stärksten Veränderungen zur präoperativen Situation werden bei den Magenbeschwerden und bei der Beeinträchtigung durch andere Erkrankungen angegeben. Die Magenbeschwerden sind im Mittel deutlich geringer als vor der Operation (1,5 Skalenpunkte). Demgegenüber haben andere Erkrankungen zugenommen oder sind neu aufgetreten (1,1 Punkte). Der körperliche Gesundheitszustand insgesamt und auch die Inanspruchnahme ärztlicher Hilfe werden als annähernd gleichgeblieben angegeben. Eine relativ hohe Streuung bei diesen beiden Items (s = 1,85, s = 1,67) weist auf eine Inhomogenität der Angaben hin.

Ähnlich ist es bei der Leistungsfähigkeit, die von der Mitte nur gering in Richtung verschlechtert abweicht (0,4 Punkte). Im Durchschnitt sind die Patienten mit der Operation und der ärztlichen Hilfe zufrieden, wobei aber auch hier eine hohe Streuung (s = 1,99, s = 1,86) vorliegt.

Alle 7 Items korrelieren signifikant miteinander. Geht man von den Magenbeschwerden aus, ergibt sich dabei folgendes: Die Angabe, 4 Jahre postoperativ weniger Magenbeschwerden als präoperativ zu haben, korreliert signifikant mit den Angaben, weniger ärztliche Hilfe in Anspruch genommen zu haben (0,63), eine bessere Leistungsfähigkeit zu haben (0,60) und körperlich insgesamt gesünder zu sein (0,57). Außerdem korreliert die Angabe, weniger Magenbeschwerden zu haben, mit der Angabe, daß die Operation viel geholfen habe (0,72) und ärztlicherseits eine ausreichende Versorgung stattfand (0,65). Die geringste Korrelation ergibt sich zu anderen Körpererkrankungen

(0,32), aber mit der Tendenz, daß bei einer verbesserten Magensituation auch weniger andere Erkrankungen vorliegen!

Sozialer Bereich

Drei Patienten hatten nach der Operation ihre Arbeit nicht mehr aufgenommen und waren berentet. Weitere 4 waren ebenfalls berentet, gaben aber an, noch arbeitsfähig zu sein. Zwei Patienten hatten einen Rentenantrag gestellt, bezeichneten sich jedoch noch als arbeitsfähig.

Zu den Bereichen Familie, Wohnung, Beruf und Beziehung zu Freunden, Vereinen oder Nachbarn ergibt sich das folgende. Die geringste Bewegung zeigt sich bei den Wohnverhältnissen. Ca 79% der Patienten geben an, daß sich ihre Wohnverhältnisse nicht geändert haben (n = 31). Die Beziehungen zu Freunden, Vereinen oder Nachbarn blieben nur bei 59% (n = 23) gleich. Sieben Patienten meinen, daß sich ihre Beziehungen verbessert hätten, 9 geben eine Verschlechterung an. Innerhalb der Familien hatten sich bei 43% der Patienten (n = 17) Veränderungen eingestellt. Hierzu zählten etwa Heirat, Auszug aus dem Elternhaus, Auszug eigener Kinder oder auch der Tod eines Elternteiles. Erlebt wurden diese Veränderungen unterschiedlich. 61% (n = 24) der Patienten geben an, daß Zuwendung und Geborgenheit innerhalb der Familien gleichgeblieben sei; 6 meinen, die Zuwendung sei stärker, 9 meinen, sie sei geringer geworden.

Die stärkste Bewegung ergibt sich im Beruf. Dies betrifft sowohl die realen Veränderungen als auch die subjektiven Einschätzungen der beruflichen Situation. 30% (n = 12) der Patienten konnten sich beruflich verbessern, während ca. 23% (n = 9) einen beruflichen Abstieg zu verzeichnen hatten. Verbesserungen kamen durch einen Aufstieg im Status oder Verdienst zustande oder über einen Arbeitsplatz- oder Berufswechsel. Verschlechterungen betrafen meist längere Arbeitslosigkeit oder geringere Bezahlung. Etwas weniger als die Hälfte der Patienten gab keine Veränderung an. Eine noch größere Streuung (s = 1,81) ergibt sich bei der Frage nach dem subjektiven Erleben des Berufsalltags. Mehr als die Hälfte der Patienten fühlen sich an ihrem Arbeitsplatz wohler als vor der Operation (n = 21, ca. 54%), während etwa 28% (n = 11) angeben, ihre berufliche Situation sei für sie unangenehmer. Einen Überblick über diese Befundergebnisse gibt Tabelle 7.

Diese Befundergebnisse aus dem psychosozialen Bereich wurden über eine Interkorrelation miteinander in Beziehung gesetzt. Dabei ergeben sich folgende signifikanten Zusammenhänge. Wenn von

Tabelle 7. Sozialsituation bei Ulcus-duodeni-Patienten; 4 Jahre postoperativ (n =39)

		ja	nein	
Berentet		7	32	
Rentenantrag gestellt		2	36	
Dauernd arbeitsunfähig		3	35	
Veränderungen		17	22	
Familie	Zuwendung in der Familie	stärker	gleich	geringer
		6	24	9
		verbessert	gleich	verschlechtert
Wohnung	Situation	6	31	2
Freunde, Vereine, Nachbarn	Beziehung zu	7	23	9
	Status	12	18	9
Beruf	Subjektives Erleben der beruflichen Situation	21	7	11

einem Patienten angegeben wird, daß er sich beruflich verbessern konnte, gibt er am ehesten gleichzeitig an, daß er seine berufliche Situation als angenehm erlebt (0,65), daß unerfüllte Wünsche nicht mehr bestehen (0,60), daß er sich finanziell bessersteht (0,58) und daß die Zuwendung in der Familie stärker geworden ist (0,32). Andererseits korreliert signifikant die Angabe, daß ein Patient seine berufliche Situation als unangenehm erlebt, damit, daß sich für ihn Wünsche und Hoffnungen bisher nicht erfüllt haben (0,56), daß er sich finanziell nach der Operation nicht besserstellen konnte (0,48) und daß seine Beziehungen zu Freunden, Nachbarn oder Vereinen schlechter geworden sind (0,34). Im übrigen korreliert signifikant die Verbesserung der Wohnsituation mit einer stärkeren Zuwendung und Geborgenheit innerhalb der Familie (0,34) und nichteingetretene Wünsche und Hoffnungen mit einer finanziellen Schlechterstellung (0,39).

Psychisches Befinden

Bei den 11 Items zur allgemeinen psychischen Situation, dem sozialen Verhalten und dem Konsumverhalten zeigen sich im Mittel nur geringe Veränderungen zur präoperativen Situation.

Die stärksten Abweichungen ergeben sich bei der inneren Ruhe und der Schonhaltung. Die Patienten erleben sich im Mittel 4 Jahre nach der Operation eher ruhiger als vorher (0,54 Skalenpunkte, s = 1,65). Am zweithäufigsten geben die Patienten an, daß ihre Schonhaltung zugenommen habe (0,41 Skalenpunkte, s = 1,21).

Auf der Stimmungsskala, die der Interviewer über den Patienten ausfüllte, waren die einzelnen Items steigernd von 1–7 skalierbar. Die höchsten Mittelwerte zeigten folgende 4 Items:

deprimiert ($\bar{x}$ = 3,49, s = 2,58) und *resigniert* ($\bar{x}$ = 3,23, S = 2,24) sowie *aktiv* ($\bar{x}$ = 3,46, s = 2,10) und *offen* ($\bar{x}$ 3,26, s = 1,53).

Die relativ hohen Streuungen 3 dieser Items sind die höhsten der gesamten Stimmungsskala (16 Items), was auf eine Inhomogenität der Angaben hinweist.

Die 11 Items zur psychischen Situation interkorrelieren fast alle miteinander. Greift man die Korrelationen > 0,70 heraus, so ergibt sich folgendes: Die Angabe von mehr Unruhe als vor der Operation korreliert mit größerer Reizbarkeit (0,84), mehr Grund zum Klagen (0,87) sowie negativen Erwartungen an die Zukunft (0,78). Größere Reizbarkeit korreliert mit mehr Grund zum Klagen (0,81) und negativen Zukunftserwartungen (0,73), und diese wiederum mit mehr Grund zum Klagen (0,78). Für sich betrachtet sind diese Beziehungen zunächst wenig aussagekräftig. Überprüft man aber die Beziehungen, die diese 4 Items zu anderen Angaben des Patienten haben, ergibt sich eine deutlichere Aussage.

Mehr Unruhe, größere Reizbarkeit und mehr Grund zum Klagen als präoperativ sowie negative Zunkunftserwartungen stehen signifikant in Beziehung mit einer beruflichen Verschlechterung, einem unangenehmen Erleben der Berufssituation und offengebliebenen Wünschen (Korrelationen mit r > 0,60). Keine Beziehungen ergeben sich zu Veränderungen in der Familie, obwohl bei 43 % der Patienten Veränderungen real eingetreten waren!

Bei der Interkorrelation der Stimmungswerte mit den Sozialangaben zeigt sich ein ähnliches Ergebnis. Berufliche Verschlechterung korreliert mit Depression (0,60) und Resignation (0,65). Ein unangenehmes Erleben der Berufssituation korreliert mit Depression (0,68), Resignation (0,69), schlechter Laune (0,68) und Klagsamkeit (0,63) (genannt sind nur die Beziehungen mit Werten von r > 0,60).

Operationsergebnis in Beziehung zu psychosozialen Daten

Eine ausreichende oder nichtausreichende Säurereduktion steht mit keinem Item aus der psychosomatischen Erhebung in Beziehung! Es war erwartet worden, daß eine unzureichende Reduktion der Säuresekretion mit ungünstigen psychosozialen Befunden korreliere.

Die Frage an den Patienten nach dem Operationserfolg, den er mit Hilfe der 4 Visick-Grade angeben konnte, korrespondiert mit insgesamt 22 Items aus dem psychosomatischen Interview. Im folgenden sind nur die prägnantesten Beziehungen wiedergegeben ($p > 0{,}01$). Eine günstige Einschätzung des Operationserfolgs durch den Patienten korrespondiert mit:

- einer beruflichen Verbesserung (0,60)
- einem angenehmen Erleben der Berufssituation (0,54),
- größerer innerer Ruhe (0,54),
- weniger Grund zum Klagen (0,53),
- weniger Konsum von Zigaretten (0,51), (gleiche Tendenz bei Alkohol (0,39),
- auf der Stimmungsskala nicht resigniert (0,55) und nicht klagsam (0,57).

Die Einschätzung des Operationserfolgs durch den Chirurgen steht mit den gleichen oder ähnlichen Items signifikant in Beziehung, allerdings mit einer geringeren Prägnanz.

Diskussion

Die vorliegenden Ergebnisse bringen mehr Überraschungen und Unerwartetes, als einfache Hypothesen und auch die Literatur erwarten ließen. Dies betrifft sowohl die rein chirurgischen als auch die psychosomatischen und psychosozialen Fragestellungen. Die Befunde erfordern eine differenzierte Betrachtung und machen einmal mehr deutlich, daß Syndrome, die sowohl somatisch als auch psychosozial verankert sind, nur über multifaktorielle Erklärungsansätze angehbar sind.

Bedeutung der Säurereduktion

Für den Chirurgen ergibt sich die Überraschung, daß 4 Jahre nach einer selektiven Vagotomie nur noch etwa die Hälfte der Patienten eine ausreichende Säurereduktion aufweist. Dennoch geben etwa

80% der Patienten den Operationserfolg mit sehr gut oder gut an. Ebenso schätzt der Chirurg das Operationsergebnis eher als sehr gut oder gut ein (85%).

Die Säuresekretion wird in der internistischen (Schettler 1970) sowie in der psychosomatischen Literatur (Bräutigam u. Christian 1975; Schüffel u. Uexküll 1979) als einer der wichtigsten Faktoren bei der Entstehung des Ulcus pepticum angesehen. Auf dieser Vorstellung begründen sich sowohl die modernen chirurgischen Methoden mit Ausschaltung des Vagus, als auch die meisten pharmakotherapeutischen Ansätze. Die Säuresekretion sowie die Vermehrung der Belegzellen gilt auch in den psychosomatischen Theoriebildungen als eine der Endstrecken eines Pathomechanismus. Das Zusammentreffen bestimmter Außenweltreize (Belastung, Streß, orale Entbehrung) mit spezifischen Konfliktantwortmustern oder Persönlichkeitsmerkmalen ergibt eine zentralnervöse Verarbeitung, die über den Vagus den Magen erreicht. Untersuchungen von Weiner u. Mirsky konnten belegen, daß die sog. Hypersekretoren (die auch mit psychologischen Tests zu 64% vorhergesagt werden konnten) mit einer sehr hohen Wahrscheinlichkeit ein Ulcus pepticum entwickelten, im Gegensatz zu den Hyposekretoren (Weiner et al. 1957).

Unsere Befundergebnisse legen nahe, daß die vermehrte Säuresekretion auch beim chronisch Ulkuskranken im besten Fall eine notwendige, aber keine hinreichende Bedingung für die Ulkusbildung sein kann. Es ergibt sich statistisch kein signifikanter Zusammenhang zwischen Säuresekretion und Rezidivulkusbildung, zwischen Säuresekretion und subjektiver Einschätzung des Operationserfolgs und auch nicht zwischen Säuresekretion und sozialen oder psychischen Parametern. Dabei handelt es sich bei unserer Stichprobe um Patienten mit chronischen Erkrankungen, die im Schnitt vor der Operation schon 6,5 Jahre (mit einer Streuung von 1–30 Jahren) bestanden. Bei diesen Patienten kann also angenommen werden, daß die Magensymptomatik mit zeitweiliger Ulkusbildung ein fest ausgebildetes Krankheitsgeschehen mit automatisierten pathophysiologischen und psychosomatischen Mechanismen ist. Dennoch spielt die Säuresekretion nicht die erwartete Rolle! Es müssen also andere Parameter für die postoperative Entwicklung ausschlaggebend sein.

Einen ersten Hinweis darauf gibt die relative Differenz in der Einschätzung des Operationserfolgs durch Chirurg und Patient. Der Chirurg neigt zu günstigeren Urteilen als der Patient selbt. Eine englische Studie (Cay et al. 1975) ergab ein eher entgegengesetztes Ergebnis: die Patienten urteilten günstiger als die Chirurgen. Hier war der Beurteilung des Chirurgen nach der Visick-Einteilung aber eine Patientenbeurteilung gegenübergestellt worden, die mit „quality of life" überschrieben war. Für den Patienten war seine gesamte Lebenssituation Beurteilungsgrundlage. Die Beurteilungsabweichungen zwischen Patient und Chirurg kamen nach Meinung der Autoren hauptsächlich über psychosoziale Parameter zustande. Wenn bei einer Beurteilungsgegenüberstellung jedoch nur körperliche Befindlichkeit Beurteilungsgrundlage ist, zeigt sich – jedenfalls in unseren Befundergebnissen – sogar eine umgekehrte Tendenz. Mit um so größerer Wahrscheinlichkeit kann angenommen werden, daß die postoperative Entwicklung und deren Beurteilung durch psychosoziale Parameter beeinflußt wird.

Zum Syndromwandel

Von psychosomatischer Seite war erwartet worden, daß es bei den operierten Ulkuspatienten in einem großen Ausmaß zum sogenannten Syndromwandel gekommen sei. In der Einjahreskatamnese hatten sich in dieser Richtung gewisse Hinweise ergeben (Overbeck et al. 1978). Cremerius gibt an, daß chronische Magenbeschwerden in periodischem Wechsel mit depressiven Verstimmungen auftreten (11 von 82 untersuchten Patienten). Er fand zwar keinen Syndromwandel zu anderen Organsystemen, wohl aber bei 28% seiner Klientel eine Erweiterung des Krankheitsbildes mit zusätzlicher Ausbildung anderer Beschwerden, wie etwa Herzbeschwerden, Obstipation oder Kopfschmerzen (Cremerius 1968). Andere Autoren fanden beim operierten Magenpatienten meist negative Entwicklungen mit z.T. erheblichen gesamtgesundheitlichen Verschlechterungen. Zauner berichtet über 87 Patienten, bei denen eine Magenresektion durchgeführt wurde. Er fand bei der überwiegenden Zahl der Patienten eine „Veränderung des Gefüges der Charakterstruktur“. Es schloß sich eine negative psychische Entwicklung an, die z.T. mit Ausbildung von Wirbelsäulensyndromen, zwangsneurotischen Organsyndromen oder der Entwicklung einer Sucht einhergingen (Zauner 1967). Browning u. Houseworth berichteten von ähnlichen Ergebnissen. Bei ihren 30 gastrektomierten Patienten nahmen zwar die Ulkussymptome signifikant ab, parallel dazu stiegen jedoch andere psychosomatische und psychoneurotische Symptome an (Browning u. Houseworth 1953). Ähnliche Angaben macht Szasz zu Patienten, bei denen allerdings nicht gastrektomiert, sondern vagotomiert wurde (Szasz 1949).

Bei unseren Patienten ergab sich, daß die Magenbeschwerden im Mittel abnahmen, andere Erkrankungen im Mittel zunahmen. Es liegt nahe zu folgern, daß durch die Operation zwar die Magensymptomatik gebessert werden kann, kompensatorisch aber andere Organsysteme verstärkt oder neu erkranken, im Sinne eines Syndromwandels bei ungelöstem Grundkonflikt. Setzt man diese Befunde jedoch miteinander in Beziehung, so zeigt sich, daß diese einfache Hypothese so nicht haltbar ist.

Die Angabe von weniger Magenbeschwerden korreliert positiv signifikant mit weniger Inanspruchnahme von ärztlicher Hilfe, einer besseren Leistungsfähigkeit und einer gesamtgesundheitlichen Besserung, und sie korreliert sogar mit der Angabe von weniger anderen Körpererkrankungen. Diese Befunde gelten auch umgekehrt. Es zeigt sich also, daß Patienten, denen die Operation bezüglich ihrer Magenbeschwerden helfen konnte, sich auch insgesamt gesünder fühlen. Dabei gilt aber auch das Gegenteil. Dort, wo die Operation als Hilfe versagte, kam es zu einer verstärkten Ausbildung auch anderer Beschwerden. Die Zunahme anderer Beschwerden im Mittel ist hierüber erklärbar.

Es muß angenommen werden, daß der operative Eingriff über sein kurzfristiges Ziel hinaus – Beseitigung der Magensymptomatik – auch andere Mechanismen in Gang setzt, die 4 Jahre später noch wirksam sind. Dabei ist es nicht notwendig, daß alle Mechanismen immer gleichzeitig wirksam werden.

1) Die Operation durchbricht einen Circulus vitiosus

Die Operation kann als intensive Zuwendung im Sinne einer narzißtischen oder auch oralen Gratifikation verstanden werden. Die Operation beseitigt real körperliches Leiden oder bessert es zumindest. Diese Zuwendung kann für den Ulkuskranken schuldfrei erlebt und angenommen werden. Der Ulkuskrankheit liegt häufig ein oraler Ambivalenzkonflikt zugrunde. Daraus folgt eine Abwehr passivrezeptiver Wünsche, die ihrerseits im familiären und sozialen Bereich zu Fehlentwicklungen und Frustrationen führt. Dies verstärkt andererseits den Grundkonflikt. Das Ulkusleiden selbst wirkt sich auf diesen Konfliktdruck ebenfalls verstärkend aus. Ein Ulkuskranker muß auf vieles verzichten. Dieser Circulus vitiosus kann durch die Operation durchbrochen werden und zu einer Neuorientierung führen.

2) Die Operation beseitigt eine überfällige körperliche Störung

In vielen Fällen bestand die pathogene psychosoziale Situation schon zum Zeitpunkt der Operation nicht mehr, wohl aber noch das chronifizierte Magenleiden als Locus minoris resistentiae mit körperlichen Restschäden. Diese längst aus dem psychosomatischen Zusammenhang entlassenen (Mitscherlich 1961), automatisierten somatischen

Prozesse hat die Operation gezielt beseitigt. Hier ist zu bedenken, daß die Ulkuskrankheit und die mit ihr korrespondierende belastende psychosoziale Konfliktsituation meist nur in einer bestimmten Lebensphase des Patienten auftritt, in den meisten Fällen nicht aber eine lebensbegleitende Konstante ist. Spontanheilungen bleiben nach dem Wegfall der ursächlichen Konflikte möglicherweise dann aus, wenn die funktionellen und anatomischenVeränderungen so weit fortgeschritten sind, daß sie eine Eigendynamik entfaltet haben.

3) Die Operation mobilisiert im Symptom gebundene Objektlibido

Bei einem chronischen Leiden kommt es zu einer Verschiebung der Besetzungsenergien durch eine narzißtische Regression (Mitscherlich 1961). Die libidinöse Besetzung von Objekten nimmt ab, während die libidinöse Besetzung des kranken Körpers zunimmt (Freud 1914). Der chronisch Kranke beschäftigt sich mehr mit sich und seinem Leiden als mit seinen Bezugspersonen und seiner sozialen Wirklichkeit. Ähnliche Phänomene ergeben sich nach schweren Traumen oder vor operativen Eingriffen. Wir konnten dies bei Patienten der offenen Herzchirurgie nachweisen (Möhlen u. Davies-Osterkamp 1979). Bei einem chronifizierten Magenleiden ist diese Bindung von psychischer Energie an das Symptom vom Grundkonflikt unabhängig geworden, jedoch dauerhaft etabliert. Durch die Operation wird das kranke Organ gebessert und somit Energie, die dort gebunden war, wieder verfügbar. Dies entspricht der allgemeinen ärztlichen Erfahrung einer verbesserten psychischen Verfassung bei Beseitigung eines Leidens.

Um diese Überlegungen in die rechte Relation zu rücken, sei angemerkt, daß bei unseren Patienten der „Krankheitspegel" grundsätzlich hoch liegt. Aus der gesamten Stichprobe geben nur 2 Patienten an, völlig gesund zu sein. Alle anderen hatten irgendwelche Beschwerden. Die Besserung des Magenleidens ist also relativ zu sehen. Dennoch bleibt festzuhalten, daß die Operation eine grundsätzliche Hilfe bieten kann und nicht – wie erwartet – einen Syndromwandel per se begünstigt.

Beruf als zentrales Erlebnisfeld

Ein weiteres zentrales Ergebnis der Untersuchung ist die große Bedeutung des Berufes für den Ulkuskranken. Nach der Operation ergeben sich für 53% der Patienten Veränderungen innerhalb des Berufes, 30% konnten sich verbessern, 23% erlebten einen beruflichen Abstieg. Veränderungen in den Familien gab es zu 43%, bei

Beziehungen zu Freunden, Nachbarn oder Vereinen zu 41 %. Insgesamt zeigt sich also relativ viel Bewegung und Umschichtung innerhalb der sozialen Beziehungen. Dies entspricht dem Befund einer Arbeitsgruppe in Kalifornien (Stevenson et al. 1979). Die Autoren fanden im Anschluß an eine Operation wegen Ulcus duodeni eine „stürmische Phase von Lebensveränderungen" („a tumultuous postoperative period of lifechange"). Dabei war eine negative Einschätzung des Operationserfolgs verbunden mit einem hohen Ausmaß an Lebensveränderungen sowie mit einer erhöhten postoperativen gastrointestinalen und nongastrointestinalen Symptomatik.

Aus unseren Untersuchungen läßt sich sagen, daß postoperative Veränderungen der Lebenssituation überwiegend im beruflichen Sektor stattfinden. Die Bedeutung dieses Befundes wird zusätzlich betont durch das subjektive Erleben der beruflichen Situation. Ungefähr 80 % der Patienten geben hier eine Veränderung an, 54 % fühlen sich zufriedener, 28 % unzufriedener. Auf die relative Unzufriedenheit Ulkuskranker im Beruf weist auch Schwidder hin. Er fand, daß 88 % der Ulkuspatienten gegenüber 45 % einer Kontrollgruppe einen Berufsweg genommen hatten, der nicht in ihrem Plan und in ihrer Absicht lag (Schwidder 1961). Besonders bemerkenswert ist, daß bei unseren Patienten nur in 39 % der Fälle eine Änderung der Erlebenssituation in den Familien stattfand. Dies kann bedeuten, daß das Familienleben für Ulkuskranke eine geringere Bedeutung als das Berufsleben hat. Dies deckt sich mit Befunden von Zander, der den „Neidärger" als spezifischen, unbewußten Affekt beim Ulcus-duodeni-Kranken ansieht. Bei 65 seiner 77 Patienten bezog sich der Neid auf materiellen Besitz oder Geltung, beispielsweise im Beruf. Nur bei 5 Patienten fand er eine Neidproblematik „auf dem Gebiet zwischenmenschlicher Kontakte" (Zander 1978).

Die zentrale Rolle des Berufes als Erlebnis- und Beziehungsraum wird durch weitere Befunde gestützt. So korreliert die Frage nach dem Beruf mit: erfüllten oder unerfüllten Wünschen, einer finanziellen Besser- oder Schlechterstellung sowie einer veränderten Haltung in Familie oder Freundeskreis. Aber auch die Stimmung der Patienten, ihre innere Ausgeglichenheit sowie die Zukunftserwartungen hängen statistisch signifikant in erheblich größerem Ausmaß als andere Bereiche mit der beruflichen Situation zusammen.

Hierzu ist noch bemerkenswert, daß die Befunde zur allgemeinen psychischen Situation und das daraus resultierende Konsumverhalten im Mittel kaum Veränderungen nach der Operation erfahren. Chronisch Ulkuskranke scheinen also diesbezüglich relativ gleichbleibend zu sein. Von der Stimmung her beurteilt sie der Interviewer in 2 Richtungen auffällig. Einerseits fällt eine depressiv-resignative und andererseits eine aktiv-offene Haltung auf. Diese beiden Stimmungsschwerpunkte entsprechen den beiden wichtigsten Abwehrformen Ulkuskranker: einerseits die überkompensatorische, aktive, zwanghaft-selbständige und ehrgeizige Haltung unter gleichzeitiger Verleugnung oral-rezeptiver Bedürfnisse und andererseits die klagsam-hypochondrische Einstellung mit einer chronischen Ärger- und Vorwurfshaltung bei Verleugnung aggressiver Impulse.

Der korrelationsstatistische Zusammenhang zwischen Einschätzung des Operationserfolgs, Beruf und psychischer Befindlichkeit rundet das Bild ab. Ein Patient, der den Operationserfolg günstig einschätzt, konnte sich beruflich verbessern, erlebt sich im Beruf zufrieden, ist stimmungsmäßig ausgeglichen und konsumiert weniger Zigaretten (ebenso gilt das Gegenteil). Die Frage nach Ursache und Wirkung schließt sich an. Eine Reihe von Befunden, die oben diskutiert wurden, geben Hinweise darauf, daß die Operation über die Beseitigung des Symptoms hinaus auch Auswirkungen auf das psychosoziale Verhalten und andere Körpererkrankungen hat. Es bleibt jedoch festzuhalten, daß dem Ulkusleiden in der Regel ein chronischer Konflikt zugrunde liegt, der die Ausbildung bestimmter Persönlichkeitsmerkmale, Abwehrformen und Verhaltensstile bedingt. *Für Patienten mit Ulcus duodeni ist dabei der Beruf das zentrale Erlebnisfeld, in dem sich ungelöste Konflikte sowohl manifestieren als auch kompensieren lassen.* Es scheint so, daß sich die Ulkuskranken nach einer Operation – die eine gewisse Lebenszäsur darstellt – diesbezüglich neu orientieren. Die Stabilisierung eines Operationserfolgs und das gesundheitliche Wohlergehen ist also sicher nicht ohne eine günstige Berufsentwicklung denkbar, ebenso wie der Operationserfolg ausbleibt, wenn ein Patient beruflich unzufrieden ist.

Dieser Befund könnte für die Therapie des Ulkusleidens weitere Bedeutung haben. Hier sind es v. a. sozialtherapeutische Maßnahmen, die in Frage kommen. Das, was sich spontan ergibt bzw. durch eine Operation ausgelöst wurde, nämlich die Konfliktlösung oder besser eine Konfliktkompensation über den Beruf, sollte seinen therapeutischen Niederschlag finden.

Psychodiagnostische Prädiktoren für die postoperative Prognose des Zwölffingerdarmgeschwürs*

E. Brähler, K. Möhlen

Einleitung

Die vorliegende Arbeit möchte einen Beitrag leisten zur Klärung der Prognose des Zwölffingerdarmgeschwürs nach erfolgter Operation.

Einerseits liegt eine große Anzahl von Hypothesen über die Entstehungsursachen dieser psychosomatischen Erkrankung vor und eine große Anzahl von Untersuchungen, die gut gesicherte Erkenntnisse zutage brachten (Szasz et al. 1947; Alexander 1951; Weiner et al. 1957; Mirsky 1958; Schwidder 1961; Overbeck u. Biebl 1975; Zander 1978). Andererseits gibt es einige Untersuchungen zu Verlaufsbeobachtungen bei operierten Patienten, die darauf mündeten, daß durch eine Operation wohl eine gewisse Besserung der Magensymptomatik erreicht wird, die postoperative, psychische und soziale Entwicklung jedoch eher negativ einzuschätzen ist (Szasz 1949; Browning u. Houseworth 1953; Zauner 1967; Stevenson et al. 1979). Eine ähnliche Tendenz ergab sich bei einer Einjahreskatamnese in unserer Untersuchungsstichprobe (Overbeck et al. 1978). Diese Erkenntnisse sind für den Chirurgen, der die Entscheidung über eine erforderliche Operation zu treffen hat, meist wenig hilfreich. Chirurgischerseits werden sorgfältige diagnostische Verfahren eingesetzt, um zu einer angemessenen Entscheidung zu gelangen. Dabei werden auch chirurgische Nachuntersuchungen zur Optimierung der Operationsentscheidung herangezogen. Nachuntersuchungen, die nur Magen-Darm-zentriert, also symptomorientiert sind, engen den Blick jedoch ein und ergeben ein oft schiefes Bild. Entsprechendes gilt für die präoperative Diagnostik.

Unser Anliegen war daher, eine erweiterte psychosomatische Diagnostik vorzunehmen und als Vorhersagekriterien objektivierende Verfahren zu verwenden.

---

* Erstmals erschienen in *Psychotherapie · Psychosomatik · Medizinische Psychologie,* Heft 5/1988.

Unsere Befunde stammen aus einer katamnestischen Untersuchung, die gemeinsam von der chirurgischen Universitätsklinik Marburg und dem Zentrum für Psychosomatische Medizin der Universität Gießen durchgeführt wurde. Es handelt sich um Patienten mit einem chronischen Ulcus duodeni, bei denen eine selektive Vagotomie mit Drainage durchgeführt wurde. Dieses Operationsverfahren schnitt in der chirurgischen Beurteilung 1/2–1 Jahr nach der Operation gegenüber der individuellen Ulkuschirurgie und der selektiv-proximalen Vagotomie ohne Drainage etwas ungünstiger ab (Troidl et al. 1979).

Es wird untersucht, ob sich mit 2 präoperativ bei den Patienten erhobenen psychodiagnostischen Fragebogen das Ergebnis der Operation 4 Jahre nach dem Eingriff zumindest teilweise vorhersagen läßt. Die postoperative Befunderhebung und Ergebnisbeurteilung erfolgten getrennt und unabhängig von einem Chirurgen und einem Psychosomatiker.[1] Weitere Aspekte der durchgeführten Untersuchung finden sich bei Möhlen et al. (1982) sowie Möhlen u. Brähler (1984).

Stichprobe und Methoden

Von 51 Patienten, die 1974 präoperativ untersucht wurden, konnten 42 im Jahre 1978 postoperativ nachuntersucht werden (Näheres vgl. Möhlen u. Brähler 1984).

Als Prädiktoren des Operationsergebnisses wurden präoperativ erhoben:

Selbstkonzept

Der Gießen-Test, in dem der Patient anhand von 40 bipolaren 7stufigen Items Aussagen über sich selbst und seine sozialen Beziehungen macht, d. h. sein Selbstkonzept erfragt wird (Beckmann et al. 1983). Die 40 Items lassen sich zu 5 modifizierten Skalen (vgl. Brähler u. Beckmann 1981) zusammenfassen, die als Prädiktoren verwandt wurden:

1) soziale Resonanz,
2) Dominanz,
3) Kontrolle,
4) Grundstimmung,
5) Durchlässigkeit.

---

[1]Wir danken Herrn Prof. H. Troidl und Herrn Priv.-Doz. Dr. H. Rohde (beide Krankenhaus Merheim, Köln) für die Überlassung der chirurgischen Beurteilungsdaten.

Körperbeschwerden

Das Beschwerdebild wurde anhand des Gießener Beschwerdebogens (GBB) erfaßt (Brähler u. Scheer 1983). Dabei kreuzt der Patient an, von welchen der 57 vorgegebenen Beschwerden er sich mehr oder weniger stark belästigt fühlt. Die Beschwerden lassen sich in 4 Beschwerdekomplexe zusammenfassen, die ebenfalls als Prädiktoren fungierten:

1) allgemeine Erschöpfbarkeit,
2) Magenbeschwerden,
3) Gliederschmerzen,
4) Herzbeschwerden.

Als Kriterien des Operationsergebnisses 4 Jahre nach dem Eingriff wurden verwendet:

a) Einschätzung des Operationsergebnisses durch den Chirurgen nach Visick (1948):
I. sehr gut: keine Beschwerden, außer Völlegefühl nach großen Mahlzeiten.
II. gut: keine Schmerzen, milde, gelegentlich auftretende Beschwerden, die durch Ausruhen, kleinere Mahlzeiten und Vermeiden gewisser Nahrungsmittel vermeidbar sind.
III. genügend: mäßige Beschwerden, die gelegentlich ärztliche Behandlung erfordern und das gewohnte Leben nicht sehr beeinträchtigen, zwischenzeitlich beschwerdefrei.
IV. ungenügend: nicht gebessert, oder erhebliche Beschwerden, die das gewohnte Leben stark beeinträchtigen.

b) Einschätzung des Gesundheitsstatus durch den Psychosomatiker:

1) Gruppe: Patienten mit deutlich gebesserter Magensituation oder Symptomfreiheit vom Magen her, zusätzlich keine anderen Klagen über Körperbeschwerden.
2) Gruppe: Patienten mit deutlich gebesserter Magensymptomatik oder Symptomfreiheit im Magenbereich, dabei leichte bis mäßige andere Körperbeschwerden (Definition dieser Beschwerden wie Gruppe 3).
3) Gruppe: Patienten, die eine deutlich gebesserte Magensituation bzw. Symptomfreiheit vom Magen her angeben. Dabei bestehen allerdings deutliche bis starke andere Körperbeschwerden. Diese Beschwerden entsprechen Erkrankungen, die nach der Operation neu aufgetreten sind oder sich nach der Operation verstärkten, vorher aber schon bestanden (hier hinein gehören auch 2 Patien-

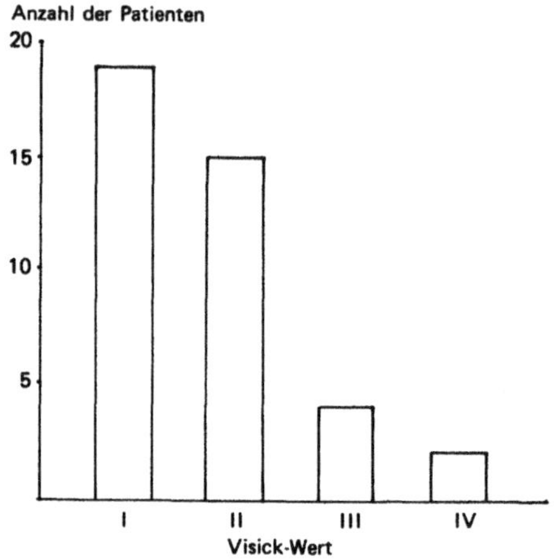

Abb. 1. Verteilung der Patienten nach der Visick-Bewertung des Chirurgen (n = 40)

ten, die eine schwere Körpererkrankung vor wie nach der Operation hatten).

4) Gruppe: Patienten, die innerhalb der 4 Jahre ein Ulkusrezidiv bekamen, das organisch gesichert werden konnte, oder die nach wie vor bei der Vierjahreskatamnese über erhebliche Magenbeschwerden klagen, die im Vergleich zu vor der Operation keine oder nur sehr geringe Besserung zeigten. Bei der Zugehörigkeit zu dieser Gruppe spielte keine Rolle, ob zusätzlich über andere Körpererkrankungen geklagt wurde oder nicht.

Ergebnisse

Der nachuntersuchende Chirurg beurteilte in der Visick-Wertung 40 Patienten, davon 19 mit sehr gut, 15 mit gut, 4 mit genügend und 2 Patienten mit ungenügend (vgl. Abb. 1). Grundlage für die Beurteilung war nur die Magen-Darm-Situation nach den vorgegebenen Einschätzungskriterien, die oben beschrieben wurden.

Die Nachuntersuchung des Psychosomatikers, durchgeführt bei 39 Patienten, ordnete 7 Patienten der Beurteilungsgruppe 1, 8 der Beurteilungsgruppe 2, 13 der Beurteilungsgruppe 3 und 11 der Beurteilungsgruppe 4 zu (vgl. Abb. 2). Die Beurteilungsgrundlage war hier nicht nur die Magen-Darm-Situation, sondern die Gesamtbefindlichkeit des Patienten (die Beurteilungskriterien s. oben).

In Tabelle 1 ist die chirurgische Magen-Darm-Beurteilung der psychosomatischen Gesamtbeurteilung gegenübergestellt. Bei etwa

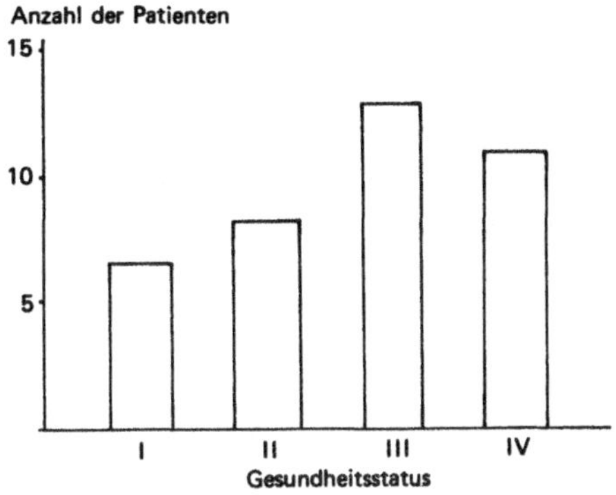

Abb. 2. Verteilung der Patienten nach ihrem Gesundheitszustand in der Beurteilung des Psychosomatikers (n = 39)

Tabelle 1. Zuordnung der Patienten nach ihrem Gesundheitsstatus (Psychosomatiker) und ihrer Visick-Bewertung (Chirurg) (n = 38)

Visick-Wert	Gesundheitsstatus I	II	III	IV
I	4	5	6	3
II	3	3	4	4
III			3	1
IV				2

32% der Patienten (n = 12) stimmt die Magenbeurteilung mit der Gesamtbeurteilung überein. Bei 68 % weicht die psychosomatische Gesamtbeurteilung von der chirurgischen Magen-Darm-Beurteilung ab. Dabei fällt für 61 % der Patienten (n = 23) die Einschätzung des Gesundheitszustands insgesamt schlechter aus, als sich dies nur aus der Beurteilung der Magen-Darm-Situation ergibt. Für ca. 34 % der Patienten (n = 13) ist die Beurteilungsabweichung erheblich (2–3 Beurteilungsstufen). Diese Patienten leiden nach der Operation also unter schweren anderen Erkrankungen. Sie können bezüglich des Ulkusleidens zwar als gut gebessert eingestuft werden, sind aber wegen anderer Erkrankungen weiterhin als chronisch Kranke anzusehen (z. B. Alkoholkrankheit, Depression, Gelenk- und Wirbelsäulenerkrankungen, Gallenleiden, schlecht einstellbarer Diabetes mellitus).

Mit den 5 Skalen des GT und den 4 Skalen des GBB als Prädiktoren (präoperativ) und der chirurgischen Beurteilung 4 Jahre postoperativ als Kriterien wurde eine schrittweise multiple Regressionsanalyse durchgeführt (vgl. Bortz 1979; Diehl u. Kohr 1982; Gaensslen u. Schubö 1976) bei den 34 Patienten, von denen alle Angaben vorlagen.

Analog wurde mit den gleichen Prädiktoren für die 32 Patienten, von denen die notwendigen Angaben vorlagen, eine schrittweise multiple Regressionsanalyse mit der psychosomatischen Beurteilung durchgeführt. Dazu wurden die Gruppen 1 und 2 sowie 3 und 4 zusammengefaßt. Damit ist die multiple Regression der Diskriminanzanalyse äquivalent und entspricht auch einer multivariaten Varianzanalyse (vgl. Bortz 1979; Diehl u. Kohr 1982).

Tabelle 2 zeigt das Mittelwertsprofil der 9 Prädiktoren, deren Interkorrelationen und die Korrelationen zu den beiden Kriterien. Die GBB-Skalen-Werte sind bei allen Skalen gegenüber den Männern der Eichstichprobe erhöht, vor allem bei der Skala Magenbeschwerden. Im GT zeigt sich eine Abweichung in Richtung negativer sozialer Resonanz bei Skala 1. Die GBB-Skalen zeigen relativ hohe positive Interkorrelationen, auch mit der Skala 4 (Grundstimmung) des GT. Die Skalen des GT interkorrelieren teilweise auch ungewöhnlich hoch. Die höchsten Korrelationen mit dem Kriterium „Visick" zeigen die Skalen 3 des GT (Kontrolle) mit $r = 0{,}473$ und die Skala Magenbeschwerden des GBB mit $r = 0{,}466$. Die höchste Korrelation mit dem Kriterium „psychosomatische Beurteilung" zeigt die Skala Erschöpfung des GBB mit $r = 0{,}34$.

Tabelle 3 zeigt die Ergebnisse der schrittweisen multiplen Regressionsanalyse zur Vorhersage des durch den Chirurgen 4 Jahre nach der Operation erhobenen Visick-Wertes durch die Skalen des GT und GBB, die präoperativ erhoben wurden. Als Abbruchkriterium für die Aufnahme neuer Prädiktoren in das Modell wurde das Maximum des adjustierten R^2 verwendet. Damit gehen 5 Prädiktoren in das Modell mit ein, das hochsignifikant ist ($p < 0{,}001$). Die multiple Korrelation beträgt $R = 0{,}72$, d. h. rund 52% der Varianz des Kriteriums können durch die ermittelte Linearkombination von 5 Prädiktoren erklärt werden. Nicht alle Prädiktoren leisten einen signifikanten Beitrag zur Kriteriumsvorhersage. Das Nichtvorliegen einer Signifikanz beweist jedoch nicht die Bedeutungslosigkeit für die Kriterumsvorhersage, da Suppressoreffekte vorliegen können, vor allem bei höheren Interkorrelationen der Prädiktoren (vgl. Gaensslen u. Schubö 1976). Die höchste Korrelation mit dem Kriterium zeigt die Skala 3 „Kontrolle" des GT mit 0,473. Dies ist für sich allein ein signifikanter Zusammenhang, d. h. Patienten, die sich vor der Operation als eher zwanghaft beurteilten, werden 4 Jahre nach der Operation durch den Chirurgen eher ungünstig beurteilt. Die Korrelation der Skala 2 (Magenbeschwerden) des GBB mit dem Kriterium ist fast genauso hoch (0,466), d. h. je mehr Magenbeschwerden vor der Operation geäußert wurden, desto ungünstiger ist die Beurteilung durch den Chirurgen 4 Jahre nach der Operation.

Tabelle 2. Mittelwertsprofil, Interkorrelationen und Kriteriumskorrelationen der Prädiktoren (n = 34)

Variable		1	2	3	4	5	6	7	8	x	s	Kriterium Visick	Kriterium psychosomatische Beurteilung (n = 32)
1 Erschöpfung	(GBB 1)									6.9	6.6	0,22	−0,34
2 Magenbeschwerden	(GBB 2)	0,38								9.6	5.8	0,47	0,15
3 Gliederschmerzen	(GBB 3)	0,74	0,49							5.7	5.6	0,01	0,07
4 Herzbeschwerden	(GBB 4)	0,77	0,30	0,59						3.9	4.2	0,27	0,20
5 soziale Resonanz	(GT 1)	−0,44	0,01	−0,26	−0,39					47.3	9.4	0,21	−0,15
6 Dominanz	(GT 2)	0,38	0,33	0,16	0,16	−0,29				48.6	8.9	0,23	0,25
7 Kontrolle	(GT 3)	0,02	0,35	−0,11	−0,11	0,38	0,22			48.5	6.9	0,47	−0,08
8 Grundstimmung	(GT 4)	0,50	0,43	0,45	0,46	−0,22	0,14	0,05		53.4	7.4	0,19	0,14
9 Durchlässigkeit	(GT 5)	0,44	0,10	0,33	0,36	−0,68	0,40	−0,17	0,40	51.0	7.6	−0,21	−0,08

Tabelle 3. Multiple Regressionsanalyse zur Vorhersage des durch den Chirurgen 4 Jahre nach der Operation erhobenen Visick-Wertes aus GT und GBB (n = 34)

Prädiktoren	β-Gewicht			Korrelation mit dem Kriterium	Strukturkoeffizient
	βi	F(βi)	p		c_i
Kontrolle (GT 3)	0,29	3,72	0,064	0,47	0,65
Herzbeschwerden (GBB 4)	0,48	8,42	0,007	0,27	0,38
Durchlässigkeit (GT 5)	−0,25	2,96	0,096	−0,21	−0,29
Magengeschwerden (GBB 2)	0,42	6,14	0,019	0,47	0,65
Gliederschmerzen (GBB 3)	−0,37	3,87	0,059	0,01	0,01

R = 0,72; adustiertes R^2 = 0,43; F (Gesamtmodell) = 0,596.
R^2 = 0,52; p < 0,001.

Im Modell taucht diese Variable jedoch erst an 4. Stelle auf. An 2. Stelle tritt die Skala 4 des GBB (Herzbeschwerden) auf, die eine Kriteriumskorrelation von 0,27 aufweist: je mehr Herzbeschwerden vor der Operation geäußert wurden, desto schlechter war die Beurteilung durch den Chirurgen 4 Jahre nach der Operation. Als 3. Variable im Modell erscheint die Skala 5 des GT, die eine Kriteriumskorrelation von −0,21 aufweist. Patienten, die sich vor der Operation als offen schilderten, werden später von Chirurgen als ungünstig beurteilt. Dabei ist stets zu berücksichtigen, daß die vorhergehenden Prädiktoren jeweils herauspartialisiert wurden. Nach den Magenbeschwerden erscheint als 5. Variable im Modell der Skala 3 des GBB (Gliederschmerzen), die nur eine ganz geringe Kriteriumskorrelation aufweist. Bei dieser Variablen, bereinigt von den Korrelationen mit den anderen Skalen, ergibt sich ein Zusammenhang in der Richtung, daß viele vor der Operation geäußerte Gliederschmerzen mit einer positiven Bewertung nach Visick korrespondieren.

Tabelle 4 zeigt die Ergebnisse der schrittweisen multiplen Korrelation mit den Skalen des GT und GBB als Prädiktoren und der dichotomen Beurteilung durch den Psychosomatiker (Gruppen 1 und 2 versus 3 und 4) 4 Jahre nach der Operation.

Als Abbruchkriterium für die Aufnahme neuer Prädiktoren in das Modell wurde das Maximum des adjustierten R^2 verwendet. Damit gehen 3 Prädiktoren in das Modell mit ein, das signifikant ist ($p < 0{,}05$). Die multiple Korrelation beträgt R = 0,51, d. h. rund 26% der Varianz des Kriteriums können durch die ermittelte Linearkombination von 3 Prädiktoren erklärt werden. Die höchste Korrelation mit dem Kriterium zeigt die Skala 1 (Erschöpfung) des GBB und geht daher als 1. Variable ins Modell ein. Je weniger die Patienten vor der

Tabelle 4. Multiple Regressionsanalyse zur Vorhersage des durch den Psychomatiker 4 Jahre nach der Operation festgestellten Gesundheitszustands (n = 32)

Prädiktoren	β-Gewicht βi	$F(\beta i)$	p	Korrelation mit dem Kriterium	Strukturkoeffizient c_i
Erschöpfung (GBB 1)	+0,77	9,19	0,005	+0,34	0,67
Durchlässigkeit (GT5)	−0,31	2,86	0,102	−0,08	−0,11
Gliederschmerzen (GBB 3)	−0,38	2,62	0,117	+0,07	0,10

R = 0,51; adjustiertes $R^2 = 0,18$; F (Gesamtmodell) = 3,28.
$R^2 = 0,26$; $p < 0,05$.

Operation über Erschöpfung klagten, desto besser wird 4 Jahre später ihr Gesundheitszustand durch den Psychosomatiker beurteilt. Als 2. Variable geht die Skala 5 des GT (Durchlässigkeit) in das Modell mit ein. Unter Konstanthaltung der Skala Erschöpfung des GBB korrespondiert höhere Retentivität vor der Operation mit einer besseren Beurteilung durch den Psychosomatiker 4 Jahre nach der Operation.

Als 3. Variable geht die Skala 3 des GBB (Gliederschmerzen) in das Modell ein. Unter Konstanthaltung der ersten beiden Variablen korrespondiert eine höhere Klagsamkeit über Gliederschmerzen vor der Operation mit einer besseren Beurteilung durch den Psychosomatiker 4 Jahre nach der Operation.

Diskussion

Der „Erfolg" eines chirurgischen Eingriffs sollte 4 Jahre nach der Operation überprüft werden. Bereits die ersten Ergebnisse machen deutlich, wie problematisch es ist, mit dem Erfolgsbegriff zu arbeiten. Die symptomzentrierte Überprüfung des Operationsergebnisses fällt befriedigend aus: 85 % der Patienten werden vom Chirurgen auf der Visick-Skala mit sehr gut oder gut eingestuft. Wenn man sich auf den Standpunkt stellt, daß der durchgeführte Eingriff – eine Vagotomie mit Pyloroplastik – auch symtomzentriert war, also nichts anderes wollte als das chronische Ulkus beseitigen, kann man mit dem Ergebnis zufrieden sein. Eine solche Betrachtungsweise reduziert die Bedeutung einer Erkrankung jedoch stark, Krankheit wird so zum isolierten Einzelereignis. Die Entwicklung der modernen Medizin mit der starken Ausdifferenzierung der Fachdisziplinen hat einer solchen Betrachtungsweise großen Vorschub geleistet.

Verläßt man diese enge Betrachtungsweise der Symptomorientierung zugunsten einer Patientenorientierung, ergibt sich ein anderes Bild. Die psychosomatische Untersuchung berücksichtigte nicht nur die Magen-Darm-Symptomatik, sondern den Gesundheitszustand des Patienten insgesamt. Lediglich 18% der Patienten (n = 7) wurden dabei als einigermaßen gesund eingestuft. Nur 2 Patienten der gesamten Stichprobe gaben an, überhaupt keine Beschwerden zu haben!

Wenn man nur die Ulkussymptomatik zur Beurteilung der Gesundheitssituation heranzöge, würden 61% für gesünder gehalten, als sie es wirklich sind, 40% würden sogar kraß fehlbeurteilt, weil sie unter erheblichen anderen Erkrankungen leiden. In diese Gruppe fallen u. a. all jene Patienten, bei denen wir einen Syndromwechsel diagnostizieren konnten, also Patienten, bei denen der Grundkonflikt nach der Operation über eine Depression oder eine andere Körpererkrankung ihren symptomatischen Ausdruck fand.

Der 2. Teil unserer Ergebnisse zeigt, daß die postoperativen Befunde durch die präoperative Psychodiagnostik relativ gut vorhergesagt werden können. 52% der Varianz der chirurgischen Beurteilung sind mit fünf Skalen des GBB und GT und 26% der Varianz der psychosomatischen Beurteilung mit 3 Skalen aus GT und GBB zu erklären.

Zur Interpretation dieser Ergebnisse möchten wir 2 Extremgruppen von Patienten betrachten: Zum einen die Patienten, die eine schlechte Prognose haben – also nach der Operation weiterhin als chronisch Ulkuskranke anzusehen sind – zum anderen die Patienten mit einer guten Prognose. Letztere sind Patienten, die in der chirurgischen und der psychosomatischen Nachuntersuchung gut abschnitten, also weder ulkuskrank waren noch unter wesentlichen anderen Krankheitszeichen litten.

Als Vorhersagekriterien für eine schlechte Prognose bieten sich die 5 Variablen, die 52% des chirurgischen Urteils erklären, besonders an. Patienten, die sich vor der Operation als überkontrolliert bis zwanghaft schildern, also u. a. überordentlich, übereifrig, wahrheitsfanatisch und unfähig zum Ausgelassensein sind, aber gleichzeitig ein hohes Maß an Durchlässigkeit haben, sich also offen, liebesbedürftig, vertrauensselig und nach Nähe sehnend erleben, haben eine schlechte Prognose.

Dieser zunächst widersprüchlich anmutende Merkmalkomplex weist auf eine verschärfte Konfliktlage hin, die die Prognose besonders ungünstig macht. Er drückt nämlich einerseits eine große orale und narzißtische Bedürftigkeit aus, die dem Patienten bewußt ist und die er in seinen Beziehungen zu verwirklichen sucht, bei einer gleichzeitig bestehenden Hemmung, eigene Forderungen durchzusetzen oder gar aggressiv zu sein. In der Überkontrolliertheit dieser Patienten dokumentiert sich die starke Abwehr gegenüber oral- oder anal-aggressiven Impulsen.

Klagen Patienten vor der Operation besonders stark über Magenbeschwerden und über Herzbeschwerden, ist das für die Prognose (in Kombination mit den anderen Merkmalen) ebenfalls ungünstig. Für die Magenbeschwerden ist das unmittelbar einleuchtend. Je mehr Magenbeschwerden bestanden – also die Ulkuskrankheit chronifiziert und festgefügt war –, desto eher wird es auch nach der Operation dazu kommen. Gleichzeitig werden damit aber noch 2 andere Aspekte wichtig: Je größer der „psychosomatische Sektor" der Störung ist, oder anders ausgedrückt, je stärker die Krankheit körperlich fixiert ist, desto schlechter ist die Prognose. Zum zweiten ist die Prognose auch dann besonders ungünstig, wenn sich die Fixierung auf das Körperinnere bezieht (Magen–Herz). Von den 4 GBB-Skalen sind die Herz- und die Magenskala ja die beiden, die im besonderen Maße Klagen über das Körperinnere – „den Bauch" – erfassen. Dies ist um so bedeutsamer, als das 5. Vorhersagemerkmal, nämlich die Gliederschmerzen (dabei werden auch Kopfschmerzen erfaßt), gerade in die umgekehrte Richtung weist. Je mehr über Glieder- oder Kopfschmerzen vor der Operation geklagt wird, desto günstiger ist die Prognose!

Dies läßt vermuten, daß Patienten, die ihr Konfliktpotential auch über den Bewegungsapparat oder über Kopfschmerzen somatisieren können, weniger auf den „Bauch" als Zielorgan angewiesen sind. Besteht hier jedoch eine Fixierung auf das Körperinnere – „den Bauch" –, ohne eine Flexibilität in der Organwahl, so ist die Prognose ungünstig.

Dies führt zu den Patienten mit einer guten Prognose. Die in der psychosomatischen Beurteilung günstig eingeschätzten Patienten waren auch vom Chirurgen positiv eingestuft worden (s. Tabelle 1), schlossen aber Patienten mit einem Syndromshift oder mit neuen Erkrankungen aus. Die 3 Prädiktoren für die psychosomatische Einschätzung können daher als die Prädiktoren für eine günstige postoperative Prognose gelten. Die wichtigste Vorhersagevariable ist das Ausmaß der präoperativen Erschöpfung. Je weniger eine allgemeine Erschöpfung mit Erlebnissen von Schwäche, Müdigkeit, Mattigkeit, Benommenheit und einem großen Schlafbedürfnis präoperativ vorliegt, desto besser ist die Prognose. Hierdurch wird offenbar das Ausmaß von allgemeiner Hilfsbedürftigkeit, Erhalt oder Verlust der Spannkraft und der körperlichen Abwehrfähigkeit erfaßt. Dies leuchtet noch unmittelbar ein: je erschöpfter und „verbrauchter" ein Patient ist, desto weniger kann ihm die Operation helfen.

Als weiteres Vorhersagekriterium für eine günstige Prognose findet sich die Skala 5 des Gießen-Testes: Durchlässigkeit–Retentivität. Je mehr sich ein Patient verschlossen und zurückhaltend erlebt und je weniger er Nähe und Liebesbedürfnisse spürt, desto günstiger ist seine Prognose. Dies verwundert zunächst, da Retentivität nicht gerade dem Bild von psychischer Gesundheit entspricht. Bedenkt man jedoch, daß es sich bei den hier untersuchten Patienten ja um chronisch Ulkuskranke handelt, also grundsätzlich ein gewisses Konfliktpotential angenommen werden kann, so wird dieser Befund einleuchtender. Es handelt sich dann nämlich um die Untergruppe von Ulkuskranken, deren oral-narzißtischen Bedürfnisse einer stabilen Abwehr unterliegen im Sinne einer „Charakterneurose". Dies sind also Patienten, für die auftauchendes Konfliktmaterial nie so virulent wird wie bei den oben beschriebenen.

Der Faktor „Gliederschmerzen" ist bei der Vorhersage der günstigsten Prognose wiederum relevant. Je mehr über Glieder- und Kopfschmerzen geklagt wurde, desto besser ist die Prognose. Dieser Komplex scheint also tatsächlich eine gewisse „Jokerfunktion" zu haben, da er für die Vorhersage der günstigen Prognose noch einmal auftaucht und damit das oben Gesagte bestätigt.

Unsere Ergebnisse legen also nahe, daß der postoperative Verlauf einer Ulkuskrankheit davon abhängt, zu welchem Patiententyp der Betroffene zählt (zur Typologie der Ulkuskrankheit s. Overbeck u. Biebl 1975). Dabei kommt es nicht nur auf die psychische Seite an, sondern auch auf das Ausmaß und die Richtung der Somatisierung und auf die Flexibilität in der Organwahl.

IV. Kritische Retrospektive

Untersuchungen zur Psychosomatik der Ulkuskrankheit – ein kritischer Rückblick

G. Overbeck, K. Möhlen, E. Brähler

Nach über 15jähriger wissenschaftlicher Beschäftigung mit der Ulkuskrankheit erscheint es an der Zeit, einen kritischen Rückblick anzustellen. Dieser Rückblick soll entlang der wesentlichen Fragestellungen geführt werden, die zu den Untersuchungen Anlaß gaben.

Zur Frage der Spezifität

Eine der Fragen war die nach der Spezifität der Ulkuskrankheit. Da man diese Frage auf sehr unterschiedlichen Ebenen stellen kann (s. Bräutigam 1962), fielen unsere Antworten darauf auch unterschiedlich aus. Relativ einfach war die Antwort zur Persönlichkeitsspezifität, da schon die klassischen Schilderungen des angeblich typischen Ulkuskranken so erhebliche Unterschiede aufwiesen, daß man da nicht mehr von der typischen Ulkuspersönlichkeit sprechen konnte. Zu Beginn unserer Untersuchungen jedenfalls war schon ziemlich klar, daß es nicht nur den Charaktertypus des ehrgeizigen, tüchtigen Ulkuskranken gibt, der unter versprengten Bruchstücken von Habgier-, Besitz- und Geltungsstreben leidet und dem man dies auch schon phänotypisch an der hageren Gestalt und der verkniffenen Nasolabialfalte ansieht. Da sich auch viele dicke Patienten, Erfolglose, Frührentner und Alkoholiker unter den Patienten mit Magengeschwüren fanden, hatten Kapp et al. daraus als erste die Konsequenz gezogen und ihre 3 Typen beschrieben. Bei diesen Typen wird noch an der Konfliktspezifität, wie Alexander sie postulierte, festgehalten. Es wird lediglich eingeräumt, daß der gleiche Konflikt auf verschiedene Weise abgewehrt werden kann.

Unsere Erfahrung war nun, daß man nicht einmal bei allen Ulkuskranken den gleichen Grundkonflikt findet. Wenn wir daher in unseren Ergebnissen schließlich zu 5 bzw. 6 Typen bzw. Untergruppen kamen, so haben wir damit nicht die Typologie Kapps durch verfeinerte Diagnostik unter Hinzuziehung von Ich-Psychologie und

Objektbeziehungsaspekten einfach erweitern wollen, sondern wir wollten damit den Befund der echten Heterogenität dokumentieren. Wir möchten dies hier auch deswegen etwas genauer ausführen, weil das verschiedentlich (s. Schüffel u. v. Uexküll 1986) etwas schief rezipiert wurde. Die 3 Typen nach Kapp fanden sich auch in unserer Untersuchungspopulation, nämlich als die aktiv-überkompensatorischen bzw. die passiv-oralen charakterneurotischen Patienten und die soziopathischen Patienten. Diese Patienten boten bei der Untersuchung die erwarteten Abhängigkeits-/Unabhängigkeitskonflikte, Gier, Neid, Störungen des oralen rezeptiven Erlebens, Aggressionshemmungen, also die vielfältigen, der oralen Triebstufe zuzurechnenden Konflikte. Die Spannbreite dieser Konflikte ist zwar an sich schon sehr groß, wir würden sie aber alle dem oralen Grundkonflikt zurechnen. Das Problem für uns war, daß wir solche oralen Konflikte aber durchaus nicht bei allen Patienten fanden. Man mag zwar anführen, daß man nur weiter hätte suchen müssen, also durch weitere Gespräche, Beratungen noch mehr hätte in die Tiefe gehen müssen. Dem kann man aber entgegenhalten, daß sich diese Patienten auf der gleichen Untersuchungsbasis von 2–3 analytisch orientierten Interviews eben deutlich von den anderen unterscheiden.

Beginnen wir mit den „gesunden“ Ulkuskranken. Wir hatten diese Patienten damals so genannt, weil sie uns von ihrer Psychopathologie her in der Untersuchung normal vorkamen und die Merkmale oraler Fixierungen anderer Patienten völlig vermissen ließen. Im Vordergrund standen schwere traumatische Erlebnisse, was uns vielleicht auch leichter dazu verleitete, diesen Patienten eine normale psychische Struktur zu unterstellen. Da wir diese Patienten später bei der Nachuntersuchung immer noch mit protrahierten Trauerreaktionen vorfanden, haben wir sie dann mehr als neurotisch-depressive Patienten mit einer einmaligen somatisierenden Reaktion eingestuft. Der psychisch gesunde Ulkuskranke wurde dadurch für uns wieder etwas hypothetisch, zumal wir solche Patienten in den psychosomatischen und psychotherapeutischen Ambulanzen wahrscheinlich auch kaum sehen dürften. Eine gewisse Unterstützung erfuhr diese Hypothese allerdings durch Untersuchungen zum Spontanverlauf von Magengeschwürleiden, auf die wir weiter unten noch eingehen werden.

Eine 2. Gruppe, bei der wir ebenfalls den oralen Grundkonflikt vermißten, nannten wir damals die „normopathischen“ Ulkuskranken. Das auffälligste Merkmal dieser Patienten war ihre Überangepaßtheit. Wir haben damit Patienten beschrieben, die sonst im Schrifttum (s. Freyberger 1977) als neurotisch-pseudonormal bezeichnet werden. Es ist sicher ein sehr weit verbreitetes Merkmal unter psychosomatischen Patienten überhaupt und insofern auch symptomimmanent, als ja gerade Normalität im psychosozialen Bereich und völlige Unauffälligkeit den Sinn des psychosomatischen Symptoms ausmachen, das die Konflikte hier erspart bzw. umgeht, und – dem gesellschaftlich vorherrschenden Krankheitsbegriff konform – auf der körperlichen Ebene wieder präsentiert. In der Überbetonung der Normalität, die den Patienten auch nicht die kleinsten Abweichungen nach links oder rechts in Fragebogen wie dem Gießen-Test erlaubte, wird die Fiktion ihres Normalitätsbegriffs sehr deutlich, weil sich kein „normaler Mensch" je so einschätzen würde. Es ist also eine besondere Abwehrform, die einen starken Über-Ich-Druck verrät und die abgewehrten Konflikte selbst sehr gut verbirgt. Soweit überhaupt erkennbar, handelt es sich bei diesen Patienten weniger um orale als um anale Konflikte, und ihr Krankwerden verstanden wir in einem relativ regelmäßigen Zirkel von Leistung und Anpassungsstreß einerseits und Erschöpfungsreaktionen andererseits, in die dann auch die Ulkusrezidive fielen. Interessant ist an dieser Stelle ein Vergleich mit einer neueren Arbeit von Biebl et al. (1986), die diese Verhaltensnormalität besonders bei den Späterkrankten fanden, wie auch die „psychosomatische Struktur" (s. unten) und depressive Persönlichkeitsstörungen. Bei ihren früherkrankten Ulkuspatienten fanden sie dagegen überwiegend die klasssische orale charakterneurotische Abwehr.

Mit „psychosomatischen" Ulkuskranken bezeichneten wir Patienten, die einerseits habituell somatisierten (d.h. neben der Ulkuskrankheit auch eine Vielzahl von anderen organischen und funktionellen Krankheiten hatten) und andererseits das aufwiesen, was man damals als typisch psychosomatisch ansah und bei allen Patienten mit psychosomatischen Krankheiten zu finden glaubte, nämlich die Psychopathologie der Pensée opératoire bzw. der Alexithymie. Bei dieser Gruppe von Patienten wurde die Frage nicht mehr nach der Konfliktspezifität (bzw. Stimulusspezifität) gestellt, sondern nach der Antwortspezifität (Reaktionsspezifität, vgl. Fahrenberg 1971). Die Antwortspezifität dieser Patienten wurde darin gesehen, daß sie auf die unterschiedlichsten Konflikte und emotionalen Spannungen immer somatisch reagieren und sie nicht psychisch in Suspension halten können. Als Ursache dafür machte man das Phänomen der Alexithymie, als Erscheinung psychischer Defizienz, verantwortlich. Die Alexithymie selber läßt aber nach heutigem Wissen 2 Möglichkeiten zu. Die erste ist, daß sie selbst eine spezifische Abwehrorganisation ist, die sich bei psychosomatischen Patienten mit massiver Verleugnung, Entemotionalisierung und Objektvermeidung gegen archaische aggressive Affekte richtet. Wenn man davon ausgeht, daß diese Abwehrorganisation bei den Ulkuskranken gegen oral-sadistische Impulse gerichtet ist, könnte man schon sagen, sie haben einen ähnlichen Grundkonflikt wie die übrigen Ulkuskranken, er wird von ihnen nur anders abgewehrt. (Auf die nicht zu unterschätzende Bedeutung der Aggressionsverarbeitung bei Ulkuskranken wird ausführlicher noch weiter unten eingegangen werden.)

Die 2. in Betracht zu ziehende Möglichkeit ist, daß es sich bei der Alexithymie tatsächlich um eine psychisch defiziente Entwicklung des Patienten, also um sog. Ich-Defekte handelt, die dann direkt dafür verantwortlich zu machen sind, daß Konflikte psychisch nicht bearbeitbar sind und relativ unittelbar zur Somatisierung führen. Sollte sich diese Unfähigkeit nur auf einen bestimmten Affekt bzw. auf eine bestimmte Triebstufe beziehen, hätten die Patienten wiederum mit den anderen Ulkuspatienten den oralen Grundkonflikt gemeinsam, zeigten eben nur eine andere psychische Struktur. Wenn die Patienten aber auch sehr viele andere Krankheiten hatten – als häufigste fanden wir Herzinfarkt, Herzneurose, Rheumatismus – und offenbar durchgängig zum Somatisieren neigten, kann man bei ihnen aber nur von *einer* Antwortspezifität, eben im Sinne ihrer somatischen Reaktionsform, sprechen.

Über diese Defekte ist in späteren Forschungsarbeiten auch bei Ulkuskranken mancher Beleg gefunden worden, sei es, daß die Befunde sich auf strukturelle Merkmale bezogen oder auf situative Bearbeitungsmuster (Ahrens 1981). Der von uns durchgeführte Vergleich von Herzneurotikern mit Ulkuskranken zielte in dieselbe Richtung (Overbeck 1973). Dieser Vergleich von 2 neurosenpsychologisch gut zu differenzierenden Krankheiten erbrachte erstaunliche Gemeinsamkeiten. Bei beiden Krankheitsbildern geht es um Abhängigkeits-/Unabhängigkeitskonflikte und Aggressionskonflikte, liegen die psychosexuellen Entwicklungsfixierungen in der oralen bis frühanalen Phase, gibt es gleiche Symptome bei beiden Krankheitsbildern und Übergänge ineinander. Die Spezifität wird aber nur bei relativ oberflächlicher Betrachtung relativiert, bei differenzierter Untersuchung muß man schon konzidieren, daß bei den angstneurotischen Patienten die Störung des Selbstsystems in der symbiotischen Phase im Mittelpunkt steht, während bei den Ulkuskranken eher die oralen Triebkonflikte die Oberhand haben. Es sei ganz nebenbei bemerkt, daß die narzißtischen Konflikte bei Ulkuskranken bisher allerdings sehr wenig untersucht wurden, wenn man einmal vom Geltungsstreben, dem in der Neopsychoanalyse große Bedeutung zugemessen wird, absieht.

Als Patienten mit psychosomatischen Störungen zeigten Ulkuskranke und Herzneurotiker aber gewisse Gemeinsamkeiten bezüglich der Abwehrorganisation, die man als strukturelle Ich-Defekte bezeichnen könnte und die später bei Herzneurotikern in einem Vergleich mit Asthmapatienten und Kolitispatienten wieder bestätigt wurden (Zepf 1976). Es sei jedoch dazu bemerkt, daß diese Merkmale zwar statistisch durchschlagen, aber eben längst nicht für alle Patienten gelten. Diese damals noch angenommene psychosomatische Reaktionsspezifität gilt mit anderen Worten jeweils für einen Teil der Patienten, für andere nicht, wie man auch unter den Herzneurosen von depressiven und angsthysterischen Neurosen bis zur eigentlichen Angstneurose und der Hypochondrie ein breites Spektrum von Patienten findet. Diese Heterogenität wurde übrigens später auch noch bei anderen Krankheiten empirisch bestätigt, wie z. B. durch die psychoanalytisch sehr sorgfältig durchgeführten Untersuchungen an Herzinfarktpatienten von Moersch et al. (1980) oder an Patienten mit primär chronischer Polyarthritis (Jordan et al. 1987).

Im umgekehrten Verfahren wurde z. B. von Thomä (1980) die Unspezifität durch Einzelfallstudien an Patienten belegt, die aufeinanderfolgend an mehreren psychosomatischen Krankheiten litten.

Nachdem sich die Spezifität so verwässert hatte, ließen wir eine zeitlang als das einzig spezifisch Gemeinsame von Ulkuskranken nur noch gelten, daß sie eben ein Ulcus duodeni – und nur darauf beziehen sich unsere Untersuchungen – hatten, und daß man von daher lediglich auch nur von einer individuumspezifischen Reaktion sprechen könnte. Die Frage auf die Krankheitsspezifität würden wir aber heute doch wenigstens mit einem „Jein" beantworten. Zwar gibt es ganz sicher „mehrere Wege nach Rom", also in diesem Fall zum peptischen Ulkus, aber nicht unendlich viele. Das heißt, es lassen sich doch immerhin nach gemeinsamen Merkmalen Gruppen bilden, die zwar untereinander deutlich verschieden sind, aber in sich selbst eine gewisse Homogenität besitzen und damit auf verschiedene Weise spezifisch sein können.

Meyer machte an anderer Stelle (1984) ebenfalls den Vorschlag, die Spezifitätsfrage dimensionsanalytisch und taxonomisch umzuorientieren. Wir möchten diese Nachbetrachtung der psychodiagnostischen Ergebnisse hier nicht schließen, ohne noch wenigstens ein Problem angerissen zu haben, das uns sehr beschäftigt hat. Es ist die Frage, ob die Konflikte der Ulkuskranken nur dadurch pathogen werden, daß sie unbewußt sind, was ja zu den Grundannahmen der psychoanalytischen Psychotherapie gehört, oder ob sie als bewußte Konflikte ebenso krank machen können. Wir sahen uns einerseits mit Patienten konfrontiert, die sich so verhielten, wie wir es von den klassischen Neurosen kennen, wo sich im psychoanalytischen Interview der Konflikt zwar der bewußten Ebene des Patienten entzieht, aber unbewußt agiert bzw. szenisch gestaltet wird. Hierzu gehören natürlich v. a. die Ulkuskranken, die mit ihrer überkompensatorischen Aktivität und ihrer Bescheidenheitsideologie im Interview ein Selbstbild entwerfen, mit dem alle oral-passiven wie aggressiven Impulse abgewehrt werden. Gleichzeitig verhalten sie sich dabei aber so, daß die Interviewer sie oft als ansprüchlich, unverschämt, fordernd erleben und mit wütenden Gegenübertragungsgefühlen reagieren. Den Patienten selbst sind ihre Wünsche aber nicht bewußt, sie erleben keine Gefühle von Neid und Ärger. Auch die Patienten mit Rentenbegehren wollen unbedingt wieder gesund werden und arbeiten gehen, aber der Hausarzt hat ihnen dringend geraten, den Rentenantrag zu stellen. Bei anderen Patienten war früher immer alles normal, und auch jetzt haben sie eine wunderbare Familie und am Arbeitsplatz gibt es angeblich überhaupt keine Probleme.

Daneben gibt es aber Patienten, die sich selbst als weich und anhänglich schildern, offen zugeben, daß sie sehr verletzlich, kränkbar sind, sich leicht zurückgesetzt fühlen. Die Patienten wissen oft recht gut, daß sie sich nicht durchsetzen können, mit Ärger nicht angemessen umgehen können, sondern sich zurückziehen. Sie erkennen ihre Schwierigkeiten sehr genau und benennen meist auch selbst unumwunden die auslösenden Krankheitsereignisse. Darunter finden sich dann meistens klassische, als oral zu interpretierende Situationen, die häufig etwas mit „leer ausgehen“ zu tun haben. Die Patienten schildern ihre Enttäuschung und Wut darüber, daß nicht sie, trotz jahrelanger Pflege der Eltern, sondern die Geschwister das Haus erbten, oder daß sie im beruflichen Sektor bei einer Beförderung übergangen und ihnen jüngere Kollegen vorgezogen wurden. Natürlich muß man sich hier die Frage genauer stellen, was den Patienten bewußt ist und was nicht. Möglicherweise ist es nur die zeitliche Koinzidenz, der psychosomatische Zusammenhang oder die Verhaltensstörung, unter der die Patienten leiden. So ist den meisten Patienten bewußt, daß sie Probleme im Umgang mit Ärger haben, den sie entweder in sich hineinfressen oder der sie in dauernde Auseinandersetzungen verwikkelt (s. unten). Dagegen ist ihnen offenbar aber nicht zugänglich, warum sie bei erlebtem Futterneid ihre Beißhemmung nicht überwinden können, oder, mit anderen Worten, ihre Ansprüche nicht in angemessener Weise äußern und durchsetzen können. Es ist durchaus denkbar, daß solchen Patienten zwar ihre Verhaltensstörung wie ein neurotisches Symptom bewußt ist, daß diese aber nicht korrigiert werden kann, weil ihnen der eigentliche Konflikt, der in bestimmten erkennbaren äußeren Situationen reaktualisiert wird, verborgen bleibt. Bezogen auf die obengenannten Situationen könnte das z. B. bedeuten, daß die Neuauflage eines unbewältigten Geschwisterkonflikts (vgl. Zander 1977, 1978) mit der Wiederbelebung von Neid, Haß und infantilen mörderischen Impulsen einerseits und Ambivalenz, Zuneigung, Schuldgefühlen andererseits die Patienten inadäquat reagieren läßt bzw. handlungsunfähig macht. Es sei betont, daß sich diese Überlegungen natürlich v. a. auf die neurotisch eingeengten Ulkuskranken beziehen.

Bei den soziopathischen Ulkuskranken würden wir dagegen nicht an der These von unbewußten pathogenen Konflikten festhalten, sondern der „äußeren Versagung", auf die schon Alexander hinwies, eine wesentlich größere Bedeutung zumessen, zumal es sich meistens um Patienten mit Ich-Schwäche, Unterkontrolliertheit und mangelnder Frustrationstoleranz handelt. Viele Patienten sind sich also des aktuellen Konfliktmaterials, der Auslösesituationen für Spannungen und auch der dazugehörigen Affekte von Neid, Wut und Ärger wohl bewußt. Unbewußtheit hierfür ist also keine Conditio sine qua non für die Entstehung eines Ulkus. Das Entscheidende scheint vielmehr zu sein, daß das Ich der Patienten nicht in der Lage ist, mit dem auftretenden Konfliktmaterial und dabei v. a. mit aggressiven Impulsen (s. unten) adäquat umzugehen. Max Schur hat darauf hingewiesen, daß für die Entstehung psychosomatischer Erkrankungen unerledigte aggressive Affekte eine wichtige Rolle spielen. Dabei sei es allerdings unerheblich, ob diese Affekte bewußt oder unbewußt sind. Für das Auftreten eines psychosomatischen Symptoms sei vielmehr das Regressionsniveau des Ich entscheidend und damit die Fähigkeit, mit dem Affekt umzugehen (Schur 195). Dies könnte die oben aufgeworfene Frage wenigstens teilweise beantworten.

Zur Dynamik der Aggression

Die langjährige Beschäftigung mit Ulkuskranken hat uns darauf aufmerksam gemacht, daß für Entstehung und Verlauf der Ulkuskrankheit aggressive Triebimpulse und deren Verarbeitung eine besondere Rolle zu spielen scheinen. Deswegen wollen wir hier dieser Frage noch etwas genauer nachgehen.

In der Literatur werden relativ häufig Aggressionsprobleme im Zusammenhang mit der Ulkuskrankheit diskutiert. Konflikte, die aus oral-aggressiven, oral-sadistischen und oral-kaptativen Impulsen entstehen, werden dabei besonders oft genannt. So nannte Alexander (1935) als Hauptkonfliktmotiv beim Ulkuskranken die „parasitische Rezeptivität". Schwidder (1961, 1965) spricht von „Sprengstücken verdrängter, habgieriger Wünsche", die zu Spannungszuständen führen und neben Undgeduld und Neid bei Ulkuskranken die häufige Enttäuschtheits- und Ärgerreaktion bewirken. Zander (1978) nennt als spezifischen unbewußten Affekt den „Neidärger", der sich hauptsächlich im Besitz- und Geltungsstreben bemerkbar mache. Szasz et al. hatten schon 1947 hervorgehoben, daß „Feindseligkeit“ bzw. affektive Zustände von Wut und Ärger der entscheidende Mechanismus seien, der zur Ulkuskrankheit führe, und zwar über den Weg der vagalen Hypersekretion. Diese wiederum komme durch den Mechanismus der „regressiven Innervation“ zustande, die möglicherweise deshalb auftrete, weil bereits beim kleinsten Anzeichen von Unlust – also aggressiver Spannung beim Säugling – durch die Mutter des späteren Ulkuskranken eine Fütterung erfolgt sei. Auf die besondere Bedeutung des affektiven Zustands der Wut für die Ulkuskrankheit hatten auch Wolf und Wolff (1944) hingewiesen. Obwohl sich die Hinweise in der Literatur zur besonderen Rolle der Aggression und ihrer Verarbeitung mühelos verlängern ließen, soll das hier genügen.

Auch anhand unserer eigenen Untersuchungen zur Dynamik, Struktur und Typologie von Ulkuskranken und auch aus den Ergebnissen der Nachuntersuchungsstudie läßt sich zeigen, daß die Aggression für das Ulkusleiden eine besondere Bedeutung hat. Eigentlich fanden wir nie „Liebesprobleme“ etwa in dem Sinne, daß sexuelle Impulse abgewehrt werden mußten oder daß Affekte von Schuld, Scham und Eifersucht oder ganz allgemein Probleme mit Liebesbeziehungen zentral gewesen wären. Es waren durchgängig aggressive Impulse und Affekte, die für die Ulkuskranken oder ihre Umwelt zum Problem wurden. In unserer Langzeitstudie wird dies besonders eindrucksvoll durch die Ergebnisse des Gießen-Tests belegt. Näheres dazu findet sich bei Möhlen u. Brähler 1984; da diese Arbeit im vorliegenden Buch nicht aufgenommen wurde, soll hier daraus ein wichtiger Befund mitgeteilt werden.

Das Item 6 des Gießen-Tests bezeichneten wir damals als das Leitmerkmal für die Ulkuskrankheit. Es fragt danach, ob Ärger eher abreagiert oder in sich „hineingefressen“ wird. Die Test-Retest-Korrelation in der Fremdbeurteilung war nach 4 Jahren bei unterschiedlichen Einschätzern 0,82 (!), also enorm hoch. Dies bedeutet, daß der Umgang mit Aggression bei den Patienten besonders prägnant war, so daß er auch über den relativ langen Zeitraum von 4 Jahren wiedererkannt wurde. Patienten, die dazu neigten, aggressive Impulse zu verdrängen, zu verleugnen oder zu unterdrücken, wurden dabei ebenso sicher in ihrer Abwehr wiedererkannt wie Patienten, die ihre Aggression abreagierten und dauernd in Auseinandersetzungen und Streitereien verwickelt waren. Dieses Item gehörte auch zu den stabilsten bei der Selbsteinschätzung der Patienten (vor und 4 Jahre nach einer Operation) und trennte sowohl vor wie nach der Operation signifikant von der Normalbevölkerung. Damit war es das einzige Item des gesamten Test, das bei allen 3 dieser Vergleiche relevant war.

Im folgenden soll nun versucht werden, die spezifische Dynamik der Aggressionsverarbeitung bei Ulkuskranken aufzuzeigen. Es lassen sich dabei 2 Ebenen unterscheiden: Zum einen die Herkunft des aggressiven Affekts entsprechend des vorherrschenden Entwicklungsniveaus – archaisch (narzißtisch)–oral–anal – und zum zweiten die Modalität der Abwehr. Am häufigsten wird als Quelle der Aggression die orale Triebstufe diskutiert. Sie erscheint in Form von Gier und Neid oder unersättlicher Unzufriedenheit bzw. deren jeweiliger Abwehr. Auch bei unseren Patienten war sie besonders oft anzutreffen. Nun scheint es so zu sein, daß die konflikthaften aggressiven Impulse bei einem Teil der Ulkuskranken auch aus früheren Entwicklungsstadien stammen, also archaischen und narzißtischen Charakter haben, während sie bei einem anderen Teil neben dem oralen auch anale Anteile erkennen lassen. Dies ergibt eine relativ lange Entwicklungsstrecke, innerhalb derer Ulkuskranke ihre Hauptfixierung haben. Von dieser Warte her wird es daher plausibel, daß es nicht nur einen Ulkustyp, also etwa den oral Fixierten geben kann.

Bezugnehmend auf unsere 5 bzw. 6 Ulkustypen hieße das, daß der „psychosomatische" und der „soziopathische" Ulkuskranke Aggressionsformen und deren Abwehr erkennen lassen, die für vororale Entwicklungsstufen typisch sind. Hier erscheinen besonders häufig archaische Wut, narzißtische Kränkbarkeit und paranoide Einstellungen. Der unter Ulkuspatienten anzutreffende Alkoholkranke demonstriert besonders deutlich die Regression auf eine sehr frühe Trieb- und Ich-Organisation. Der „überkompensatorische charakterneurotische", der „normopathische" und der damals als „gesund" bezeichnete Ulkuskranke weisen hingegen auch postorale Aggressionsformen auf. Die anale Aggression und ihre Abwehr ist dabei besonders deutlich in Form von Retentivität, Zwanghaftigkeit, Überordentlichkeit und Leistungsorientierung zu erfassen. Patienten mit dieser Trieborganisation leben in einer Welt der Überanpassung und der rigiden Ordnung. Durch ihre Leistungsorientierung sind sie dabei chronisch überfordert und leben meist am Rande der Dekompensation. Das Ulkus tritt bei diesen Patienten daher häufig foudroyant auf. Die gemeinsame Endstrecke für die konflikthaft erlebte Aggression – sei sie nun archaischer, oraler oder analer Herkunft – ist die Ausbildung eines Zwölffingerdarmgeschwürs. Eine der Bedingungen dafür ist, daß die jeweilige Abwehr der Aggression und damit ihre Verdrängung, Externalisierung oder Neutralisierung nicht ausreichen, so daß es – wie Mitscherlich meinte – zu einer „zweiten Abwehr" kommen muß, nämlich einer somatischen.

Aus den hier vorgestellten Arbeiten geht andererseits hervor, daß viele andere Bedingungen ebenfalls erforderlich sind, damit es zur

Ulkusbildung kommt. So muß gleichzeitig eingeräumt werden, daß konflikthaft erlebte aggressive Impulse selbst bei Patienten mit einer Ulkusneigung nicht immer zur Ulkusbildung führen. Bei unseren Stichproben fiel auf, daß die Patienten neben dem Ulkus oft auch an anderen psychosomatischen oder psychoneurotischen Erkrankungen litten.

Schließlich seien hier einige Überlegungen zur Modalität der Abwehr angeführt. Aggressive Triebimpulse und deren Abwehr können sowohl intrapsychisch als auch interaktionell wirksam werden. Für Patienten mit einer Ulkusneigung scheint es nun so zu sein, daß sie um so eher mit einem Geschwür reagieren, je weniger sie in der Lage sind, aggressive Impulse abzureagieren, auszuagieren oder projektiv zu verarbeiten – also auf der interaktionellen Ebene zu erledigen – oder je mehr sie von der äußeren Lebenssituation gezwungen werden, aggressive Impulse intrapsychisch zu verarbeiten.

Weiner et al. konnten z. B. zeigen, daß es im Rahmen des Wehrdienstes vermehrt zu Ulkusbildungen kommt. Ebenso erhöhte sich im 2. Weltkrieg bei der Zivilbevölkerung die Zahl der Ulkuskranken, nicht aber bei der kämpfenden Truppe (Pflanz 1956). Andere Berichte weisen auf das Verschwinden von Ulzera bei Soldaten an der Front hin. Kral (1951) berichtete, daß in den Konzentrations- und Gefangenenlagern die Häufigkeit an Magengeschwüren abnahm, dagegen nach der Befreiung unter den Betroffenen wieder zunahm. Unter dem Aspekt der Libidoorganisation waren diese anscheinend widersprüchlichen Befunde von uns so verstanden worden, daß Front- und Notgemeinschaften in Lagern auch etwas Bergendes haben und dadurch anaklitische Bedürfnisse befriedigt würden (die ganz besonderen Umstände in Konzentrationslagern müßte man hier wohl ausnehmen).

Aus der Sicht der Aggressionsverarbeitung könnte man diese Befunde so interpretieren, daß Menschen mit einer Ulkusproblematik als kämpfende Soldaten, Gefangene oder KZ-Häftlinge eigene aggressive Impulse viel eher externalisieren – also über Mechanismen wie Projektion, projektive Identifikation oder Ausagieren (Abreagieren) abwehren – und damit für die Ulkusdynamik unschädlich machen können, als dies Wehrpflichtigen oder Zivilisten im Krieg möglich ist. Für Soldaten im Krieg oder Gefangene ist der „Feind" viel klarer faßbar als etwa für Wehrpflichtige oder die Zivilbevölkerung. Ein eigener aggressiver Affekt kann entweder direkt abreagiert werden oder auf den tatsächlich vorhandenen Feind projiziert werden. In den Konzentrationslagern war schlimmste destruktive Aggression permanent anwesend, so daß eigene aggressive Impulse dagegen völlig verblaßten. Für potentielle Ulkuskranke wurde dadurch ein mögliches inneres Konfliktpotential entschärft. Mit anderen Worten: die intrapsychische Abwehr wird durch eine institutionalisierte Abwehr (vgl. Mentzos 1976) entlastet.

Geht man jedoch von „Normalsituationen" aus, könnte man sagen, daß äußeres Anwachsen von aggressivem Potential bei den dafür anfälligen Menschen zunächst einmal zur Ausbildung von Ulzera führt – zwar einer Krankheit, aber einer menschlichen Reaktion. Wächst dieses Aggressionspotential aber in eine Zone der Inhumanität hinein, wie im Krieg und im KZ, so bleibt den Menschen nur noch ein blankes Entsetzen oder eigenes Töten, menschliches Reagieren hingegen, z. B. die Ausbildung eines Ulkus, nimmt ab.

Die Wehrdienstsituation ist hingegen gerade anders geartet. Zwang und aggressive Attacken gehen von den gleichen Vorgesetzten aus, von denen auch Vergünstigungen und Anerkennung erwartet werden. Um es mit Begriffen Melanie Kleins auszudrücken: Die gute und die böse Brust wird am gleichen Objekt erlebt, allerdings mit einem verschärften Auftreten der „bösen Anteile". Dies fördert eine Trieb- und Ich-Regression, ohne in gleichem Maße – wie in Krieg oder Gefangenschaft – äußere Angebote für eine regredierte Abwehr bereitzuhalten. Unsere eigenen Befunde an Wehrpflichtigen dokumentieren dies eindrucksvoll. Im Gießen-Test fand sich ein Profil, das damals als „ulkustypisch" bezeichnet wurde.

Überträgt man diese Überlegungen auf das normale Leben Ulkuskranker, so müßten Lebenssituationen, die eine verschärfte aggressive Spannung enthalten – seien sie narzißtischer, oraler oder analer Natur – vermehrt zu Ulkusbildungen führen, wenn sie nicht gleichzeitig Möglichkeiten der Abreaktion oder der Projektion bereithalten. Tatsächlich werden solche Lebenssituationen als Auslöser in der Literatur (s. oben) besonders häufig beschrieben. In unserer Nachuntersuchungsstudie konnten wir zeigen, daß beim Persistieren chronischer, für den Patienten unlösbarer aggressiver Konflikte im sozialen Bereich – wie etwa Erbstreitigkeiten oder chronischer beruflicher Ärger – eher ein Rezidivulkus auftrat als in Fällen, in denen diese äußere Lebenssituation geändert werden konnte (also bei Berufs- oder Stellenwechsel oder z. B. beim Tod eines rivalisierenden Geschwisters). Die „Heilung" erfolgte also weniger über das Anwachsen der Fähigkeit zur Neutralisierung aggressiver Impulse als vielmehr über die Verminderung der äußeren Spannungssituation. Ein Hinweis auf die Neigung Ulkuskranker zur Externalisierung aggressiver Impulse ergibt sich auch aus den Paaruntersuchungen. In Ehen Ulkuskranker zeigte sich, daß eine gewisse Tendenz zur projektiven Verarbeitung aggressiver Impulse vorliegt. In diesem Falle wäre es also eine interpersonale Abwehr auf engstem Raum, nämlich in den Ehen der Betroffenen, durch die konflikthaft erlebte aggressive Impulse aufgefangen werden.

Besonders eindrucksvoll belegt dies der Behandlungsbericht eines Ehepaares von Schoenhals im vorliegenden Band.

Interessant ist in diesem Zusammenhang auch die Beobachtung von Cremerius, der schon 1971 beschrieben hatte, daß sich Ulkuspatienten, die wegen einer anderen Krankheit stationär behandelt wurden, ausgesprochen aggressiv verhielten und feindselige Stimmungen erzeugten, während sich die gleichen Patienten, wenn sie wegen eines Ulkus stationär behandelt wurden, eher regressiv, passiv und anlehnend verhielten. Es scheint also so zu sein, daß im Falle der Ulkusbildung die Aggressionsproblematik „absorbiert" ist bzw. umgekehrt, wenn Ulkuskranke ihre Aggressionen ausagieren können oder über andere Erkrankungen somatisieren, die Ulkusbildung zurückgeht.

Arbeitsituation und Familie

Bei den sozialpsychologischen Untersuchungen gingen wir von 2 Prämissen aus. Erstens legten wir einen psychosozialen Krankheitsbegriff zugrunde. Das heißt, wir sahen die Ulkuserkrankung eines Patienten nicht nur als sein Problem, sondern auch als Indikator für die Destabilisierung des Systems Patient–Familie oder Patient–Arbeit an. Die 2. Prämisse ist damit eng verbunden, nämlich das Konstrukt der psychosozialen Abwehr. Das bedeutete, daß wir nicht nur nach pathogenetischen Faktoren in Familie und/oder Arbeit fragten, sondern auch in gleicher Weise nach den stabilisierenden und damit „gesunderhaltenden" Faktoren in den Beziehungssystemen Patient–Arbeit und Patient–Familie suchten.

Unter diesen Gesichtspunkten ist z. B. auch das Ergebnis der Untersuchung an magenkranken Bundeswehrsoldaten besser zu verstehen. War die Untersuchung ursprünglich als Wiederholung der berühmten Studie Mirskys an amerikanischen Soldaten gedacht, um zu überprüfen, ob sich die magenkranken Wehrpflichtigen durch spezifische neurotische Merkmale von den gesunden Wehrpflichtigen unterscheiden, so brachte das erste Ergebnis ja zunächst einen Flop: Sie unterschieden sich nicht. Erst die weitergehende Untersuchung ergab, daß die Wehrdienstsituation offenbar bei allen Betroffenen in ähnlicher Weise Verhaltensweisen der oralen Frustration, der Innenwendung und depressiven Verarbeitung produziert. Zur pathogenen Situation wird sie offenbar aber erst dann, wenn sie mit neurotischen Störungen der ulkuskranken Wehrpflichtigen konvergiert, so unsere damalige Hypothese. Dieses „schöne" Ergebnis zur spezifischen Pathogenität der Wehrdienstsituation schränkten wir selbst nachträglich wieder etwas ein. Da die 18- bis 20jährigen Wehrpflichtigen meist das erste Mal das Elternhaus verlassen hatten, mag möglicherweise dieser Umstand mehr zur Erkrankung beigetragen haben als die spezifische Wehrdienstsituation, zumal aus anderen Untersuchungen bekannt ist und wir auch selber oft fanden, daß beim Lehrstellen- oder Studienbeginn, bei Verlobung oder Heirat, also beim Verlassen der Ursprungsfamilie sehr häufig die ersten Magengeschwüre auftreten. Aus den Reaktionen auf diese Veröffentlichung und vielen Leserzuschriften, die auf die „Magenbataillone" hinwiesen oder auf die Erfahrung, daß viele Ulkuskranke während des Krieges gesund waren und erst bei Rückkehr in das zivile Leben wieder Geschwüre entwickelten, bekam plötzlich der Wehrdienst/Kriegsdienst gar eine „therapeutische" Funktion zugewiesen. Wie die gleiche Institution möglicherweise unter Kriegsbedingungen bei Ulkuskranken auch zur „Gesundheit" beitragen kann, wenn es ihnen gelingt, die immanenten „Angebote" der Institution in eine psychosoziale Abwehr zu integrieren und damit ihre individuelle intrapsychische Konfliktbewältigung zu entlasten, wurde bereits näher ausgeführt.

Solche psychodynamisch plausiblen Zusammenhänge hofften wir auch bei der sozialpsychologischen Untersuchung der Ulkuskranken im Rahmen des Marburger Projekts zu finden. Aus der Literatur lagen sehr widersprüchliche statistische Ergebnisse vor, was die angeblich typischen Berufe betraf. So wurde das Ulcus duodeni sowohl als typische Krankheit der Hilfsarbeiter wie auch der Manager, der Werkmeister wie auch der Piloten, der Unteroffiziere, der sozialen Aufsteiger wie auch der sozialen Absteiger angesehen. Ferner wurde eine gewisse Affinität zu „oralen" Berufen wie Bäcker, Konditor und Gastwirten behauptet, was sich aber nur für den Einzelfall kasuistisch wirklich gut belegen ließ (s. Mitscherlich 1966). Die statistischen Ergebnisse mögen zwar für bestimmte Populationen richtig sein, sie gelten aber offenbar nur für die jeweiligen selektierten Untersuchungsstichproben, und man kann sie nicht vorschnell verallgemeinern. Jedenfalls ließ sich keines dieser Ergebnisse in unserer Untersuchungspopulation bestätigen, wobei wir einräumen müssen, daß sie natürlich auch wieder eine bestimmte Selektion von Patienten darstellt.

Da uns die rein statistische Zuordnung auch zu wenig gewesen wäre, versuchten wir in einem klinisch-soziologischen Ansatz soziologische Daten in Verbindung zu psychologischen Variablen zu bringen, um die subjektive Bedeutung der beruflichen Situation bzw. die Wechselwirkung zwischen sozialen und psychologischen Variablen besser verstehen zu können. Diese Erwartung konnte aber nur zum Teil erfüllt werden, worüber die vielleicht etwas blumigen Beschreibungen der klinisch-soziologischen Untergruppen, die bei der Faktorenanalyse herauskamen, nicht hinwegtäuschen können. In der Gruppe der

„jungen, karriereorientierten Meister und Graduierten in mittleren Führungspositionen" wurde der Zusammenhang zwischen Beruf und Persönlichkeit noch am deutlichsten erkennbar. Hier ist es nicht die Berufsart, sondern offensichtlich die spezifische Zwischenposition, die für bestimmte Patienten attraktiv und konflikterzeugend zugleich sein kann. Einerseits sind die Patienten karriereorientiert, ehrgeizig und wollen nach oben, andererseits würden sie damit ihre soziale Gruppe verlassen und sind oft schon das erste Mal mit einem Geschwür beim Verlassen des Elternhauses erkrankt. Zusätzlich scheint in dieser Position auch der unbewußte Geschwisterkonflikt (s. oben) eine wichtige Rolle zu spielen, denn diese Patienten können oft ihre berechtigten Ansprüche auf die nächst höhere Position nicht äußern, werden dann aber krank, wenn sie übergangen worden sind. Auch noch einigermaßen durchschaubar wurde der psychologisch-soziale Zusammenhang bei der Gruppe der „abwärtsmobilen Aussiedler". Ihr sozialer Abstieg, ihre Position am untersten Ende der sozialen Leiter, kurz vor der Arbeitslosigkeit, ist unschwer mit ihren unkorrigierbaren passiven Einstellungen, ihren irrealen Riesenerwartungen und aggressiven Enttäuschungsneigungen in Zusammenhang zu bringen.

Bei allen anderen Gruppen aber ist die Verbindung Arbeit–Persönlichkeit–Krankheit sehr viel schwerer durchschaubar. Bei der relativ großen Gruppe der „chronisch ulkuskranken Schwerarbeiter" könnte man zwar die über 10 Jahre regelmäßig wiederkehrenden Ulzera als streßbedingt ansehen, aber es ist durchaus nicht sicher. Diese Patienten standen einerseits zweifellos unter Arbeitsüberlastung, weil sie oft durch doppelberufliche Tätigkeit, Schwarzarbeit oder Hausbau über Jahre kaum mehr als 5–6 Stunden Schlaf pro Tag fanden, andererseits gab es bei diesen Patienten aber auch Hinweise auf eheliche Spannungen, Auseinandersetzungen mit Vorgesetzten und Streit mit Verwandten. Es bleibt also offen, ob nicht möglicherweise der Streß mehr aus den ständigen Auseinandersetzungen resultierte als aus der Arbeitsüberlastung. Krankheitsauslösende Momente aus beiden Bereichen, Familie und Beruf, finden sich auch bei der Gruppe der „einheimischen Arbeiter mit Verselbständigungsschwierigkeiten". Erste Auslösesituationen für das Magengeschwür waren Verlobung bzw. Heirat, spätere waren Berufswechsel und Umschulung. Die große berufliche Mobilität entspricht den privaten Bindungsschwierigkeiten. In beiden Bereichen erleben die Patienten immer große Enttäuschungen nach anfänglichen großen Erwartungen.

Als das Gemeinsame für die anderen Gruppen könnte man Verlusterlebnisse ansehen. Die hohe regionale Mobilität der „zugezogenen Arbeiter" wie auch der „Flüchtlinge" war anfänglich krankheitsauslösend, inzwischen werden Verlustängste v. a. durch familiäre Veränderungen, hier besonders auch durch die Trennung von Kindern reaktiviert. Bei der Gruppe der „älteren einheimischen Selbständigen" beziehen sich die Verlustängste deutlich auf die wirtschaftliche Existenz. Diese Patienten sind zwar beruflich von allen die unabhängigsten, andererseits aber gerade wieder auch sehr abhängig von ihren kleinen Handwerksbetrieben und Geschäften, die meist auch Familienbetriebe sind. Einzig bei dieser Gruppe hatten wir den Eindruck, daß der Beruf gleichzeitig auch zur institutionalisierten Abwehr eines Abhängigkeits–Unabhängigkeits-Konflikts diente. Die große ortsgebundene und familiäre Abhängigkeit wurde durch die Selbständigkeit im Beruf verdeckt bzw. kompensiert. Schon bei kleineren Krisen konnte diese Abwehr labilisiert werden und die Patienten erkrankten.

Im übrigen konnten wir sonst kaum, auch nicht aus den Einzelinterviews mit den Patienten, so klassische Beispiele für institutionalisierte Abwehrformen finden, wie sie etwa Mitscherlich am Beispiel eines ulkuskranken Gastwirts beschrieben hat. Dieser Patient blieb solange gesund, wie er sich über das Betreiben der Gastwirtschaft, also auch in unabhängiger Position, die orale Versorgungsquelle sichern konnte. Als sie ihm durch ein äußeres Ereignis fortgenommen wurde, erkrankte er. Solche Beispiele fehlten in unserer Untersuchung, wie auch, wahrscheinlich durch die ländliche Region und den Status der Kassenpatienten bedingt, Ulkuskranke aus der gehobenen Mittel- und Oberschicht. Gerade bei den ehrgeizigen überkompensatorischen Ulkuskranken, die man hier öfter findet, läßt sich an Einzelbeispielen manchmal die institutionalisierte Abwehr gut belegen. Diese Patienten verschaffen sich indirekt orale Befriedigung über die sublimierte Form der Anerkennung und Gratifikation im Beruf, die natürlich besonders über leitende Positionen zufließt. Sie entwickeln dann aber ein Ulkus, wenn es zu einer Unterbrechung der oral-narzißtischen Zufuhr, zu Mißerfolgen, Kränkungen kommt.

An dieser Stelle sei ein kurzer Exkurs zur Methodik der obengenannten Untersuchung erlaubt, weil diese sicher etwas bunt zusammengewürfelt wirkt. Eine Auswahl von soziologischen Daten wurde mit Daten des Krankheitsverhaltens zusammengestellt und dann einer Faktorenanalyse unterzogen. Die rechnerisch erzeugten und dadurch etwas künstlichen Gruppen wurden dann mit Hilfe zusätzlicher Informationen aus testpsychologischen Befunden und Interviews interpretiert. Sicherlich ein etwas holpriges Verfahren, das wir aber von unserem klinisch-pragmatischen Interesse her vertreten können und das auch letztlich ganz brauchbare Einblicke gestattete. Trotzdem bleibt die Frage, ob man das nicht hätte methodisch besser machen können. Als Alternative böten sich die neueren interaktionalen Streßkonzepte

(z. B. Lazarus u. Launier 1981) an, die von hohem theoretischen Niveau sind, aber in ihrer praktischen Durchführung einen riesigen Aufwand erfordern. Dazu gehört auf der einen Seite die genaue Analyse der Arbeitssituation bezüglich möglicher Stressoren, auf der anderen Seite die ebenso genaue Analyse der Persönlichkeitsvariablen einschließlich der subjektiven Bewertung der potentiellen Streßsituationen. Ergänzend müssen die streßreduzierenden sozialen Unterstützungssysteme am Arbeitsplatz miterfaßt werden wie auch die komplementären sozialen Bezugssysteme, die selber entweder streßerzeugend oder auch streßmindernd (Udris 1982) wirken können. Gerade das Zusammenspiel von Arbeitsbelastungen/-entlastungen und familiären Belastungen/Entlastungen ließe sich anhand von solchen modernen interaktionalen Streßkonzepten vielleicht recht gut erforschen. Nach unserer Kenntnis der Literatur halten jedoch diese Ansätze in der Praxis nicht das, was sie in der Theorie versprechen. Um die Komplexität wirklich zu erfassen, müssen auch diese Ansätze auf die Einzelfalluntersuchung rekurrieren, oder sie müssen – wie wir – zugunsten einer empirischen Breite Kompromisse machen. Hinzu kommt, daß die Streßtheorie auch nicht der wissenschaftliche Hintergrund war, auf dem wir unsere Untersuchungen vorantrieben. Unser Verständnis von psychosozialer Krankheitsentstehung wie auch der Krankheitsvermeidung durch psychosoziale Abwehr entspringt einem psychoanalytischen Untersuchungsansatz. Familie und Arbeit wurden von uns daher auch nicht als 2 unabhängige, wenn auch interagierende soziale Systeme angesehen, sondern eher auf die neurotischen Objektbeziehungsmuster und die Reaktualisierung von Konflikten hin untersucht, die sich entweder in beiden Feldern gleichermaßen entfalten oder komplementär mal mehr die gelungene Abwehr, mal mehr die Konfliktseite erkennen lassen.

Bei den Untersuchungen der Paarbeziehungen der Ulkuskranken beschäftigte uns die Janusköpfigkeit des psychosozialen Arrangements weiter, indem wir uns auch hier immer die Frage stellten, ob in der Paardynamik die pathogene Konfliktquelle enthalten ist oder ob sie eher als interpersonale Abwehr der Konfliktbewältigung und der Gesunderhaltung dient. Bei der statistischen Untersuchung der Paarbeziehungsmuster mit Hilfe des Gießen-Tests kann häufiger die Verschränkung der intrapsychischen Abwehr des Ulkuskranken mit der interpersonalen Abwehr über die Paarbeziehung belegt werden. Für gemeinsame Konflikte gibt es weniger Anhaltspunkte. Zum Beispiel gelingt es vielen Ulkuskranken, Schwächegefühle, Passivität und Abhängigkeit abzuspalten und auf den Partner zu projizieren. Sie selbst erleben sich in starker Position, unabhängig, dominant, sozial resonant. Da diese Rollenverteilung auch aus der Sicht der Partner so bestätigt wird, wird deutlich, daß die psychosoziale Abwehr in Form einer komplementären Paarkollusion funktioniert. Dieser Befund wird noch dadurch verstärkt, daß bei einer Gegenstichprobe von ulkuskranken Frauen mit gesunden Ehemännern das gleiche Beziehungsmuster auftritt. Bei diesem deutlich überwiegenden Paarbeziehungsmuster bei Ulkuskranken wird somit das einfache Bild der oralen Kollusion (nach Willi 1975) von dem Ulkuskranken als hilfsbedürftigem Pflegling und dem Partner als beschützendem Pfleger nicht bestätigt. Im bewußten Erleben der Partner ist der Ulkuskranke eher der starke Haustyrann und die Partnerin die abhängige, dienende Magd. Diese Rollenumkehr ist aber nur die sichtbare Abwehrseite, de facto ist der Ulkuskranke doch derjenige, der auf enorme Zuwendung, Pflege, Aufmerksamkeit und Bewunderung angewiesen ist und oral-narzißtisch befriedigt werden muß. Das Ergebnis wird leider dadurch etwas verwässert, daß dieses Paarbeziehungsmuster nicht nur bei Ulkuspaaren vorkommt, sondern auch bei der Repräsentativstichprobe von Ehepaaren. Es entspricht einem Beziehungstyp mit ausgeprägt traditioneller Rollenteilung zwischen dominanten, sozial attraktiven Männern und gefügigen, depressiven Frauen.

Ein 2. Schönheitsfehler entsteht dadurch, daß sich die Paarbeziehungsmuster von Ulkuskranken faktorenanalytisch in 6 Gruppen aufgliedern lassen, die alle sehr unterschiedliche Profile zeigen. Dieses Ergebnis ist natürlich nicht überraschend, wenn man bedenkt, daß wir ja auch bei der individualpsychologischen Untersuchung der Ulkuskranken letztlich zu mehreren Typenbildungen gekommen sind, so daß für die Paarbeziehung auch nicht nur ein einziges spezifisches Muster zu erwarten war. Unter Vernachlässigung der detaillierten Beschreibung der 6 verschiedenen möglichen Paarbeziehungsmuster sei hier nur auf den zweithäufigsten Grundtypus hingewiesen. Dieser zeigt ein symmetrisches Paarinteraktionsmuster auf, in dem sich beide Partner übereinstimmend als durchsetzungsfähig, gesellschaftlich anerkannt, leistungsbetont, aktiv darstellen. Für die Psychodynamik des Ulkuskranken könnte das bedeuten, daß er zur Verstärkung seiner Abwehr möglichst ähnliche Partner sucht, mit denen er gemeinsam über progressive anale Autonomie die Abhängigkeitsprobleme bewältigt. Dieses Paarbeziehungsmuster ist leider aber auch nicht als ulkusspezifisch anzusehen, da es auch bei sehr vielen anderen Krankheitsgruppen vorkommt, in denen von beiden Partnern gemeinsam eine schwere Erkrankung wie Krebs, Herzinfarkt, Schizophrenie etc. verleugnet wird.

Zur Vertiefung der Erkenntnisse führten wir außerdem psychoanalytische Untersuchungen der Paarbeziehungen durch. Die Ergebnisse beziehen sich in erster Linie auf 10 eingehend untersuchte

Interviews und einen Therapieverlauf, die Erfahrungen aus den anderen Erhebungen flossen aber mit ein. Bereits bei der Marburger Studie waren cirka 60% der Partner mit zum Interview erschienen. Anläßlich der empirisch-statistischen GT-Paarerhebung, die an der Ulkuskrankenklientel eines niedergelassenen Internisten im Raum Frankfurt durchgeführt wurde, wurde ebenfalls mit den Partnern ein Gespräch geführt, das allerdings mehr explorativen Charakter hatte.

Bei der psychoanalytischen Paaruntersuchung wiederholte sich das Spezifitätsproblem zunächst in gleicher Weise wie bei der Einzeluntersuchung. Jedes Paar erschien anders, nach eingehenderer Untersuchung und Supervision ließen sich dann aber doch überwiegende Gemeinsamkeiten herausarbeiten. Bei 5 oder 10 Paaren konnte man unter Beschränkung auf den wesentlichen Konflikt eine orale Kollusion zugrunde legen, d. h. beide Partner zeigten Konflikte auf der oralen Ebene, unterschieden sich nur durch die regressive bzw. progressive Form der Abwehr, die komplementär im Paarsystem aufgeteilt war. Bei 2 weiteren Paaren war ebenfalls die orale Konfliktebene gemeinsam, beide Partner wehrten aber jeweils anal-progressiv ab, so daß man dort von einer symmetrischen Kollusion sprechen konnte. Bei einem Paar lag die Konfliktebene beim ulkuskranken Mann auf der oralen, bei der Partnerin auf der ödipalen Ebene, sie waren aber durch das gemeinsame anale Abwehrniveau verbunden. Bei 2 weiteren Paaren ließen sich schließlich weder die Konfliktebenen noch die Abwehrebenen der Partner einander zuordnen, so daß man dort auch nicht von einem psychosozialen Abwehrmodus sprechen konnte. Aus diesen Zahlenverhältnissen, wie auch übrigens aus denen der prozentualen Verteilung auf die Typen in der GT-Untersuchung, läßt sich natürlich überhaupt nicht auf irgendeine Repräsentativität schließen. Interessant ist aber doch der Befund, daß in beiden Untersuchungen die komplementäre Paarbeziehung überwiegt und daß diese Form offenbar die stabilere psychosoziale Abwehr darstellt. Jedenfalls liegen bei diesen Paaren die Anhaltspunkte für pathogene Konfliktquellen deutlich im Arbeitsbereich und nicht in der Paarbeziehung selbst. Tendenziell umgekehrt liegen die Verhältnisse bei den symmetrischen Paaren, die leicht in eine konkurrierende Kampfehe übergehen und damit konfliktträchtig sind, oder noch deutlicher bei den Paaren, die gar nicht durch eine psychosoziale gemeinsame Abwehr aufeinander bezogen sind, was man an sich schon als Symptom einer Beziehungsstörung verstehen könnte.

Noch einen tieferen Einblick in die interpersonalen Abwehrprozesse gestattete der beschriebene Therapieverlauf. Die Oralität der Beziehung imponierte dort weniger durch Triebaspekte als durch die

Abwehrmodi der oralen Entwicklungsphase: Introjektion, Projektion und Spaltung. Wenn man die wechselseitigen Übertragungen nach strukturellen Aspekten resümiert, agierte der Ehemann in dieser Paarbeziehung das Böse (Es), als Selbstanteil wie auch den auf ihn projizierten Anteil seiner Frau, die ihn zum „Angeklagten" machte. Umgekehrt wurde das Über-Ich von der Ehefrau agiert, in einer Weise wie es ihrem archaischen Über-Ich entsprach und wie es vom Ehemann externalisiert und auf sie als „Staatsanwalt" projiziert wurde. Auf diese Weise erfuhr der Ehemann eine Über-Ich-Stütze, Kontrolle und Eingrenzung seiner ausgelebten Triebhaftigkeit. Für die Ehefrau war von Vorteil, daß sie vor ihrem archaischen Über-Ich bestehen konnte, wenn das Böse nicht mehr in ihr selbst, sondern in ihrem Ehemann dingfest gemacht werden konnte. Wurde diese gemeinsame Abwehr labilisiert, reagierte die Patientin prompt mit Magenschmerzen.

Diese Beschreibung einer Paartherapie zeigt an einem Einzelbeispiel auf, wie schwerwiegend die Psychopathologie bei Patienten mit einem Ulkus sein kann. Bestenfalls repräsentiert dies aber nur einen bestimmten Patiententypus – hier am ehesten die „soziopathischen" Ulkuskranken – sollte also nicht als Prototyp für die Ulkuskrankheit schlechthin mißverstanden werden. Wichtig zu erwähnen bleibt, daß in diesem einen Beitrag der Zugang zum Verständnis der Paardynamik über die Theorie und Technik von Melanie Klein gewählt wurde. Dies schien uns deshalb besonders verdienstvoll, weil die Theorie Kleins, gerade in jüngster Zeit auch in Deutschland wieder an Bedeutung gewonnen hat und zum Verständnis früher Störungen fast unentbehrlich geworden ist. Konsequenterweise wurden daher andere theoretische Modelle in dieser Arbeit nicht herangezogen (etwa familiensystemische oder Kernbergs Konzept der Borderlinepersönlichkeitsorganisation).

Wie ulkuskranke *Kinder* in die interpersonale Abwehr einbezogen werden können, sollen schließlich die beiden aufgeführten Kasuistiken zeigen. Diese beiden Fallgeschichten steuern ebenfalls erhebliche Einsichten zur Frage der psychosomatischen Fixierung bei. Symptomatisch reichen sie von der Säuglingsdyspepsie über die Dreimonatskoliken, Nabelkoliken und morgendliches Erbrechen bis zur familiären Symptomtradition mit Eßstörungen, oraler Atmosphäre und Eßritualen. Psychodynamisch betreffen sie ebenso orale Frustration bzw. Verwöhnung wie wiederholte Trennungssituationen mit fehlendem Angstschutz und Aggressionshemmungen in symbiotischen Mutter-Kind-Beziehungen. Die langen Katamnesen ermöglichen darüber hinaus, die Entwicklung bestimmter Charakterhaltungen besser zu verstehen und die typischen konflikthaften Wiederholungssituationen im sozialen Feld zu erkennen, die jedesmal zur Krise und zu einem Rückgriff auf den psychosomatischen Lösungsmodus, die Ulkuserkrankung führen.

Behandlung und Prognose

Abschließend möchten wir uns mit den Fragen der Behandelbarkeit und der Prognose von Ulkuskranken auseinandersetzen. Beginnen möchten wir mit Überlegungen zur Prognose der Krankheit nach einer Operation. Bei der Frage, wie erfolgreich die Operation – Vagotomie mit Pyloroplastik – bei der Ulkuskrankheit ist, müssen einige Überlegungen vorangestellt werden. Die Ulkuskrankheit ist etwas anderes als ein florides Ulkus und etwas anderes als chronisch rezidivierende Ulzera. Sie umfaßt eine ganze Palette von abgestuften Beschwerden an deren Ende erst das Ulkus steht. Selbst wenn man nur die rein körperliche Symptomatik betrachtet, so besteht ein florides Ulkus ja immer nur für eine kurze Zeit, heilt wieder ab und tritt bei der chronischen Ulkuskrankheit auch nur zeitweilig auf. Zwischen, vor und nach den Ulkusschüben ist der Patient aber keineswegs völlig beschwerdefrei, sondern leidet unter Druck und Völlegefühl, Sodbrennen, Aufstoßen, gelegentlichen Schmerzen und manchmal auch Erbrechen.

Die von uns untersuchten Patienten waren zudem chronisch Ulkuskranke, also Patienten, die z.T. ein Jahrzehnt und mehr unter ihrer Krankheit litten. Das gesamte physiologische Gefüge des Magen-Darm-Traktes dieser Patienten, ihre Schmerz- und Unwohlseinstoleranz und ihre Eßgewohnheiten waren also in aller Regel dauerhaft verändert und auf die Krankheit eingependelt.

Das erklärte Ziel der Operation ist es, Rezidivulzera zu verhindern. Bei den Nachuntersuchungen der Chirurgen ist daher die Hauptfrage: Kam es zu einem Rezidiv oder nicht? Für die quantifizierende Einschätzung des Operationserfolgs wird die Beurteilung nach Visick (1948) verwandt. Hier muß man sich in Erinnerung rufen, daß die Beurteilung „sehr gut" heißt: Keine Beschwerden, außer Völlegefühl nach großen Mahlzeiten; die Beurteilung „gut" heißt: Keine Schmerzen, aber milde, gelegentlich auftretende Beschwerden, die durch Ausruhen, kleinere Mahlzeiten und Vermeiden gewisser Nahrungsmittel vermeidbar sind. Also: In der chirurgischen Nachuntersuchungsbeurteilung des Operationserfolges wird bereits eingeräumt, daß eine Heilung der Ulkuskrankheit nicht möglich ist. Geringe Beschwerden werden auch der Gruppe sehr gut und mehr noch mit dem Urteil gut zugesprochen. Diese Beurteilung

Visicks basiert auf langer chirurgischer Erfahrung und bewegt sich auf einem realistischen Boden, wenn sie einräumt, daß eine völlige Beschwerdefreiheit bei chronisch Ulkuskranken eben nicht mehr zu erreichen ist.

Vor diesem Hintergrund nun gilt es den Erfolg der Chirurgie bei Behandlung des Ulkusleidens aus unserer Sicht zu interpretieren. Auf eine Kurzformel gebracht, könnte man vorwegnehmend sagen, die Operation ist durchaus erfolgreich, was die Verhinderung von Rezidivulzera anbelangt, leistet aber nicht mehr als andere Methoden bei der Behandlung der Ulkuskrankheit im weiteren Sinne. Obwohl in unserer Stichprobe auch das nicht ganz zutrifft – 21% der Patienten hatten ein organisch gesichertes Rezidivulkus nach der Operation und nur noch etwa die Hälfte einer nach chirurgischen Kriterien ausreichende Säurereduktion! – muß man einräumen, daß in anderen Stichproben die Rezidivquote wesentlich niedriger liegt.

Bei der subjektiven retrospektiven Einschätzung der Operationserfolges geben cirka 80% der Patienten das Endergebnis mit gut oder sehr gut an (was ja bedeutet, daß sie zwar gebessert, nicht aber symptomfrei sind). Das entspricht etwa auch dem Ergebnis von Rautenberg u. Sostmann (1957), die ebenfalls einen durchschnittlich 80 %igen Erfolg nach Magenoperationen (allerdings keine Vagotomien, sondern klassische Operationen nach Billroth) fanden, was die Magensymptomatik betrifft, deren Ergebnis aber erheblich geschmälert wurde durch eine relativ große Invaliditätsrate. Nach einer unbestechlicheren Methode, nämlich dem vor und nach der Operation vorgelegten Gießener Beschwerdebogen sind es nur 64%, die weniger Magenbeschwerden angeben als vor der Operation, 30% klagen jedoch über mehr Magenbeschwerden als vorher. Zu einem ähnlichen Ergebnis kommt Köhle (1982), der, wenn man seine Ergebnisse etwas vereinfachend zusammenfaßt über etwa 1/3 gebesserte, 1/3 unveränderte Patienten nach Vagotomie berichtet und bei 1/3 der Patienten postoperative Verschlechterungen feststellt.

Im statistischen Mittel haben die Magenbeschwerden signifikant abgenommen. Andererseits bleibt festzuhalten, daß sich die operierten Patienten gegenüber der Normalbevölkerung immer noch in Beschwerden aus dem Magen-Darm-Trakt unterscheiden, so wie das auch bereits vor der Operation war.

Trotzdem kann man mit diesen körperbezogenen Daten unserer Nachuntersuchung durchaus zufrieden sein, wenn man bedenkt, daß es sich um chronisch Ulkuskranke handelte, die ja zu den prognostisch ungünstigsten Fällen zählen.

Als Exkurs möchten wir hier einige Überlegungen einschieben, die die sog. *Symptomheilung* betreffen. Kam die rein symptomatische

Therapie in ihrer Bewertung i. allg. bisher schlecht weg, so hat sich hierzu inzwischen doch eine beträchtliche Meinungsänderung ergeben. Von dem Vorwurf gerade der Verhaltenstherapie gegenüber, sie behandle nur ein Symptom, mußte man inzwischen ziemlich Abstand nehmen, weil sich zeigte, daß, wenn erst einmal ein Symptom beseitigt war, oft dadurch auch vieles andere in Bewegung gesetzt wurde und der Weg für eine eigentliche Besserung bzw.Heilung geebnet werden konnte. Aus der Kinderpsychotherapie weiß man, daß es oft schon reicht, den Sekundärgewinn eines bestimmten Symptoms zu nehmen und damit gleichzeitig eine Entwicklungshürde herabzusetzen, die dann von Kindern oft ganz leicht und von allein genommen werden kann. Sogenannte paradoxe Interventionen und Symptomverschreibungen sind manchmal in der Lage, pathologische Interaktionsmuster rasch aufzulösen. Die ganzen systemischen Therapieansätze beruhen mit darauf, den Circulus vitiosus zwischen Krankheit und Umgebung an einer Stelle zu unterbrechen. Der frühere Satz von Eysenck (1960), daß es keine Neurosen, sondern nur Symptome gebe, enthält nach wie vor nur die halbe Wahrheit, aber sie gibt für den Operationserfolg 2 Denkmöglichkeiten frei. War das Ulcus duodeni von Anfang an (oder inzwischen nur noch) ein überwiegend somatisches Symptom – und keine psychosomatische Krankheit – so ist der Erfolg der chirurgischen Behandlung erklärt. War das Ulcus duodeni jedoch Symptom einer psychosomatischen Krankheit, die erhebliche psychische und soziale Anteile neben den somatischen einschloß, so kann trotzdem die lokale Behandlung des Symptoms weitergehende Wirkungen gezeitigt haben. Meyer (1987) denkt hierbei z. B. an das Wegfallen des „Krankheitsverlusts“, also der vielen krankheitsbedingten Einschränkungen, oder erinnert daran, daß „nichts so viel Erfolg hat wie der Erfolg“, was er wissenschaftlich so formuliert: Symptombesserung führt zu assoziierten Besserungen im psychosozialen Bereich.

Insofern würden wir heute auch nicht mehr den chirurgischen Eingriff am „Erfolgsorgan“ eines seelischen Konflikts nur als bloßes Kurieren am Symptom bewerten, sondern gehen eher davon aus, daß die Operation außer ihrem chirurgischen Effekt eben auch eine Hilfestellung zur psychischen und sozialen Neuorientierung geben kann. Jedenfalls hat sich für die meisten Patienten mit der Besserung der Magensymptomatik auch ihre psychische und soziale Struktur verbessert.

Natürlich bleiben hier Fragen offen, z. B. die, ob die größere Arbeitszufriedenheit, die sich möglicherweise zufällig durch äußere Veränderungen (oder Reaktionen?) ergeben hat, mit dem Ärger auch die Magenbeschwerden hat verschwinden lassen, oder ob die durch die Operation herbeigeführte Beschwerdefreiheit den psychischen Zustand der Patienten so gebessert hat, daß sie sich selbst beruflich eine befriedigendere Situation verschaffen konnten. Wir haben zwar korrelationsstatistische Verknüpfungen zwischen Operationserfolg und beruflicher Verbesserung, können aber über den kausalen Zusammenhang leider wenig sagen. Auch können wir über die unbewußte psychodynamische Wirkung der Operation und ihre Bedeutung für das Gesundwerden der Patienten nichts Konkretes aussagen, da wir dazu durch die Art des Untersuchungssettings nicht genügend Gelegenheit hatten und es kaum zu längerfristigen Nachbetreuungen kam. Wir gehen jedenfalls davon aus, daß dem Gesamtkomplex Operation doch eine andere psychische Bedeutung zukommt – für den Patienten wie für seine Umgebung – als z. B. der reinen Medikamentengabe. Dies erwähnen wir hier deshalb, weil die Vagotomie, die an unseren Patienten noch durchgeführt wurde, wahrscheinlich inzwischen chemisch durch Cimetidin oder andere Präparate ersetzt werden kann. Es liegen inzwischen eine Reihe von Untersuchungen vor, die nachweisen, daß die moderne Pharmakotherapie des Ulkus (Cimetidin und Folgepräparate) den eigentlichen Krankheitsverlauf nicht beeinflussen. Nach Absetzen des Medikaments setzt die alte Dynamik und der ursprüngliche Krankheitsverlauf wieder ein (Halter 1982).

Wenn wir nun zu der Erfolgsbeurteilung zurückkehren, müssen wir natürlich andere gleichzeitige Veränderungen auch im negativen Sinn beachten, d. h. wir müssen uns fragen, wie es erstens mit anderen Körperkrankheiten nach der Operation steht, wie es zweitens mit der sozialen und beruflichen Entwicklung und drittens mit der psychischen Veränderung nach der Operation steht. Diese Fragen nach dem Symptom*wandel* bzw. *-wechsel* haben mit der Operation natürlich nur bedingt etwas zu tun. Bei allen Behandlungsmethoden, v. a. der besonders erfolgreichen modernen medikamentösen Therapie, wäre diesen Fragen nachzugehen. Da wir unsere Langzeitstudie an operierten Patienten vorgenommen haben, können wir auch nur dazu etwas sagen. Bezüglich anderer Organsysteme, v. a. bei Herz- und Gliederschmerzen, ergab sich eine Tendenz zur Zunahme der Beschwerden. Bloße Mittelwertbetrachtungen führen hier aber nicht viel weiter. Es zeigte sich nämlich auch, daß weniger Magenbeschwerden mit weniger Beschwerden bei anderen Organsystemen statistisch signifikant korrelierten. Ebenso fand sich aber auch eine besonders große Gruppe von Patienten (etwa 1/3 der Stichprobe), die weniger Magenbeschwerden, aber mehr Gliederschmerzen angaben.

Aus diesem Befund kann man sowohl eine Bestätigung für den vielerorts vermuteten Syndromshift herauslesen (Szasz 1949; Browning u. Houseworth 1953; Zauner 1967; Cremerius 1968), aber auch eine Bestätigung dafür finden, daß Patienten, denen die Operation bezüglich des Magens hilft, sich auch sonst besser fühlen. Beide Aussagen sind pauschal so sicher falsch. Wir meinen, daß durch eine Operation bei je unterschiedlichen Patienten auch unterschiedliche Entwicklungen angestoßen werden. Dazu gehören mindestens 3 Patiententypen: Solche, die eine allgemeine Besserung erfahren, solche mit Syndromshift und die „Operationsversager", denen es dann auch allgemein schlechter geht. Wir konnten nachweisen, daß für diese unterschiedlichen postoperativen Entwicklungen bereits präoperativ vorliegende psychische, somatische und soziale Parameter entscheidend sind. Wir fanden, daß Patienten mit einer stabilen Abwehr ihrer oral-narzißtischen Bedürfnisse bei einer gleichzeitigen Flexibilität in der Organwahl eine bessere Prognose hatten als Patienten mit einer schwachen Abwehr, die ihrem Konfliktpotential mehr „ausgeliefert" und auf den Magen als Zielorgan fixiert sind.

Damit wird die nächste Frage nach der sozialen Perspektive und der beruflichen Entwicklung angeschnitten. Aus einer Untersuchung von Schwidder (1961) geht hervor, daß Ulkuskranke überzufällig häufig einen Berufsweg nehmen, der nicht in ihrem Plan und ihrer Absicht liegt; sie sind beruflich also häufig unglücklich und unzufrieden (Schwidder 1961). Auch der von Zander (1978) beobachtete „Neidärger", den er als zentrales Phänomen für die Ulkuskrankheit annimmt, bezieht sich meist auf materiellen Besitz und Geltung, beispielsweise im Beruf. Unsere eigenen Beobachtungen legen nahe, daß ein günstiger Verlauf der Ulkuskrankheit nach der Operation sehr eng mit einer tatsächlichen sowie erlebnismäßigen Verbesserung der Berufssituation verbunden ist. In unserer Stichprobe konnten sich 30% beruflich verbessern, während 23% eine beruflichen Abstieg erlebten. Zwischen diesen beruflichen Daten und der Erfolgsbeurteilung der Operation gab es einen statistisch eindeutigen Zusammenhang: Patienten, die sich beruflich besser standen und mit ihrer Arbeit zufriedener waren, gaben ein großeres Ausmaß an körperlicher Besserung an und umgekehrt. Was hier Ursache und was hier Wirkung ist, braucht und kann wohl auch nicht entschieden werden. Unzweifelhaft ist aber, daß der postoperative Verlauf eng mit der beruflichen Situation verknüpft ist, ein anfänglicher Operationserfolg kann um so eher über die Zeit aufrecht erhalten werden, je mehr ein Patient in der Lage ist, seine Berufssituation zufriedenstellend zu gestalten.

Die 3. Frage, wie die psychische Entwicklung nach der Operation ist, soll hier nur kurz gestreift werden. Eine von anderen Autoren häufig angegebene Verschlechterung konnten wir so nicht finden. Im Gießen-Test ergab sich im Mittel keinerlei Veränderung für die innere

Verfassung, das Selbstkonzept und die Umweltbeziehungen der Patienten. Dies bedeutet allerdings auch, daß die neurotische Struktur der Patienten unverändert geblieben war. Eine Unterscheidung zur Normalbevölkerung war auf den ulkustypischen Items nach wie vor feststellbar. Obwohl postoperativ viel Bewegung bei den Beschwerden und der sozialen Situation erfolgt war, ist die innere psychische Struktur der Patienten unverändert. Dies ist insofern wichtig, als damit die unterschiedlichen Ulkustypen für die Prognose von Bedeutung sind (s. unten).

Zum Syndromwechsel seien an dieser Stelle noch ein paar allgemeine Bemerkungen erlaubt. Man muß den *Syndromwechsel* mit der gleichen kritischen Schärfe betrachten (s. Ermann et al. 1987), die auch bei der Erfolgsbeurteilung angelegt wird. Die neu hinzugekommenen Symptome müßten nicht nur in etwa der Schwere des Krankheitsbildes vorher entsprechen, sie müßten auch in einem spezifisch psychodynamischen Zusammenhang mit den alten krankheitsauslösenden Konflikten stehen. Andernfalls sind es eben neu hinzugekommene Symptome, die sich aufgrund von Alter, Verschleißerscheinungen, neuer lebensphasentypischer Konflikte etc. an entsprechend anderen Organen manifestieren. Einen körperlichen Symdromshift würden wir z. B. bei den postoperativ vermehrt auftretenden Muskel- und Gliederschmerzen dann postulieren, wenn sich Anhaltspunkte dafür ergeben, daß die alten Aggressionskonflikte unverändert bestehen, sich jetzt aber einen neuen Ausdruck verschafft haben. Bei unveränderter psychosozialer Lage könnte man auch die vorzeitige Berentung oder auch den Alkoholismus bei Magenkrankheiten als Verschiebung von der somatisierenden zur psychosozialen Konfliktlösung einstufen. Um einen echten Syndromshift handelt es sich aber nur dann, wenn beides vor der Operation nicht bestanden hat und die Patienten nach der Operation keine Magenbeschwerden mehr haben. Alkoholismus besteht oft bei denselben Patienten auch schon vorher, und die Berentung erfolgt oft wegen weiterbestehender postoperativer Magenbeschwerden, so daß man hier auf große Schwierigkeiten bei der Bewertung des Symptomwandels bzw. -wechsels stößt.

Als weiteres wichtiges postoperatives Syndrom ist der allgemeine Erschöpfungszustand mancher Patienten zu diskutieren. Hierbei handelt es sich um ein psychovegetatives Syndrom mit Schlafstörungen, vegetativen kardiovaskulären Beschwerden und depressiver Symptomatik. Zauner (1967) fand bei einer gründlichen Nachuntersuchung an *Operationsversagern* gerade dieses Erschöpfungssyndrom mit Invalität als gemeinsamen Nenner. Dabei stellte er aber auch gleichzeitig fest, daß es eher unerheblich war, ob die Magensymptomatik persistierte oder nicht, andere körperliche Beschwerden zusätzlich vorhanden waren oder nicht, die psychische Stimmungslage gereizt oder resignativ war. Er schätzte daher diese Veränderungen nicht als Symptomwechsel ein, sondern sah darin die Wirkung einer psychischen Strukturveränderung durch den operativen Eingriff, durch den die bisher über die Magenkrankheit aufgebaute psychische Abwehrorganisation labilisiert wird und der die bisher larvierte Depression offen zutage treten läßt. Dies stimmt zwar sehr mit unserer Auffassung von psychosomatischer Krankheit als einer Anpassungsleistung (Overbeck 1984) überein, wir neigen aber aufgrund unserer präoperativen Untersuchung zu der Annahme, daß bestimmte schon vorher bestehende Persönlichkeitsstrukturen einen Operationserfolg im weiteren Sinne auch eher unwahrscheinlich machen. Werten wir unsere Erfahrungen ad personam aus, zeigt sich, daß die von uns erarbeitete Gruppeneinteilung nicht nur l'art pour l'art ist, sondern Anhaltspunkte für die Zuordnung der Operationsversager bietet. Jedenfalls finden sich die meisten in den psychologischen Gruppen der oral-passiven und soziopathischen Patienten und in den soziologischen Gruppen der „abwärtsmobilen Aussiedler" und den „mittleren Führungspositionen". Unter *prädiktiven* Gesichtspunkten könnte man zusammenfassen, daß die früh fixierten Patienten mit unreifer Ich-Struktur und/oder den konfliktträchtigsten sozialen Situationen mit großer Wahrscheinlichkeit immer zu den sog. Operationsversagern gehören werden. So wenig erfolgversprechend uns die Operation für diese Patienten einerseits erscheint, so wenig sind sie andererseits nach unserer Erfahrung von ihrem Entschluß zur Operation abzubringen. Sie erwarten Hilfe von außen, wie die „Aussiedler", sie erwarten sie passiv von der Operation oder von einer Rente. Von diesen Patienten sahen wir 3 später ausführlich zu Rentenbegutachtungen wieder. Diese Patienten waren so Ich-schwach, daß sie sich aus ihrer schlechten sozialen und psychischen Situation selbst nicht befreien konnten. Auch der Alkoholismus spielte dabei eine große Rolle. Wenn er in unserer Untersuchung nicht so in Erscheinung trat wie etwa in der von Zauner (1967), hängt das sicher einmal mit der präoperativen günstigeren Selektion unserer Patienten zusammen, beruht teils aber auch wohl auf einer Verleugnung des Alkoholproblems. Wenn wir Hinweise erhielten, dann nur von Dritten, wie den Ehefrauen oder den Ärzten. Einen so klassischen Syndromwechsel wie ihn Wesiak et al. (1986) bei ihrem postoperativ „prächtig erholten Patienten" beschreiben, der nun Alkoholiker geworden war, fanden wir aber nicht. Teils gab es schon vor der Operation Anhaltspunkte für einen gewissen Alkoholismus, teils bestand nach der Operation der Alkoholismus neben vielen anderen Beschwerden. Daß der Alkoholismus bei Ulkuskranken insgesamt ein sehr ernstzunehmendes Problem darstellt, wird noch dadurch unterstrichen, daß seine Spätfolge, die Leberzirrhose, erheblich zu ihrer erhöhten Mortalität beiträgt (Knop u. Fischer 1981).

Wenn wir uns abschließend der Frage zuwenden, welche *Rolle der Psychotherapie* bei Ulkuskranken zufallen könnte, so müssen wir das auf dem Hintergrund der Gesamtprognose des Ulcus duodeni entwikkeln. Die Ulkuskrankheit ist eine sehr häufige und spezifisch menschliche (Jores 1970) Erkrankung. Man schätzt, daß etwa 12% der männlichen und 8% der weiblichen Bevölkerung in westlichen Industriestaaten einmal in ihrem Leben an einem Magengeschwür erkranken. Bei ungefähr 50% kommt es nach Ablauf eines Jahres erneut zu einem Rezidiv, nur 30% der Ulkusträger entwickeln eine chronische Ulkuskrankheit mit häufigeren Krankheitsschüben (Holtermüller 1982). Das heißt, bei 2/3 der Patienten könnte man von Spontanheilungen sprechen. In dieser Hinsicht sehen wir uns noch nachträglich berechtigt, den Typ des „psychisch gesunden Ulkuskranken" eingeführt zu haben, da er offenbar den weitaus häufigsten Fall darstellt. Wir verstehen darunter Patienten mit relativ geringfügiger Persönlichkeitsstörung und einer gewissen Magendisposition, die unter massiver (spezifischer oder unspezifischer) psychosozialer Belastung resomatisieren, was wir als eine normale menschliche Reaktion ansehen.

Wenn wir entlang der „Ergänzungsreihe" von Freud weitergehen (Freud 1912), geraten die Patienten in den Blickpunkt, bei denen die traumatische Situation weniger schwer, aber die neurotische Persönlichkeitsstörung gravierender ist. Darunter fallen wahrscheinlich jene chronisch Ulkuskranken, bei denen nach längerer konservativer Behandlung die Ulkuskrankheit doch irgendwann ausheilt. Fry (1964) fand z. B. bei den leider sehr wenigen Untersuchungen über Spontanverläufe und Langzeitverläufe unter konservativer Behandlung, daß die Symptome bei Ulkuskranken in der Allgemeinpraxis 8 Jahre nach Diagnosestellung ihren Höhepunkt erreichten, aber durchschnittlich auch bei üblicher konservativer Behandlung nach 10 Jahren verschwanden. Von stationären internistischen Patienten berichteten Greibe et al. (1977), daß nach 13 Jahren nurmehr die Hälfte noch Symptome hatte. Eine erste Ursache für diese späten Spontanheilungen dürfte darin zu sehen sein, daß spezifische, zur Ulkuskrankheit disponierende psychosoziale Konfliktbereitschaften keine lebenslang begleitenden Konstanten sind (Bräutigam u. Christian 1973), sondern nur in bestimmten Lebensphasen besonders herausgefordert werden und es auch nur in solchen Schwellensituationen (Köhle 1982) zu krankhaften Erscheinungen kommt. Sind solche Lebenszyklen durchlaufen, verschwinden auch die Beschwerden. Die 2. Ursache für die Spontanheilungen, ob sie nun nach kürzerer oder längerer Krankheit eintreten, mag in der vorteilhaften Veränderung des psychosozialen Arrangements liegen. Viele Patienten vermögen nach einiger Zeit ihre familiäre oder berufliche Situation offenbar doch so zu gestalten, daß sie nicht mehr krank werden. Das mag manchmal die 2. Frau sein, die als „Krankenschwester" die Bedürfnisse des Patienten besser befriedigt, es kann auch eine günstige berufliche Veränderung sein, durch die sich der „Neid-Ärger-Komplex" erledigt. Was wir über diese Patienten wissen, ist der Natur der Sache nach sehr wenig, da wir sie nicht zu Gesicht bekommen. Es ergibt sich nur zufällig einmal retrospektiv, z. B. anläßlich einzelner psychotherapeutischer Behandlungen, die wegen anderer Erkrankungen aufgesucht wurden. Was in diesen veränderten psychosozialen Arrangements bei Spontanheilungen pathologisch ist, was gelungene Ich-Leistung, ist oft kaum zu beurteilen, entscheidender ist es vielleicht auch, wenn die Patienten einigermaßen zufrieden und körperlich gesund sind.

Die eigentliche Crux sind jene chronischen Patienten, die nicht genügend Selbstheilungspotential entwickeln können und schließlich nach jahrelangen Verläufen vom Internisten zum Chirurgen mit der Frage der relativen Operationsindikation geschickt werden. Die Chirurgen operieren diese Patienten nicht besonders gern, weil sie feststellten (Pascal et al. 1966), daß bei solchen Patienten nur 60% der Operierten zufriedenstellende Ergebnisse aufwiesen, während sie bei Patienten, die wegen akuter Blutungen, Perforationen oder Obstruktionen operiert wurden, auf eine Erfolgsquote von über 90% kamen. Immerhin können die Chirurgen damit noch einem beträchtlichen Teil dieser schwierigsten Patienten helfen, auch wenn wir in Rechnung stellen, daß dieser Therapieeffekt nicht nur ein rein chirurgischer ist.

Leider gibt es keine prospektiven Untersuchungen an einer repräsentativen Stichprobe, die eine genaue Gesamtprognose über den Verlauf der Ulkuskrankheit erlaubte, und die obengenannten Zahlen über Spontanremissionen und Behandlungserfolge beziehen sich auf sehr unterschiedlich günstige Patientenselektionen beim Hausarzt, bei der stationären internistischen und der chirurgischen Behandlung, so daß hieraus keine direkten Rückschlüsse auf die prozentuale Verteilung gezogen werden können. Man kann aber doch wohl, freilich etwas über den Daumen gepeilt, sagen, daß gemessen an der Gesamthäufigkeit des Ulcus duodeni, der Prozentsatz von Ulkuskranken, dem nicht mit klassischen internistischen und chirurgischen Methoden geholfen werden kann oder der nicht den Weg zur „Gesundung" aus eigener Kraft findet, sehr gering ist.

Sind diese therapieresistenten Patienten nun für die Psychotherapie bestimmt? Wir meinen, eher nein! Nach unserer Erfahrung können wir diesen Patienten auch nicht mehr helfen, weil bei fast allen zu der Chronifizierung eine rentenneurotische Entwicklung oder eine alkoholische Sucht hinzugekommen ist. Bessere Chancen für psychotherapeutische Interventionsmöglichkeiten würden wir zu einem früheren Zeitpunkt in der Patientenkarriere sehen. Jedenfalls resultierten in unserer Untersuchung beispielsweise die einzigen Psychotherapiekontakte aus der präoperativen Situation, bei den beiden Nachuntersuchungen ergaben sich keine neuen. Das Beratungsangebot, das wir in dieser Studie 64 Patienten machten, nahmen allerdings lediglich 4 Patienten wahr, die sich dann alternativ nicht operieren ließen. Diese schmale „Ausbeute" führten wir darauf zurück, daß die meisten die psychosomatische Untersuchung bei uns nur eben so mitmachten, so wie sie andere präoperative Untersuchungen auch über sich ergehen ließen und weil die Chirurgen, die sie verständlicherweise als die wichtigsten Bezugspartner ansahen, auf sie einen sanften Druck ausübten. Wir gewannen den Eindruck, daß Ulkuskranke überhaupt fast nur im Zusammenhang mit wissenschaftlichen Untersuchungen kommen, oder wenn sie von psychosomatisch sehr interessierten, oft jüngeren Ärzten geschickt werden. Auch Biebl et al. stellten fest, daß von 47 Patienten, die zu ihrer psychosomatischen Untersuchung erschienen, keiner vorher daran gedacht hatte, wegen der Ulkuskrankheit zu einem Psychotherapeuten zu gehen. Das deckt sich ziemlich genau mit unserer Erfahrung, daß Patienten mit Magengeschwüren von sich aus nur äußerst selten psychosomatisch-psychotherapeutische Einrichtungen frequentieren. So erklärt sich die verschwindend kleine Zahl von Ulkuskranken in der normalen Klientel der Psychosomatischen Universitätsklinik Gießen wie auch in der Abteilung für Psychotherapie und Psychosomatik der Universität Frankfurt, wo sie jeweils weniger als 1% der Inanspruchnahmepopulation ausmachen. Bei einer Stichprobenumfrage unter uns bekannten Psychotherapeuten in Frankfurt, Gießen und Marburg, die allerdings nicht systematisch durchgeführt wurde, gewannen wir zusätzlich den Eindruck, daß Magengeschwürpatienten nur selten in Behandlung genommen werden, und wenn, dann nicht primär wegen chronischer Magengeschwüre, sondern wegen depressiver Verstimmungen und anderer psychischer Störungen. Das Ulkus rangierte dabei fast immer nur als beinahe zufälliger Nebenbefund oder hatte lediglich anamnestische Bedeutung. Die Seltenheit psychotherapeutischer Behandlung stellten auch v. Rad u. Senf (1986, S. 374) fest, als sie schrieben: „Es ist erstaunlich, wie wenig Literatur – nur 3 Arbeiten über insgesamt 51 Patienten – zur Psychotherapie einer der ‚klassischen' psychosomatischen Erkrankungen vorliegt, von der man geradezu sagen kann, sie sei aus der Psychotherapieforschung wieder ausgewandert." Sie zitieren die Arbeiten von Nemiah (1971), Orgel (1958) und Rohrmeier (1982). Wir haben zwar noch 3 weitere Arbeiten ausgegraben (s. unten), aber das ist dann auch wirklich alles.

Schauen wir uns die Psychotherapieergebnisse an! Luborsky u. Singer (1975) fanden, daß eine Untersuchung von Shappel u. Stevenson zwar einen positiven Unterschied für die Patienten erbrachte, die mit klassischer Medikation und zusätzlicher Gruppentherapie behandelt worden waren (gegenüber einer Gruppe von Patienten, die nur die klassische Medikation erhielten), daß diese Studie aber methodisch unzulänglich war. Eine weitere Arbeit von Glan (zit. nach Luborsky), bei der klassisch-konservativ behandelte Patienten mit psychotherapeutisch behandelten Patienten verglichen wurden, erfüllte zwar die methodischen Ansprüche, es gab aber keine Unterschiede. Sjödin (1983) berichtete, daß zwar eine üblich medizinisch behandelte Gruppe gegenüber der Gruppe, die zusätzlich noch eine Psychotherapie von insgesamt 20 Sitzungen erhielt, schlechtere Ergebnisse zeigte, aber insgesamt lagen die Besserungen nur bei 42% in der Therapiegruppe und bei 28% in der Kontrollgruppe. Die von Rohrmeier (1982) angegebenen 55–82% Besserungen liegen zwar deutlich höher, beziehen sich aber, wie v. Rad u. Senf (1986) feststellten, auf ein kleines, prognostisch sehr günstiges Kollektiv. Bei Orgel (1958) brechen 50% der Patienten die Therapie erst einmal ab, für die verbliebenen 10 klassisch-analytisch behandelten Patienten gibt er dann aber bei einer Katamnese von immerhin 10 Jahren eine komplette, d. h. symptomatische und strukturelle Heilung an. Bei Ulkuskranken, die eine langjährige Analyse machen, kann man aber mit Sicherheit ebenfalls von einer besonders positiven Selektion sprechen. Zusammengefaßt fällt also die psychotherapeutische Nutzanwendung bei der Ulkuskrankheit kraß ab gegenüber dem riesigen psychodiagnostischen Aufwand und den fundierten psychophysiologischen Erkenntnissen bei dieser Krankheit.

Wenn wir nach *Begründungen* suchen für die Seltenheit von Ulkuskranken in psychotherapeutischen Behandlungen und deren mäßige Erfolge, so könnte man pointiert sagen: „Die für eine Psychotherapie geeigneten Ulkuskranken kommen nicht, und die Patienten, denen Internisten und Chirurgen nicht helfen konnten, sind auch nicht für psychotherapeutische Methoden zugänglich!" Warum das so ist, darauf wollen wir hier noch kurz eingehen.

Jores (1960) führte z. B. aus, daß die relativ hohe Remissionsrate bei der Ulkuskrankheit auf die unspezifische Therapie, also die eigentliche Begleitmusik der wissenschaftlich begründeten Behandlung, zurückzuführen sei. Wir möchten es lieber so formulieren, daß die scheinbar unspezifische Therapie für viele Patienten insofern eine spezifische ist, als sie in den primären und sekundären Krankheitsgewinn integriert ist. Wenn man sie nämlich psychodynamisch differenziert, werden durch Bettruhe und Diät, durch Schonung und Zuwendung typische orale Bedürfnisse befriedigt, und zwar konfliktfrei. Man könnte so sagen, daß dabei der Internist der bessere „Psychotherapeut“ ist, weil er den Patienten ein schuldfreies Genießen ihrer Krankheit ermöglicht und keine Fragen stellt. Wie die Patienten z. B. ihren stationären Aufenthalt genießen können, hat Cremerius bereits 1971 ausführlich beschrieben, und auch wir haben oft von den Patienten gehört, wie sie begeistert von ihren stationären Aufenthalten berichteten, manche sie zu den schönsten Episoden ihres Lebens rechneten. Hinzu kommt, daß man auch die psychoökonomische Funktion für die Streßpatienten unter den Ulkuskranken nicht unterschätzen darf, die durch die periodischen Regressionen gewährleistet wird, und die man sogar als eine Regulation, die im Dienste des Ich steht, auffassen kann.

Phasischer Verlauf und die sozial sanktionierten Gratifikationen der Krankenrolle lassen sich darüber hinaus besonders gut in eine institutionalisierte Abwehr (Mentzos 1976) einbauen. Vegetative Irritabilität im Frühjahr und Herbst, das unübersehbare Loch im Magen und das mustergültige Verhalten der Patienten auf Station – wenn sie wegen des Ulkus dort sind (s. Cremerius 1971) – tun ein übriges, befriedigen gleichermaßen bei Patienten und Ärzten das Bedürfnis nach einer „ordentlichen“ Krankheit und lassen die rein organische Bedingtheit zweifelsfrei erscheinen.

Vielen Patienten gelingt es aber auch außerhalb des medizinischen Bereichs, ihre Umgebung geschickt in die psychosoziale Abwehr ihrer Konflikte einzubeziehen. Dies gilt v. a. für die Gestaltung des Familienklimas, das von ihnen dominiert wird, und für die Partnerwahl (s. oben). Das berufliche Feld bleibt nach unserer Erfahrung v. a. wegen des aktualisierten Geschwisterneids oft am längsten offen konflikthaft, aber auch hier finden die Patienten häufiger schließlich befriedigende psychosoziale Arrangements, sei es durch ergreifen „oraler“ Berufe (s. Mitscherlich 1966), durch Erkämpfen von Sonderrechten oder auch der erwünschten Position, sei es auch nur – bei Verleugnung der Aggression – durch Harmonisierung und Idealisierung der Arbeitskollegen.

Wenn wir uns daher noch einmal fragen, warum die Ulkuskranken so selten den Weg zur Psychotherapie finden, könnte man jetzt antworten, daß via Krankheit ein so beträchtliches Maß an intrapsychischer und psychosozialer Konfliktbewältigung gelingt, daß das die Psychotherapie ausschließt. Die Patienten profitieren zu sehr von den psychosomatischen Regressionen, manchmal zwar nur im Sinne der zweiphasigen Abwehr (Mitscherlich) oder einer vorübergehenden Entlastung, manchmal aber auch im Sinne einer Hilfestellung für eine längerfristige psychosoziale Neuorientierung. In vielen Fällen wird vielleicht auch nur eine „Heilung" ohne innere, strukturelle Veränderung erreicht, wie der Befund nahelegt, daß sich bei den Nachuntersuchungen die neurotischen Haltungen (im GT) bei den Ulkuskranken zwar unverändert bestätigten, die Patienten aber zum größten Teil ulkusfrei waren.

Nur ein Wort zu den wenigen Patienten, die dann doch noch *wegen* (!) ihres Ulkus in psychotherapeutische Behandlung gelangen. Diese Patienten stellen z. T. eine sehr ungünstige Selektion dar. Zum einen, weil sie fremdmotiviert sind, sich von den Ärzten als Problempatienten abgeschoben fühlen und eher um ihre organische Rehabilitierung kämpfen, als eine Psychotherapie für „Verrückte" zu akzeptieren, zum anderen gehören sie aus dem heterogenen Pool der Ulkuskranken zu den Patienten mit den schwersten Persönlichkeitsstörungen. Da sind z. B. die Ich-schwachen Patienten, die kaum für eine psychotherapeutische Arbeit im engeren Sinne zu gewinnen sind. Sie verfügen nur über eine geringe Frustrationstoleranz und erwarten eine direkte Befriedigung ihrer Wünsche (eine konkrete Hilfe, einen Rat, eine Bescheinigung, eine Veränderung des Arbeitsplatzes, die Rente usw.). Hinzu kommt, daß sie als psychosomatische Patienten primär physiologisch reagieren und einen reiferen Umgang mit aggressiven Affekten meist nicht zustande bringen. Entsprechend geht es bei diesen Patienten auch nicht um das klassische psychotherapeutische Ziel, die Aufhebung von Verdrängung – die Konflikte sind den Patienten oft durchaus bewußt, auch wenn sie sie meistens nur als äußere Konflikte verstehen –, sondern um einen anderen Umgang damit auf der psychischen und sozialen Ebene.

Das behandlungstechnische Problem bei den früh gestörten Ulkuskranken ergibt sich oft gerade aus dem Umgang mit Aggressionen. Entweder neigen sie selbst zu unkontrollierten Wutausbrüchen (ein Patient z. B., der darauf bestanden hatte, während der Sitzungen Coca Cola trinken zu dürfen, verließ die Gruppe, nachdem er einem Mitpatienten die Dose wutentbrannt an den Kopf geworfen hatte) oder sie mobilisieren als „Ekel" in der Therapiegruppe in den anderen so immense Wut, daß oft der provozierte Rausschmiß die Folge ist. Selbst durch Projektion geschützt, schaffen es gerade die früh gestörten Ulkuspatienten leicht, die anderen zu unverschämten, bösen Objekten zu machen, ihre Wut an sie weiterzugeben und so ein Gegenagieren zu provozieren. Bevorzugen sie dagegen die Idealisierung der Therapeuten als Abwehr ihrer oral-aggressiven Impulse und ihres Neids, steckt der Therapieprozeß fest und wird dann meist vorzeitig von den Patienten durch Wegbleiben beendet. Kurz, durch die Neigung der Patienten, ihren oralen Sadismus bzw. ihre archaische Wut durch Abreagieren, Ausagieren und interaktionelle Abwehr zu bewältigen, ist die Behandlung ständig gefährdet, bzw. kommt dadurch oft erst gar nicht zustande. Dazu ein jüngstes Beispiel aus einem psychosomatischen Erstgespräch:

Ein Patient saß „zufällig" in meiner Doktorandensprechstunde und war auf meine Frage, wer jetzt dran sei, aufgestanden und mit mir in mein Arbeitszimmer gegangen. Als sich der Irrtum herausstellte, mußte ich ihn wieder rausschicken und erklärte ihm, daß ich noch bis 11 Uhr eine Doktorandensprechstunde hätte und er sicher auch von der Sekretärin erst für diese Zeit bei mir einbestellt worden sei. Daraufhin fragte er, ob Doktoranden etwas Besseres seien als Patienten, außerdem sei er vor den Doktoranden dagewesen und sitze schon seit 9 Uhr hier, weil seine Frau ihn aus beruflichen Gründen schon so früh mitgenommen habe. Ich bat ihn, trotzdem zu warten, worauf er andeutete, er werde sich das noch einmal überlegen, ob unter diesen Umständen hier, wenn Patienten so schlecht behandelt würden, ein Gespräch überhaupt einen Sinn hätte. Als ich ihn dann um 11 Uhr hereinbat, saß er ganz friedlich bei seiner zurückgekehrten Frau, die ihn offenbar beruhigt hatte, und war am Futtern. Ich postuliere, daß er wutentbrannt davon gestürzt wäre, wenn seine Frau ihm nicht quasi das „Fläschchen" gegeben hätte. Es wäre nur zu einer Reinszenierung seines Konflikts, aber nicht mehr zum Besprechend dieser Szene gekommen. Er hätte nur zum wiederholten Male sein Gefühl, zurückgesetzt zu werden, agiert, aber nicht verstanden. Es zeigte sich nämlich, daß diese Szene für ihn typisch war. Er wurde in der Schule als Fachlehrer, wie er meinte, für die gleiche Arbeit schlechter bezahlt als seine Kollegen und fühlte sich nur als Lehrer 2. Klasse behandelt. Er erkrankte erstmals nach der Erbteilung, als er seiner Meinung nach schlechter weggekommen war als sein älterer Bruder. Auch seine Ehefrau sah er bei ihren Erbangelegenheiten deutlich gegenüber ihren Geschwistern benachteiligt. Indirekt machte er sogar seiner Mutter, die früh verstorben war, den Vorwurf, daß sie den älteren Bruder besser behandelt habe, weil der sie länger für sich haben konnte, er aber zeitweise in seiner Jugend in ein Internat gehen mußte. Diesem Patienten war durchaus bewußt, daß sein Ärger über die Erbstreitigkeiten und sein Gefühl der Zurücksetzung in der Schule die Magenschmerzen verursachte, nicht bewußt war ihm aber, daß er gerade die Benachteiligungen, die ihn wütend und krank machten im Sinne eines Wiederholungszwangs unbewußt selber herstellt. Daß es bei diesem Patienten gelang, ihm dies durchsichtig zu machen, ist beinahe nur ein Glücksfall, viel öfter kommt es nur zum Agieren, und Behandlungen werden im Affekt abgebrochen.

Zum Schluß müssen wir uns natürlich auch die Frage stellen, was wir – die Psychosomatiker und Psychotherapeuten – *besser machen* könnten. Wir meinen, daß wir uns bei allen Schwierigkeiten und auch angesichts der Tatsache, daß wir mit den Kollegen offenbar um die gleiche Klientel unter ungleichen Voraussetzungen konkurrieren, jedenfalls nicht resigniert zurückziehen sollten. Einmal, weil die Mortalitätsrate durch Ulkuskomplikationen und Operationsrisiko nicht zu unterschätzen ist, zum zweiten, weil die Rezidivprophylaxe durch internistische Behandlungsmaßnahmen, auch bei neueren Medikamenten, wie den Histamin-H_2-Rezeptorantagonisten doch sehr umstritten ist und kritische Internisten nach wie vor sagen, daß sie zwar das Geschwür zur Abheilung bringen, nicht aber die Krankheit beseitigen können (Hansky 1980). Gerade an diesem Punkt erwarten wir ja von der psychotherapeutischen Methode mehr als nur eine symptomatische Linderung. Die gleiche Skepsis müssen wir auch gegenüber den verzögerten Spontanheilungen haben. Je länger die Ulkuskrankheit andauert, desto wahrscheinlicher ist es, daß die Konflikte, die zu ihr führen, auf nichtoptimale Weise gelöst werden und auch die psychosozialen Arrangements eher pathologisch geraten, sei es, daß sie auf Kosten anderer gehen, sei es daß sie zu einer beträchtlichen Persönlichkeitseinschränkung der Ulkuskranken selbst führen.

Schließlich sei noch einmal erwähnt, daß es auch bei scheinbar gelungenem Operationsergebnis bei einem beträchtlichen Prozentsatz von Patienten nur zu einem Syndromshift kommt, also von einer Heilung nicht gesprochen werden kann. Kurz, es gibt genügend Gründe, die dafür sprechen, daß man Psychotherapie bei Ulkuskranken trotz aller Schwierigkeiten versuchen sollte (Overbeck 1988, 1989).

Von allergrößter Bedeutung ist dabei, auf welche Weise man den psychotherapeutischen *Zugang* verbessern könnte. Hier ist z. B. das poliklinische Modell von Biebl et al. (1986) vielleicht zukunftsweisend. Dort werden den Patienten der gastroenterologischen Ambulanz im Sinne einer dauerhaften Einrichtung psychotherapeutische Gespräche angeboten. Im Rahmen regelmäßiger Kontrollen fragen die internistischen Kollegen die Patienten auch jedesmal danach, empfehlen also den psychotherapeutischen Service nachdrücklich zusammen mit dem gastroenterologischen. Ein bißchen Druck ist offenbar vonnöten, der Vorteil ist jedoch, daß es keine Aufspaltung gibt in gute Patienten (die zusammen mit den Ärzten im Sinne einer institutionalisierten Abwehr paktieren) und böse Patienten (die als Problempatienten dabei herausfallen und dann zum Psychiater abgeschoben werden), sondern eine gleichmäßige Selbstverständlichkeit für alle entsteht. Daß bei einem solchen Angebot 50% der Patienten von der Psychotherapie Gebrauch machen, belegt die Möglichkeit, auf diese Weise zu einem früheren Zeitpunkt an geeignete Patienten heranzukommen.

Neben diesem Modell der verbesserten Kooperation bleibt natürlich auch das integrative Konzept ganz wichtig, wie es etwa ein Balint-Arzt oder psychotherapeutisch vorgebildeter Internist selbst durchführen kann. Allerdings hat er 2 Einschränkungen zu beachten. Die erste ist, daß er nicht in der akuten Krankheitsphase in psychotherapeutischer

Richtung aktiv werden darf. Zur Heilung ist Regression notwendig, der Patient erwartet, daß sich der Arzt um ihn kümmert, ihn schützt, ihm einen Schonraum gibt, ohne ihn zu hinterfragen und ihn dadurch vor neue Probleme zu stellen. Während der akuten Krankheitsphase halten wir jede aufdeckende psychotherapeutische Intervention für kontraindiziert, sie muß in der Erholungsphase angeboten werden, etwa nach dem Satz von Groddeck (1917): „Wenn ein Patient ein Bein gebrochen hat, dann richte ich es, lagere es, massiere es und frage dann irgendwann einmal: ‚warum hast Du Dir Dein Bein gebrochen‘?“ Eine weitere Einschränkung entsteht dadurch, daß die Möglichkeiten auf das ärztliche Gespräch im Sinne des Anstoßens, der Konfrontation und die Anwendung kleiner Psychotherapieverfahren, wie des autogenen Trainings beschränkt bleiben werden und auch nur im Hinblick auf die „gesündesten“ unter den Ulkuskranken fruchtbar werden können. Bei schwerer psychisch gestörten muß sich der Arzt schon entscheiden, ob er weiter für den Patienten Arzt oder Psychotherapeut sein will.

Neben der Wahl des richtigen Zeitpunkts und des angemessenen Zugangs muß natürlich auch die *psychotherapeutische Technik* neu überdacht werden. Das beginnt schon damit, daß man sich ein sehr genaues Bild über die Persönlichkeitsstruktur der jeweiligen Ulkuskranken machen muß. Entsprechend der Häufigkeit des Krankheitsbildes und der vielfältigen Persönlichkeitsstrukturen wird man auch das Therapieangebot differenzieren müssen. Hier könnten unsere Typologien ganz hilfreich sein, die sich hinsichtlich der Prognosestellung recht gut bewährt haben. Bei den vielen Patienten mit kürzerer Krankheitsdauer und gelegentlichen Ulkusrezidiven ist z. B. der integrierte Balint-Ansatz oft ausreichend, um den Patienten quasi eine Hilfe zur Selbsthilfe zu geben. Die klassischen oral-charakterneurotischen Ulkuskranken profitieren am meisten von psychoanalytisch orientierten einzel- und gruppenpsychotherapeutischen Verfahren. Bei den soziopathischen Ulkuskranken mit schwacher Ich- und Über-Ich-Struktur wird dagegen jede Form von Psychotherapie sehr schnell an ihre Grenzen stoßen. Dazwischen liegen die Ulkuskranken, die vorwiegend mit einer Persönlichkeitsstruktur imponieren, die man als „psychosomatisch“ bezeichnet hat. Bei diesen in erster Linie narzißtisch gestörten Patienten kommen Modifikationen der analytischen Psychotherapie in Betracht. Biebl et al. haben z. B. gute Erfahrungen mit themenzentrierter Gruppenarbeit gemacht, wie sich überhaupt bei diesen Patienten die homogene Gruppe zumindest für den Einstieg besser eignet. Wenn die Gruppe heterogen ist, scheint der interaktionelle Ansatz der Gruppentherapie (König 1982) noch am ehesten die psychische Ebene der Patienten zu treffen. Es leuchtet bei Kenntnis der enormen Bedeutung der psychosozialen Arrangements für diese Patienten auch sofort ein, daß dieser Ansatz fruchtbar sein kann. Umgekehrt wird aus dem gleichen Grund sofort verständlich, warum Paar- und Familientherapien andererseits so schnell abgebrochen werden, weil sich die Patienten hierbei offenbar zu direkt in ihrer psychosozialen Abwehr bedroht fühlen. Aussichtsreicher ist es, in der ambulanten oder auch stationären Gruppe an der Reinszenierung der interpersonellen Arrangements therapeutisch zu arbeiten. Die stationäre psychosomatische Behandlung eignet sich darüber hinaus auch gut, weil sie eine Mischung ist aus einerseits regressiver Befriedigung und andererseits psychotherapeutischer Arbeitsanforderung und weil durch das mehrdimensionale Therapieangebot zusätzlich auf verschiedenen nonverbalen Wegen Erkenntnisprozesse in Gang gesetzt werden, die für viele Patienten überhaupt erst die psychosomatischen Zusammenhänge eröffen und damit die Motivation für die eigentliche psychotherapeutische Behandlung steigern. Das integrative, stationäre psychosomatische Behandlungskonzept bietet auch nahezu die einzige Möglichkeit, die Spaltungen, die Projektionen und das Agieren der frühgestörten Ulkuskranken in einem strukturierten Ganzen aufzufangen.

Auch wenn in den letzten Jahren erhebliche behandlungstechnische Fortschritte gemacht wurden (s. Janssen 1985) bleiben doch die therapeutischen Schwierigkeiten nach wie vor erheblich. Sie sind aber nicht nur bei Ulkuskranken anzutreffen, sondern eben bei allen früh gestörten Patienten, ob es nun psychosomatische oder neurotische Patienten mit narzißtischen Entwicklungsstörungen oder Borderlinepatienten sind. Bei allen bedarf es sehr langer Behandlungen, um einen wirklichen Behandlungserfolg zu erzielen. Mäßige, oft nur symptomatische Behandlungserfolge und lange Behandlungsdauer sind aber nicht nur für psychosomatische und neurotische Patienten typisch, sondern sind Charakteristika chronischer Krankheiten überhaupt, gelten also für viele internistische, psychiatrische und andere Krankheiten ebenso.

Literatur

Abraham A (1978) Der Menschtest. Zeichentest nach Machover. Reinhardt, München Basel

Ahrens S (1981) Experimentelle Untersuchungen cognitiver Funktionen bei Ulcus-Patienten: In: Zander W (Hrsg) Experimentelle Forschungsergebnisse in der Psychosomatischen Medizin, Vandenhoeck & Ruprecht, Göttingen, S 29–34

Alexander F (1934) The influence of psychologic factors upon gastrointestinal disturbances; a symposium; general principles, objectives and preliminary results. Psychoanal Q 3:501–539

Alexander F (1935) Über den Einfluß psychischer Faktoren auf gastrointestinale Störungen; allgemeine Grundsätze, Ziele und vorläufige Ergebnisse. Int Z Psychoanal 21:189–219

Alexander F (1951) Psychosomatische Medizin; Grundlagen und Anwendungsgebiete. Gruyter, Berlin

Ammon G (1972) Zur Genese und Struktur psychosomatischer Syndrome unter Berücksichtigung psychoanalytischer Technik. Dyn Psychiatr 5:223–251

Bayer E (1971) Validierung des Giessener Persönlichkeitsinventars. Med Dissertation, Universität Gießen

Beckmann D (1969) Das Gießener Persönlichkeitsinventar. Habilitationsschrift, Universität Gießen

Beckmann D, Davies-Osterkamp S (1979) Zur Erhebung des idealen Selbstbildes. In: Beckmann D, Richter HE (Hrsg) Erfahrungen mit dem Gießen-Test (GT). Huber, Bern, S 155–164

Beckmann D, Richter HE (1972) Gießen-Test. Ein Test für Individual- und Gruppendiagnostik. Huber, Bern

Beckmann D, Brähler E, Richter HE (1983) Der Gießen-Test (GT). 3. Aufl. Huber, Bern

Beres D (1970) Die Menschlichkeit des Menschen. Psyche 24:423–453

Biebl W, Platz T, Bergant A, Judmeier G (1986) Untersuchungen zur Ulcuskrankheit. Z Psychosom Med Psychoanal 32:272–282

Biermann G (1955) Erbrechen und Nabelkoliken als konversionshysterisches Syndrom im Reifungsalter junger Mädchen. Psyche 9:453–513

Biermann G (1968) Symbiotische Mutter-Kind-Beziehungen. Psyche 22:875

Biermann G (1969a) Analytische Müttergruppentherapie bei verhaltensgestörten Kindern und Jugendlichen. In: Biermann G (Hrsg) Handbuch der Kinderpsychotherapie. Bd II, 4. Aufl. Reinhardt, München Basel, S 760

Biermann G (1969b) Psychotherapeutische Probleme bei psychosomatischen Erkrankungen im Kindes- und Jugendalter. In: Biermann G (Hrsg) Handbuch der Kinderpsychotherapie. Bd II, 4. Aufl. Reinhardt, München Basel, S 865

Biermann G (1975) Autogenes Training mit Kindern und Jugendlichen. 2. Aufl. Reinhardt, München Basel

Biermann G (1977) Die Schulkrankheit. In: Biermann G (Hrsg) Kinder im Schulstreß. Reinhardt, München Basel
Biermann G (1982) Die Mundwelt des Kindes. Fortschr Kiefer Gesichtschir 43:91
Biermann G (1986) Die Pathographie des Kindes im Gespräch mit seinen Eltern. Inhalte der Biographischen Anamnese. In: Biermann G (Hrsg) Das ärztliche Gespräch. Reinhardt, München Basel, S
Biermann G, Biermann R (1982) Das kranke Kind und seine Umwelt. (UTB 1173) Reinhardt, München Basel
Bolterauer L, Haider M (1960) Parcivalkinder. In: Bolterauer L (Hrsg) Aus der Werkstatt des Erziehungsberaters. Gedenkschrift zur 10. Wiederkehr des Todestages August Aichhorns. Jugend und Volk, Wien
Boor C de (1964) Die Colitis ulcerosa als psychosomatisches Syndrom. Psyche 18:107–119
Boor C de (1976) Psychosomatische Symptome und delinquentes Verhalten. Psyche 30:625–641
Bortz J (1979) Lehrbuch der Statistik für Sozialwissenschaftler, Springer, Berlin Heidelberg New York
Brähler E (1978) Der Gießener Beschwerdebogen. Habilitationsschrift, Universität Gießen
Brähler, E, Beckmann D (1981) Stabilität der Gießen-Test-Skalen. Diagnostica 27:110–126
Brähler E, Beckmann D (1984) Die Erfassung von Partnerbeurteilungen mit dem Gießen-Test. Diagnostica 30:184–197
Brähler E, Brähler C (1987) Paardiagnostik mit dem Gießen-Test. In: Cierpka M (Hrsg) Familiendiagnostische Verfahren. Springer, Berlin Heidelberg New York Tokyo, S 303–366
Brähler E, Möhring P (1986) Der Körper im Beschwerdebild – Erfahrungen mit dem Gießener Beschwerdebogen (GBB). In: Brähler E (Hrsg) Körpererleben – ein subjektiver Ausdruck von Leib und Seele. Springer, Berlin Heidelberg New York Tokyo, S 232–252
Brähler E, Scheer JW (1979) Skalierung psychosomatischer Beschwerdenkomplexe mit dem Gießener Beschwerdebogen (GBB) Psychother Med Psychol 29:14–27
Brähler E, Scheer JW (1983) Der Gießener Beschwerdebogen (GBB) – Testhandbuch, Huber, Bern
Brähler E, Ernst R, Brähler CH (1986) Typische Paarbeziehungsstrukturen im Gießen-Test. Z Psychother Psychosom Med Psychol 36:187–198
Bräutigam W (1962) Organwahl – Organsprache – Organspezifität. Diskussion 12. Lindauer Psychotherapiewoche 1962. Prax Psychother 7:229–252
Bräutigam W, Christian P (1973) Psychosomatische Medizin. Ein kurzgefaßtes Lehrbuch für Studenten und Ärzte. Thieme, Stuttgart
Bräutigam W, Christian P (1975) Psychosomatische Medizin. 2. Aufl. Thieme, Stuttgart
Brede K (1971) Die Pseudo-Logik psychosomatischer Störungen. In: Psychoanalyse als Sozialwissenschaft. Suhrkamp, Frankfurt am Main, S 152–198
Brede K (1972) Sozioanalyse psychosomatischer Störungen. Zum Verhältnis von Soziologie und psychosomatischer Medizin. Psychoanalyse als Sozialwissenschaft, Bd 1. Athenäum, Frankfurt
Browning JS, Houseworth JH (1953) Development of new symptoms following medical and surgical treatment for duodenal ulcer. Psychsom Med 15:328–336
Bykow KM (1953) Großhirnrinde und innere Organe. Volk und Gesundheit, Berlin

Cannon WB (1927) Bodily changes in pain, hunger, fear and rage. Appleton, New York
Cay EL, Philip AE, Small WP, Neilson J, Henderson MA (1975) Patient's assessment of the result of surgery for peptic ulcer. Lancet i:29–31
Cremerius J (1957) Freuds Konzept über die Entstehung psychogener Körpersymptome. Psyche 11:125–139
Cremerius J (1968) Die Prognose funktioneller Syndrome. Ein Beitrag zu ihrer Naturgeschichte. Enke, Stuttgart
Cremerius J (1971) Zur Dynamik des Krankenhausaufenthaltes von Ulkuskranken. Z Psychosom Med 17:282–293
Daniel A (1987) Zur Paardynamik von Ulkuspatienten im Erstinterview. Dissertation, Universität Frankfurt am Main
Deutsch F (1939) The choice of organ in organ neuroses. Int J Psychoanal 20:252–262
Deutsch F (1959) On the mysterious leap from the mind to the body. International University Press, New York
Diel JM, Kohr HU (1982) Methoden in der Psychologie. Bd.1 Deskriptive Statistik. 4. Aufl. Fachbuchhandlung für Psychologie (Verlagsabteilung), Frankfurt
Eckensberger D, Overbeck G, Biebl W (1976) Subgroups of ulcer patients according to clinico-sociological test and psychotherapeutic characteristics. J Psychosom Res 20:489
Eckensberger D, Overbeck G, Wolff E (1977) Über ein objektivierendes Verfahren zur diagnostischen Untergruppenbildung von chronisch Ulkuskranken. Z Psychosom Psychoanal 23:371–386
Engel GL, Reichsman F, Segal HL (1956) A study of an infant with a gastric fistula; behavior and grade of total hydrochlorid acid secretion. Psychosom Med 18:374–398
Engel GL, Reichsman F, Segal HL (1962) Psychological development in health and disease. Saunders, Philadelphia
Erikson EH (1950) Childhood and society. Norton, New York (dt. [1972] Kindheit und Gesellschaft. Klett, Stuttgart)
Ermann M, Freyberger H, Klußmann R, Overbeck G, Winkler R (1987) Probleme der psychosomatischen Diagnostik im Hinblick auf eine Symptomverlagerung. In: Klußmann R (Hrsg) Der Magen-Darm-Kranke und seine prä- und postoperative Situation. Springer, Berlin Heidelberg New York Tokyo, S 14–16
Eysenck HJ (1960) Behavior therapy and the neurosis. Pergamon, Oxford
Fahrenberg I (1971) Das Komplementaritätsprinzip in der psychphysiologischen Forschung und psychosomatischen Medizin. Z Klin Psychol Psychother 27:151–167
Fain M (1966) Régression et psychosomatique. Rev Fr Psychoanal 30:451–456
Fain M, Marty P (1965) A propos du narcisisme et de sa genèse. Rev Fr Psychoanal 29:561–572
Fairbairn WRD (1952) Psychoanalytic studies of the personality. Tavistock, London
Freud S (1912) Über neurotische Erkrankungstypen. (Gesammelte Werke, Bd 8; Fischer, Frankfurt am Main, 1966 ff)
Freud S (1914) Zur Einführung des Narzißmus. (Gesammelte Werke, Bd X; Imago, London, 1946)
Freyberger H (1977) Psychosomatik der Colitis ulcerosa und des Morbus Crohn. Ther Woche 27:6675–6682
Fry I (1964) Peptic ulcer. A. Profile. Br Med J 2:809–812
Gaensslen H, Schubo W (1976) Einfache und komplexe statistische Analyse. – Eine Darstellung multivariater Verfahren für Sozialwissenschaftler und Mediziner. Reinhardt, München Basel

Garma A (1950) On the pathogenesis of peptic ulcer. Int J Psychoanal 31:53–72
Garma A (1957) Oral-digestive Superego aggressions and actual conflicts in peptic ulcer patients. Int J Psychoanal 38:73–81
Garma A (1973) Gruppenpsychoanalyse bei Patienten mit Ulcus pepticum. Dyn Psychiatr 6:2–10
Gerard MW (1953) Genesis of psychosomatic symptoms in infancy. In: Deutsch F (ed) Psychosomatic concept in psychoanalysis. International University Press, pp 82–95
Glatzel H (1947) Ulkuspersönlichkeit und Ulkuserlebnis. Klin Wochenschr 24/25:257
Glatzel H (1954) Zur Psychosomatik der Ulkuskrankheit: Ergebnisse einer klinischen Arbeitsrichtung. Z Psychosom Med 1:11–21
Goldberg EM (1958) Family influences and psychosomatic illness. Tavistock, London
Greibe I, Bugge P, Gjorup T et al (1977) Long term prognosis of duodenal follow up study on survey of doctors estimates. Br Med J 2:1572–1574
Grinker RR (1953) Some current trends and hypotheses of psychosomatic research. In: Deutsch F (ed) Psychosomatic concept in psychoanalysis. International University Press, New York, pp 37–62
Groddeck G (1917) Psychische Bedingtheit und psychoanalytische Behandlung organischer Leiden. Hirzel, Leipzig
Groen I (1947) Psychogenesis and psychotherapy of ulcerative colitis. Psychosom Med 9:151–174
Gruntrip H (1961) Personality structure and human interaction. Hogarth, London
Hahn P, Mayer H, Stanek B (1973) Biometrische Befunde bei der Herzneurose. Z Psychosom Med Psychoanal 19:231–264
Halter F (1982) Der Einfluß von Cimetidin auf die Ulkusforschung. Swiss Med 4:20–22
Hansky J (1980) Der Einfluß einer konservativen Therapie auf den natürlichen Ablauf der Ulcuserkrankung. In: Holtermüller KH, Malagebada JR, Herzog P (Hrsg) Pathogenese und Therapie der Ulcuserkrankung. Excerpta Medica, Amsterdam, S 32–43
Hartfiel G, Holm K (1973) Bildung und Erziehung in der Industriegesellschaft. Westdeutscher Verlag, Opladen
Hoff H, Ringl E (1964) Aktuelle Probleme der Psychosomatischen Medizin. Jolis-Lenz, München
Holtermüller KH (1982) Was ist gesichert in der konservativen Ulcustherapie? Internist 23:653–663
Janssen PL (1985) Auf dem Wege zu einer integrativen analytisch-psychotherapeutischen Krankenhausbehandlung. Forum Psychoanal 1:293–307
Jordan J et al (1987) Interpersonelle Konfliktabwehr bei entzündlich rheumatisch Erkrankten. Psychother Psychosom Med Psychol 37:111–120
Jores A (1970) Der Mensch und seine Krankheit. Klett, Stuttgart
Junker H (1972) Ehepaargruppentherapie mit Patienten aus der oberen Unterschicht. Psyche 26:370–388
Kaplan H (1965) The psychosomatic concept of peptic ulcer. J Nerv Ment Dis 123:93
Kapp FT, Rosenbaum M, Romano J (1947) Psychological factors in men with peptic ulcers. AM J Psychiatr 103:700
Klein M (1985/1934) "On crimality." Love, guilt and reparation. Hogarth, London
Klein M (1985, [1]1935) "A contribution to the psychgenesis of manic-depressive states." Love, guilt and reparation. Hogarth, London (dt. Klein M [[2]1983]

„Zur Psychogenese der manisch-depressiven Zustände." In: Thorner HA (Hrsg) Das Seelenleben des Kleinkindes. Klett-Cotta, Stuttgart)
Klein M (1955) New directions in psychoanalysis. Tavistock, London
Kleining G, Moore H (1961) Das soziale Selbstbild der Gesellschaftsschichten. Kölner Z Soziol Sozialpsychol 12:91
Klußmann R (Hrsg) (1987) Der Magen-Darm-Kranke und seine prä- und postoperative Situation. Springer, Berlin Heidelberg New York Tokyo
Knop I, Fischer A (1981) Duodenal ulcer, suicide, psychopathology and alcoholism. Acta Chir Scand 63:346–353
Köhle M (1982) Das Phänomen des Symptomwandels – beobachtet im postoperativen Verlauf nach Vagotomie bei Patienten mit Ulcus duodeni. Med. Dissertation, Universität München
König K (1982) Der interaktionelle Anteil der Übertragung in Einzelanalyse und analytischer Gruppenpsychotherapie. Gruppenpsychother Gruppendyn 18:76–83
Kos M, Biermann G (1973) Die verzauberte Familie. Ein tiefenpsychologischer Zeichentest. 2 Aufl. Reinhard, München Basel
Kral VA (1951) Psychiatric observations under severe chronic stress. Am J Psychiatr 108:185–189
Kubie LS (1953) The problem of psychosomatic process. In: Deutsch F (ed) Psychosomatic concept in psychoanalysis. International University Press, New York
Lazarus RS, Launier R (1981) Steßbezogene Transaktionen zwischen Person und Umwelt. In: Nitsch (Hrsg) Streß. Huber, Bern, S 213–260
Luborsky L, Singer B (1975) Comparative studies of psychotherapies. Arch Gen Psychiatr 32:995–1008
Lübke H von (1986) Zur Psychosomatik im frühen Säuglingsalter, dargestellt am Beispiel der „Dreimonatskoliken". In: Zauner J, Biermann G (Hrsg) Klinische Psychosomatik von Kindern und Jugendlichen. Reinhardt, München Basel
Mahl GF (1950) Anxiety, HCI-secretion and peptic ulcer etiology. Psychosom Med 12:158–169
Margolin SG (1953) Genetic and dynamic psychophysiological determinants of patho-physiological processes. In: Deutsch F (ed) Psychosomatic concepts in psychoanalysis. International University Press, New York, pp 3–36
Marty P (1958) La relation objectale allergique. Rev Fr Psychoanal 22:5–35
Marty P, M'uzan M de (1963) La pensée opératoire. Rev Fr Psychoanal 28:345–356
Marty P, M'uzan M de, David C (1963) L'investigation psychosomatique. Presse Universitaires, Paris
McColl JE, Drinkwater J, Hulme-Moir SP, Dorman B (1971) Prediction of success or failure of gastric surgery. Br J Surg 58:10–17
Mentzos S (1976) Interpersonale und institutionalisierte Abwehr. Suhrkamp, Frankfurt am Main
Meyer AE (1984) Toxonomic subgroups within psychosomatic disease entities. An alternative strategy to the specifity approach? Psychother Psychosom 42:26–36
Meyer AE (1987) Der interdisziplinäre Ansatz der psychosomatischen Medizin unter besonderer Berücksichtigung des psychoanalytischen Theorems der Symptomverlagerung. In: Klußmann R (Hrsg) Der Magen-Darm-Kranke und seine prä- und postoperative Situation. Springer, Berlin Heidelberg New York Tokyo, S 3–7
Meyer AE et al (1968) Psychische und somatische Dimensionen bei Kranken mit Magenbeschwerden. Kranksein in seiner organischen und psychischen Dimension. Wissenschaftlicher Dienst „Roche"

Mirsky IA (1958) Physiologic, psychologic and social determinants in the etiology of duodenal ulcer. Am J Digest Dis 3:285
Mirsky IA (1961) Körperliche, seelische und soziale Faktoren bei psychosomatischen Störungen. Psyche 15:26
Mirsky IA, Kaplan S, Broh-Kahn RH (1950) Pepsinogen excretion (uropepsin) as an index of influence of various life-situations on gastric secretion. Res Publ Assoc Res Nerv Ment Dis 29:628–646
Mitscherlich A (1954) Zur psychoanalytischen Auffassung psychosomatischer Krankheitsentstehung. Psyche 7:561–578
Mitscherlich A (1961) Anmerkungen über die Chronifizierung psychosomatischen Geschehens. Psyche 15:1–25
Mitscherlich A (1966) Krankheit als Konflikt. Stud psychosom Med, Bd 1. Suhrkamp, Frankfurt
Mitscherlich A (1967) Ulcus ventriculi et duodeni. Schritte der Forschung. Psyche 21:780–792
Mitscherlich A (1968) Krankheit als Konflikt. Suhrkamp, Frankfurt am Main
Moeller ML (1969) Psychotherapeutische Behandlung von Studenten im Urteil des Therapeuten. Psyche 23:724
Moersch E et al (1980) Zur Psychopathologie von Herzinfarkt-Patienten. Psyche 34:493–588
Möhlen K, Brähler E (1984) Beschwerdebild und Selbstkonzept von Patienten mit Ulcus duodeni vor und 4 Jahre nach der Operation. Z Psychosom Med Psychoanal 30:150–163
Möhlen K, Brähler E, Rohde H, Overbeck G (1982) Zur Psychosomatik des operierten Ulkuskranken – eine 4-Jahre-Katamnese. Psychother Med Psychol 32:19
Möhlen K, Davies-Osterkamp S (1979) Psychische und körperliche Reaktionen bei Patienten der offenen Herzchirurgie in Abhängigkeit von präoperativen psychischen Befunden. Z Psychosom Med Psychoanal 25:128–140
Moldenhauer P (1973) Beziehungen zwischen psychosomatischem Syndrom, Verhalten in der Gruppe und Selbst. Dyn Psychiatr 6:33–55
Moro E (1914) Über Neuropathie im Kindesalter. Z Ärztl Fortbildung 11:1
Murray CD (1930) Psychogenic factors in the etiology of ulcerative colitis and bloody diarrhea. Am J Med Sci 180:239–246
Mushatt C (1959) Loss of sensory perception determining choice of symptom. In: Deutsch F (ed) On the mysterious leap from the mind to the body. International University Press, New York, p 201
Nemiah IC (1971) The psychological management and treatment of patients with peptic ulcer. Arch Psychosom Med 6:169–185
Nitsch K (1962) Ulcus ventriculi und duodeni im Kindesalter. Dtsch Med Wochenschr 87:1281
Orgel SZ (1958) Effect of psychoanalysis on the course of peptic ulcer. Psychosom Med 20:117–124
Overbeck G (1973) Über Gemeinsamkeiten von Ulkuskranken und Herzneurotikern im klinisch-psychotherapeutischen Bild und in der Testpsychologie. Dyn Psychiatr 6:326–344
Overbeck G (1974) Einige Überlegungen zur Psychodynamik der Ulkuskranken anhand des Gießen-Test. Psychother Psychosom 24:1–17
Overbeck G (1975) Objektivierende und relativierende Beiträge zur Pensée operatoire der französischen Psychosomatik. Habilitationsschrift, Universität Gießen
Overbeck G (1984) Krankheit und Anpassung. Der sozio-psychosomatische Zirkel. Suhrkamp, Frankfurt

Overbeck G (1985) Familien mit psychosomatisch kranken Kindern. Familiendynamische Untersuchung zu Asthma bronchiale und zur Colitis ulcerosa. Vandenhoeck & Ruprecht, Göttingen

Overbeck G (1988) Psychotherapie beim Magengeschwür? Eine kritische Retrospektive. In: Rechenberger U-G, Werthmann H-V (Hrsg) Psychotherapie und innere Medizin. Grundlagen und Anwendungen. Pfeiffer, München

Overbeck G (1989) Psychotherapie bei Ulcuskranken. In: Krück S, Kaufmann H, Bünte H, Gladtke E, Tölle R (Hrsg) Therapiehandbuch. Urban & Schwarzenberg, München (im Druck)

Overbeck G, Beckmann D (1970) Krankmeldungen in der Truppe und ihre Beziehung zu sozialpsychologischen Faktoren. Wehrmed Monatsschr 14/10:230

Overbeck G, Beckmann D (1972) Wirkung institutioneller Einflüsse bei der Entstehung der Ulkuskrankheit. MMW 114:2107–2112

Overbeck G, Biebl W (1975) Psychosomatische Modellvorstellungen zur Pathogenese der Ulkuskrankheit. Psyche 29:542–567

Overbeck G, Brähler E (1974) Eine Beobachtung zum Sprechverhalten von Patienten mit psychosomatischen Störungen. Dyn Psychiatr 7:100–108

Overbeck G, Eckensberger D, Möhlen K, Troidl H, Rohde H, Lorenz W (1978) Der Operationserfolg bei chronisch Ulkuskranken in seiner Abhängigkeit von psychosozialen Faktoren. Therapiewoche 28:1435–1447

Pascal GR, Thoroughman JC (1964) Relationship between Bemder-Gestalt Test Scores and the response of patients with intractable duodenal ulcer to surgery. Psychosom Med 28:625–635

Pascal GR, Thoroughman JC, Jarvis JR, Jenkins WO (1966) Early history variables in prediction surgical success for intractable duodenal ulcer patients. Psychosom Med 28:207–215

Pflanz M (1962) Sozialer Wandel und Krankheit. Enke, Stuttgart

Pflanz M (1971) Epidemiological and sociocultural factors in the etiology of duodenal ulcer. Adv Psychosom Med 6:121–151

Pflanz M, Rosenstein E, Uexküll T von (1956) Socio-psychological aspects of peptic ulcer. J Psychosom Res 1:68–74

Rad M von, Senf W (1986) Ergebnisforschung in der psychosomatischen Medizin. In: Uexküll T von (Hrsg) Psychosomatische Medizin. Urban & Schwarzenberg, München, S 361–378

Rasran GHS (1961) The observable unconcious and the inferable concious in current Soviet psychophysiology. Psychol Rev 48:81

Rautenberg E, Sostmann K (1957) Beurteilung von Folgezuständen nach Magenresektion in der Invalidenversicherung. Medizinsiche 11:41–44

Richter HE (1970) Patient Familie. Rowohlt, Reinbek

Rohrmeier F (1982) Langzeiterfolge psychosomatischer Therapien. Springer, Berlin Heidelberg New York (Lehr- und Forschungstexte Psychologie, 3 Bd)

Rosen SR et al (1948) Personality types in soldiers with chronic nonulcer dyspepsia. Psychosom Med 10:156

Rosenkötter L (1970) Die Verwendung des Strukturmodells und des Symbolbegriffs in der Psychoanalyse. Psyche 24:641–656

Ruesch-Christansen I et al (1948) Duodenal ulcer. A socio-psychologic study of naval enlisted personell and civilians. Norton, Berkeley Los Angeles

Schäfer KH (1959) Recidivierende Leibschmerzen in der Art von Nabelkoliken beim Kinde. Monatsschr Kinderheilkd 107:186

Schettler G (Hrsg) (1970) Innere Medizin. 2 Auf, Bd II. Thieme, Stuttgart

Schneider PB (1973) Zum Verhältnis von Psychoanalyse und psychosomatischer Medizin. Psyche 27:21–49

Schottländer F (1967, [1]1947) Mutter als Schicksal. Klett, Stuttgart
Schüffel W, Uexküll T von (1979) Ulcus duodeni. In: Uexküll T von (Hrsg) Lehrbuch der psychosomatischen Medizin. Urban & Schwarzenberg, München Wien Baltimore
Schultz-Hencke H (1951) Lehrbuch der analytischen Psychotherapie. Thieme, Stuttgart
Schur M (1955) Comments on the metapsychology of somatization. Psychoanal Stud Child 10:119–164
Schwidder W (1961) Spezifische-neurotische Persönlichkeitsstruktur von chronisch Ulkuskranken. Z Psychosom Med 7:146–148 (Vortrag bei der DGPPT, 1960)
Schwidder W (1965) Psychosomatik und Psychotherapie bei Störungen und Erkrankungen des Verdauungstraktes. Documenta Geigy 7:47
Schwidder W (1976, [1]1969) Psychosomatik und Psychotherapie der Ulkuskrankheit im Kindesalter. In: Biermann G (Hrsg) Handbuch der Kinderpsychotherapie. Bd II, 4 Aufl Reinhardt, München Basel, S 896
Seidel W, Troidl H, Lorenz W, Rohde H, Richter H, Drews H, Hamelmann H (1973) Eine prospektive, kontrollierte Studie zur selektiven Vagotomie beim chronischen Duodenalulkus. Klin Wochenschr 51:477
Selye H (1953) Einführung in die Lehre vom Adaptionssyndrom. Thieme, Stuttgart
Sifneos P (1975) Problems of psychotherapy of patients with alexithymic characteristics and physical disease. Psychother Psychosom 26:65–70
Sjödin I (1983) Psychotherapy in peptic ulcer disease. Act Psychiatr Scand [Suppl] 307–309
Speidel H (1972) Psychoanalyse und psychosomatische Medizin. (Vortrag, Tagung der Deutschen Gesellschaft für Psychoanalyse und Tiefenpsychologie, Hamburg)
Spitz RA (1972, [1]1967) Vom Säugling zum Kleinkind. Zur Naturgeschichte der Mutter-Kind-Bindung im ersten Lebensjahr. 3 Aufl. Klett-Cotta, Stuttgart
Stephanos S (1973) Analytisch-psychosomatische Therapie, Huber, Bern
Stephanos S (1975) Über die Objektbeziehungen des psychosomatischen Patienten. Z Psychosom Med Psychoanal 21:1–15
Stevenson DK, Nabseth DC, Masuda M, Holmes TH (1979) Life change and the postoperative course of duodenal ulcer patients. J Hum Stress 5:19–28
Szasz TS (1949) Psychiatric aspects of vagotomy. A psychiatric study of vagotomized ulcer patients with comments on prognoses. Psychosom Med 11:187–199
Szasz TS, Levin E, Kirsner JB, Palmer WL (1947) The role of hostility in the pathogenesis of peptic ulcer. Psychosom Med 9:331–336
Thomä H (1980) Über die Unspezifität psychosomatischer Erkrankungen am Beispiel einer Neurodermitis mit zwanzigjähriger Katamnese. Psyche 34:589–624
Troidl H, Lorenz W, Rohde H, Fischer M, Vestweber K-H, Hamelmann H (1979) Trends in der Chirurgie des chronischen Ulcus duodeni: eine prospektive kontrollierte – aber noch immer nicht randomisierte – Studie. Chirurg 50:285–290
Udris I (1982) Soziale Unterstützung: Hilfe gegen Streß? In: Psychosozial 82/1:78–91
Uexküll T von (1963) Grundfragen der psychosomatischen Medizin. Rowohlt, Reinbek
Ungricht J (1955) Der Sohn/Tochter-Erzähltest. Schweiz Z Psychol 14:27
Visick AH (1948) A study of the failures after gastrectomy. Ann R Coll Surg Engl 3:266
Weiner JW(1956) Psychological factors related to results of subtotal gastrectomy. Psychosom Med 18:486–492

Weiner H (1971) Duodenal ulcer. Adv psychosom med, Bd 6. Karger, Basel
Weiner H, Thaler M, Reiser MF, Mirsky IA (1957) Etiology of duodenal ulcer, I. Relation of specific psychological characteristics to rate of gastric secretion (serum pepsinogen). Psychosom Med 19:1–10
Weiss E, English OS (1957) Psychosomatic Medicine, 3 Aufl. Saunders, Philadelphia
Wesiak W, Söllner W, Wurm B (1987) Zur Frage der Symptomverlagerung bei und nach chirurgischer und internistischer Therapie chronisch gastroenterologisch Kranker. In: Klußmann R (Hrsg) Der Magen-Darm-Kranke und seine prä- und postoperative Situation. Springer, Berlin Heidelberg New York Tokyo, S 8–13
Willi J (1975) Die Zweierbeziehung. Rowohlt, Reinbek, S 59 ff
Willi J (1978) Therapie der Zweierbeziehung, Rowohlt, Reinbek
Winnicott DW (1962) "A personal view of the Kleinian contribution." The maturational processes and the facilitating environment. Hogarth, London, pp 171–178
Winnicott DW (1969) Übergangsobjekte und Übergangsphänomene. Psyche 23:660
Wolf S, Wolff HG (1944) Human gastric function. Oxford University Press, Oxford
Wolff HG (1953) Stress and disease. Thomas, Springfield
Zander W (1977) Psychosomatische Forschungsergebnisse beim Ulcus duodeni. Vandenhoek & Ruprecht, Göttingen
Zander W (1978) Zur spezifischen Konfliktantwort bei Patienten mit Ulcus duodeni. Ein Beitrag zur Strainforschung. Psychother Med Psychol 28:50–58
Zauner J (1963) Über die diagnostischen Möglichkeiten bie psychosomatischen Krankheitsbildern. Z Psychosom Med 2:168 ff
Zauner J (1967) Beitrag zur Psychosomatik des operierten Ulkuskranken. Psychosom Med Psychoanal 13:24–33
Zenz H (1971) Empirische Befunde über die Gießener Fassung einer Beschwerdenliste. Z Psychother Med Psychol 21:1–8
Zepf S (1976) Die Sozialisation des psychosomatisch Kranken. Campus, Frankfurt
Ziese P (1969) Nostalgische Reaktionen in der Bundeswehr. Wehrmed Monatsschr 11:311–317
Ziolko HU, Hückel V (1980) Umbilicophilie. Psyche 34:1105
Ziolko HU, Hückel V (1981) Der Nabel. Sexualmedizin 10:387-425